常见疾病临床药学监护案例分析丛书

常见疾病临床药学监护案例分析

——危重症分册

郭 澄 李颖川 主编

U0387011

科学出版社

北京

内 容 简 介

危重症学是 21 世纪现代医学发展的代表，在我国是近 30 年才发展起来的新兴学科，危重症患者的成功救治体现了医院团队合作和多学科综合治疗的水准。本书以病例引入，重在培养临床药学思维。根据疾病和所展示病例的特点，注重"横纵结合"，尤其是横向的思维展开，而以往的院校教材注重的多是纵向的知识传授。

本书适用于尚未参加培训但有志于从事临床药学工作的药师，以便于其快速入门；更是带教老师进行规范化教学的教材，还能作为学员自我学习的重要参考资料，是广大药师提高药学服务水平不可多得的参考书。

图书在版编目（CIP）数据

常见疾病临床药学监护案例分析. 危重症分册 / 郭澄，李颖川主编. —北京：科学出版社，2019.3
　ISBN 978-7-03-060557-3

　Ⅰ. ①常… Ⅱ. ①郭… ②李… Ⅲ. ①急性病－临床药学 ②险症－临床药学　Ⅳ. ①R97

中国版本图书馆 CIP 数据核字（2019）第 029961 号

责任编辑：闵　捷　周　倩 / 责任校对：王晓茜
责任印制：黄晓鸣 / 封面设计：殷　靓

科 学 出 版 社 出版
北京东黄城根北街 16 号
邮政编码：100717
http://www.sciencep.com

北京蓝创视界文化传媒有限公司排版
当纳利（上海）信息技术有限公司印刷
科学出版社发行　各地新华书店经销

*

2019 年 3 月第 一 版　开本：787 × 1092　1/32
2021 年 2 月第六次印刷　印张：11
字数：284 000

定价：60.00 元
（如有印装质量问题，我社负责调换）

《常见疾病临床药学监护案例分析
——危重症分册》
编辑委员会

钟　晗（上海交通大学医学院附属仁济医院）

郭　澄（上海交通大学附属第六人民医院）

鲍思蔚（同济大学附属东方医院）

丛 书 序

党的十九大明确提出了健康中国战略，要向全民提供全方位、全周期的健康服务，全面建立优质高效的医疗卫生服务体系。随着医疗卫生体制改革不断深化，公立医院破除以药补医、取消药品加成等政策措施正逐步落到实处，医疗机构药学服务正面临着前所未有的发展机遇和严峻挑战。

发展机遇即是新形势下人民群众对优质、安全医疗需求的日益增长，药学服务的重要性逐渐凸显，得到了卫生管理部门和医疗机构的重视。国家卫生健康委员会明确提出促使医院药学服务实现"两个转变"的要求：药学服务从"以药品为中心"转变为"以病人为中心"，从"以保障药品供应为中心"转变为"在保障药品供应的基础上，以重点加强药学专业技术服务、不断提升药学服务能级、参与临床用药为中心"。挑战即是各地在公立医院药品加成取消后，医疗服务价格进行了适当调整，但药事服务费用未得到落实，药师的服务价值无从体现，这必将损害药师的利益，影响药师队伍的稳定和发展。这种形势一方面与当前的医疗改革进程有关，另一方面也与临床药学服务的质量存在一定差距、药学监护工作尚不够规范有关。

依据美国药剂师协会的定义，药学监护是一种以患者为中心、治疗结果为导向的药学实践，要求药师、患者及为患者提供保健的其他医疗者一起，来促进健康、预防疾病，以及评估、监测、制订和调整药物的使用，确保药物治疗的安全和有效。纵观美国临床药学的发展史，药学监护的规范化发挥了至关重要的作用。1990 年，Hepler 和 Strand 在 *Opportunities and responsibilities in pharmaceutical care*[Am J Hosp Pharm，1990，47（3）：533-543]一文中首次提出了药学监护的概念；1998 年，Cipolle、Strand 和 Morley 在 *Pharmaceutical care practice*（New York：McGraw-Hill，1998）一书中正式定义药学监护：是执业者承担解决患者药物相关需求的责任并坚守这一承诺的一种实践；在执业过程中，以达到正向的治疗结果为目标，向患者提供负责任的药物治疗服务，从而推动了药学监护的规范化的进程。2004 年，药学监护的费用补偿代码获得美国医学会批准。2006 年，Medicare 开始支付此服务，药学监护工作进入了良性发展的轨道。借鉴美国药学监护的发展经验，我们必须首先实现药学监护的规范化，实行明确的量化评价和考核，进而获取相应的服务价值，提高药学服务质量。

近年来我国临床药学取得了长足发展，临床药师通过参与查房、制订治疗方案、病例讨论和不良反应监测等医疗活动，积累了较为丰富的药学监护经验，已逐渐成为临床治疗团队中不可或缺的一员。然而，如何将现有的药学监护经验进行规范化，成为当前临床药学发展的关键和难点。总结药学监护经验，按照临床药学专科特点提出一套标准的监护路径，对于促进临床药学监护规范化发展具有重要价值。为此，我们组织了多家临床药师规范化培训基地的具有丰富实践经验的临床药师和医师，共同策划和编写了"常见疾病临床药学监护案例分析丛书"。该丛书通过对各临床药学专科常见疾病的经典案例的分析，归纳药学监护要点和常见用药错误，并依据最新的临床监护路径，形成针对各疾病治疗特点的标准药学监护路径。希望该丛书能为药学监护的规范化和标准化点燃星星之火，为我国临床药学的发展贡献绵薄之力。

由于丛书编写思想和体例力求新颖，此方面的写作经验较少，且参编单位多，难免存在不足之处。例如，各药学监护路径仅是各位编者依据临床药学实践和临床诊疗路径的工作路径总结，可能还存在不够全面的地方，敬请各位同仁和读者在使用的过程中不吝指正，以便今后加以改进和不断完善。

2018 年 3 月于上海

前　言

　　危重症患者的救治，特别是药物治疗，是临床工作中的一大挑战。危重症患者的治疗常根据病情联合外科手术、血液透析等各种措施。危重症患者常合并或伴随脏器功能的损害，除了药物治疗外，其他的治疗方式也会引起药物吸收、代谢、排泄的变化，药物治疗方案必须随之相应变化。临床治疗团队除了医生和护士外还有临床药师，他们协助医生优化药物治疗方案。

　　本书总结了危重症患者救治工作中临床实践的经验，经过悉心整理、综合分析，历经选题、撰写、审阅等繁杂过程，终成一书。本书有九个章节，内容涉及脓毒症、感染性休克、营养不良、急性肝衰竭、急性肾衰竭、心力衰竭、多器官功能障碍综合征、重症肺部感染等主题。在确立选题方面，编写组经过反复推敲、商讨，囊括了临床常见危重案例；在内容书写方面编写者围绕主题，旁征博引，力争客观、科学；在审查稿件方面，审稿人秉灯夜烛，持中正之言，力求递呈佳作。本书内容翔实，言之有据。

　　本书由多所知名医院的多名临床药师通力合作完

成。在此感谢各位编者认真勤恳的撰写。因时间紧迫、信息多元，虽经多次筛选，多次审校，本书仍难免存在不足之处，恳请广大读者批评指正。

郭　澄　李颖川

2018 年 5 月

目　录

目录

第一章

绪　　论

第一节　临床药师培养背景

　　我国临床药师培养起步较晚，但近几年来发展较快。我国在20世纪90年代中期开始调研评估临床药师制建设的急迫性和可行性，研究临床实践型药学人才培养的途径。卫生部1999年公布的《医院药师规范化培训大纲（试点）》中首次提出规范化培养临床药师的意见。2002年发布的《医疗机构药事管理暂行规定》中首次提出医疗机构要逐步建立临床药师制。

　　为落实医院临床药师制建设，首先要解决的问题是培养能参与临床药物治疗工作的临床药学人才和参与临床用药的工作模式，为此卫生部科教司在2005年年底组织实施了临床药师培训基地建设试点，通过岗位培训模式培养临床药师；卫生部医政司在2007年组织实施了临床药师制建设试点，通过临床实践探索临床药师工作内容、职责任务，明确提出医院药学部门和药师要建立面向临床、以患者为中心、参与临床用药、直接为患者提供专业技术服务的工作模式。

第二节　临床药师培养目标

临床药师培养目标有以下几项：

（1）能直接参与临床药物治疗，进行患者个体化药物治疗方案的设计，并与医生共同组织实施治疗方案。

（2）对特殊的生理、病理患者开展药学查房，实施药学监护，为患者提供药学专业技术服务。

（3）参加查房、会诊、病例讨论和疑难、危重症患者的医疗救治。

（4）协同医生做好药物使用遴选工作，对临床药物治疗提出意见或调整建议，优化药物治疗方案，与医生共同对药物治疗负责。

（5）承担高等医药院校临床药学专业教育的临床教学、实习带教和临床药师培训工作。

（6）承担其他与临床药师相关的药学技术工作。

第三节 ICU 专业临床药师培训大纲

ICU 是一门新兴的跨学科临床医学专业学科,与临床各科既有密切的关系,又有自身的理论体系和特殊的临床医疗范畴。ICU 患者往往存在多脏器功能障碍,涉及多学科危重症的救治,药物治疗复杂,临床药师直接参与药物治疗具有重要的意义。

为提高 ICU 专业临床药师培训教学质量特制订本培训大纲,以指导和考核该专业临床药师。ICU 专业培训时间为全脱产培训 1 年。

一、培 训 对 象

培训对象应符合《国家临床药师培训基地管理细则》中要求的基本条件和《关于进一步加强临床药师制体系建设的通知》(医协会发[2016]30 号)中"关于临床药师培训基地招生学员条件的补充规定"中的有关要求。

二、培 训 目 标

学员按计划完成培训任务并接受考核。应在掌握审核评估处方或用药医嘱、药物重整、用药监护、药物咨询和患者用药教育及抗感染药物临床应用和管理等方面具备基本药学服务能力。应掌握 ICU 专业相关药物治疗方案设计与评估、药品风险评估和药学监护等临床药师专业知识与技能，具有参与临床药物治疗和为患者提供用药教育与咨询服务的能力。

（1）了解 ICU 常见疾病的病因、发病机制、临床表现、诊断要点、治疗原则和治疗方法；能够阅读和分析 ICU 专业疾病相关的实验室检查、病理学检查、影像学检查和功能试验等辅助检查报告。

（2）掌握常用抗感染药物临床应用专业知识与技能，熟悉抗感染药物临床应用监测方法与指标控制。熟悉 ICU 专业常见感染性疾病的病理生理变化、临床表现、诊断和治疗原则，掌握 ICU 常用抗感染药物的治疗评价及药学监护。

（3）掌握 ICU 专业常用药品的专业知识，能够对 ICU 专业常见疾病药物治疗方案进行分析与评价，具有开展优化与评价药物治疗方案工作的能力，内容包括参与药物治疗方案的制订和医嘱审核、处方点评、不良反应事件（ADR）监测评价及上报、药物不良事件（ADE）的应对处理等。

（4）掌握 ICU 常见疾病药物治疗方案的分析与评价，能够独立制订相应的临床药物治疗监护计划并进行临床药物监护工作，具有优化药物治疗方案的能力。

（5）掌握 ICU 常用药品的药代动力学、药物治疗学信息，能够发现与解决常见的临床用药问题；具备为接受复杂药物治疗的患者提供药学监护的基本能力。

（6）具备今后可持续开展临床药学工作的能力。

三、培 训 方 法

（1）培训应在国家临床药师培训基地进行。

（2）培训时间：全脱产培训 1 年。全年培训实际工作（学习）日不得少于 49 周，临床实践时间不得少于 160 个工作日，理论学习时间不得少于 190 学时。

（3）培训老师：学员培训所有轮转科室均应配备有专职临床

药师，分别与所在科室 1 名具有中级以上专业技术职称的临床医生组成带教组，共同完成一组（2~3 名）学员的培训带教，全部轮转科室的带教组中至少应有一位已经取得临床药师培训师资格的临床药师负责学员培训带教，其他带教人员协助带教。

（4）轮转科室及时间安排：培训基地医院设有综合 ICU 病区且收治病患范围能够满足培训要求，学员在综合 ICU 病区参加培训，不安排学员到其他病区轮转；培训基地医院未设有综合 ICU 病区或虽然设有综合 ICU 病区但收治病患范围不能满足培训要求的，应按照培训指定学习病种的要求，安排学员在相应的 ICU 病房进行轮转，轮转时间由基地医院依据培训要求制订。

四、培训内容与要求

（一）综合素质培训

其内容包括药事法规及实施细则、专科临床药学工作内容及流程的建立与实施、临床医疗文书的阅读及书写、临床诊疗规范、医患沟通与交流技能等。

（1）具有较强的职业责任感和良好的心理、思想素质与职业道德、法律意识，尊重患者，维护其合理用药权益。

（2）掌握《中华人民共和国药品管理法》《医疗机构药事管理规定》《处方管理办法》《抗菌药物临床应用指导原则》《麻醉药品和精神药品管理条例》等法律法规文件的相关内容。

（3）掌握 ICU 专业临床药学工作内容及流程的建立与实施，学会阅读及书写 ICU 专业医疗文书，阅读临床诊疗规范。

（4）掌握与患者、医生、护士和药师的沟通及交流技能。

（二）ICU 专业临床理论知识与技能培训

其内容包括病理生理基础、诊断学基础、本专业病种的诊治规范、本专业相关感染性疾病诊疗知识及技能。

（1）了解 ICU 常见疾病临床基础知识。

1）脓毒症的病理生理与临床表现。

2）感染性休克的基本概念与分类。

3）呼吸衰竭的病理生理与临床表现。

4）急性肝肾衰竭的病理生理与临床表现。

5）心力衰竭、心律失常的病理生理与临床表现。

6）多器官功能障碍综合征（MODS）的病理生理与临床表现。

（2）熟悉以下检查在 ICU 诊疗中的应用价值，能够阅读检查报告。

1）X 线检查。

2）CT 检查。

3）超声检查。

（3）熟悉以下相关的实验室检查结果，对临床检验具有初步分析和应用的能力。

1）血尿便常规。

2）生化检查。

3）微生物学检查及感染相关的生物标志物。

4）心肌损伤标志物检测。

5）血气分析等。

（4）了解以下相关诊疗技术的原理及在 ICU 中的应用。

1）中心静脉导管、PiCCO 监测。

2）气管插管及呼吸机辅助通气。

3）血液净化治疗。

4）体外膜肺氧合（ECMO）。

（5）熟悉下列几种危重症与感染的处理原则及已发布的相关治疗指南。

1）各类型休克，如分布异常性休克、心源性休克。

2）ICU 病房常见的各类感染性疾病。

3）呼吸衰竭。

4）急性肝衰竭。

5）急性肾衰竭。

6）急性胃肠衰竭。

7）MODS。

8）各类酸碱平衡失调。

9）水电解质紊乱。

10）危重症患者的营养支持和血糖控制。

11）危重症患者的镇痛镇静。

（三）ICU 专业药物理论知识培训

其内容包括药理学基础、药物治疗学、个体化治疗药物监测、药物相互作用、药物治疗指南等。

（1）掌握 ICU 专业 50 种以上常用药物（表 1-1）的作用机制、药效学、药代动力学、适应证、禁忌证、常用剂量和给药方法、不良反应、药物相互作用、临床评价等相关知识与技能。

表 1-1 ICU 常用药物列表

类别	药品
抗感染药物	亚胺培南、美罗培南、万古霉素、利奈唑胺、替考拉宁、哌拉西林钠他唑巴坦钠、头孢哌酮钠舒巴坦钠、氟康唑、卡泊芬净、伏立康唑、替加环素
肠内营养制剂	肠内营养乳剂（瑞代、能全力、百普力、瑞能、康全甘）
肠外营养制剂	脂肪乳、复方氨基酸
血管活性药物	肾上腺素、去甲肾上腺素、多巴胺
血制品及血浆代用品	白蛋白、羟乙基淀粉、琥珀酰明胶、右旋糖酐
强心苷类药物	地高辛、去乙酰毛花苷

（续表）

类别	药品
非苷类强心药	多巴酚丁胺、氨力农、米力农
中枢兴奋剂	尼可刹米、洛贝林
镇静镇痛药	吗啡、丙泊酚、咪达唑仑、右美托咪定、芬太尼
抗心律失常药	利多卡因、胺碘酮、艾司洛尔、硫酸镁、硝酸异山梨酯
抗高血压药	地尔硫䓬、美托洛尔、拉贝洛尔、乌拉地尔、尼卡地平、硝普钠
促凝血药	酚磺乙胺、氨甲苯酸、维生素 K_1、血凝酶
抗凝药	肝素、低分子量肝素、华法林、阿加曲班、利伐沙班
利尿剂	呋塞米、托拉塞米、氢氯噻嗪、螺内酯
肾上腺皮质激素	氢化可的松、泼尼松、甲泼尼龙、地塞米松
抑酸药	西咪替丁、雷尼替丁、法莫替丁 奥美拉唑、泮托拉唑、埃索美拉唑
保肝药	还原型谷胱甘肽、多烯磷脂酰胆碱、腺苷蛋氨酸、甘草制剂
其他	胰岛素、甘露醇、甘油果糖、乌司他丁、氨茶碱、氨溴索

（2）掌握所选指定学习病种的药物治疗原则和治疗方法，对药物治疗方案提出适当的建议，开展相关药物治疗的监护和指导。

（3）掌握重症感染的治疗原则、选药依据、药物使用剂量、疗程、疗效判断及药物不良反应临床表现与处置。

（4）掌握 ICU 营养评价和营养支持的方法，能够在营养支持方面提出意见和建议。

（5）掌握肝肾功能不全等特殊病理状态的药学服务技能。

（6）掌握对采用血液净化治疗的危重症患者提供的药学服务的技能。

（7）掌握 ICU 常用药物的血药浓度监测及其在临床用药监护中的应用。

（四）临床用药实践技能培训

其内容包括药历（非病历）书写、医嘱审核、药学查房、用药干预、病例讨论、用药咨询、用药教育/指导、药学会诊、药物重整、药物不良反应监测、用药错误报告及各类专项评估记录等。

（1）掌握 ICU 专业教学药历书写方法。

（2）熟悉 ICU 专业疾病的临床特点，在带教临床药师指导下，进行药学查房、医嘱审核及用药干预。

（3）关注医嘱中可能存在的不合理或需注意的问题，培养发现用药问题并解决问题的能力。

（4）正确评估患者用药依从性，开展药物重整工作，关注患者的治疗需求，及时为患者提供适宜的用药教育/指导。

（5）能够利用图书期刊和计算机网络检索国内外药学文献、ICU 相关疾病治疗指南，具备阅读和分析 ICU 临床药物治疗的中、英文文献的能力。

（6）开展药物不良反应监测工作，执行用药差错报告制度。

（7）参与各类专项点评工作。

五、专业理论培训推荐书目

专业理论培训推荐书目有《临床药物治疗学丛书》（吴永佩、蔡映云总主编，人民卫生出版社，2016）；《重症医学》（于凯江、杜斌主编，人民卫生出版社，2015）；《抗菌药物临床应用指导原则》（2015 版）国卫办医发〔2015〕43 号附件；《热病：桑福德抗微生物治疗指南》（新译第 46 版）（范洪伟、吕伟、王焕玲等译. 中国协和医科大学出版社，2017);《麻省总医院危重病医学手册》(第 5 版)(杜斌等译，人民卫生出版社),《重症医学 2017》(中华医学会主编，人民卫生出版社)。

六、学员应完成的有关培训项目基本指标与要求

1. 专业理论培训 ≥190 学时(入科培训≥40 学时，专业知识培训≥150 学时)。

(1)ICU 专业相关循证医学及药物信息：参考学时为 40 学时。

(2)指定学习病种的治疗指南及诊疗规范：参考学时为 150 学时。

(3)ICU 专业相关的其他理论培训：参考学时为 20 学时。

理论培训拟采用省(区、市)或者以地区集中授课为主，参加学术讲座为辅的方式，其中参加相关学术讲座不少于 20 次。

2. 临床药学实践培训 ≥160 个工作日。

(1)参加医疗查房或专科门诊每周≥4 次。

(2)参加药学查房每周≥5 次，全年参与实施药学实践监护的患者≥100 人次。

(3)完成药学查房/药学监护记录≥100 份。

(4)完成教学药历≥20 份，其中每个指定学习病种≥3 份，应适当考虑特殊人群用药。

(5)完成病例分析≥6 份。

(6)完成用药咨询≥100 人次(包括医、护、患等多方)，记录≥50 份。

(7)完成药物治疗方案评价、医嘱重整、个体化治疗药物监测(含血药浓度、基因检测)累计 100 人次，累计完成记录≥20 份。

(8)完成文献阅读报告≥10 次，每次阅读文献≥4 篇。

(9)参加病例讨论会≥20 次，其中学员完成病例汇报及记录≥6 次。

（10）参加专项处方点评/住院病历点评≥5 次。

（11）完成药物不良反应/事件分析与评价记录≥10 次。

（12）完成轮转培训所在病区医嘱审核覆盖率≥80%；有每月的医嘱审核记录，记录实施的干预及其结果。

（13）根据上述完成的记录内容，完成临床药学实践年度汇总分析报告 1 份，对理论学习和临床实践进行总结汇报。

3. 考试考核

（1）理论考试 2 次，试题数目≥50 题，包括入学评估考试和结业理论考试，评估学员知识储备的提高程度。

（2）日常考核：学员在完成培训指南规定的每一科室轮转培训后，由带教老师按照培训内容及考核项目要求进行出科考核，可通过医嘱审核、药物重整、患者床边问诊、用药教育等实践考核等形式，重点检查培训期间的临床药学专业。

完成培训内容的时间与数量及考核结果有关奖惩情况在《临床药师培训登记手册》中记录。

（3）案例考核 1 次，根据题库抽取案例考核，临床及药学专家对其进行评估。

（4）作业评估：各培训科目的作业及培训环节的实施，均应根据各培训科目的评估要点进行评估，其评估成绩在《临床药师培训登记手册》中记录。

陈 燕

第二章

脓 毒 症

第一节　疾病基础知识

【病因和发病机制】

1. 病因　脓毒症是指感染引起宿主反应失调而导致危及生命的器官功能障碍。脓毒性休克是脓毒症的一种，存在循环、细胞/代谢功能异常，病死率较高。

2. 发病机制　病原体入侵机体后，病原体及其产生的毒素或由感染产生的介质（如内毒素、外毒素、转移生长因子、白细胞介素等）引发机体过度炎症反应，促炎反应过强和（或）抗炎因子的平衡失调可导致全身炎症反应，并逐级放大乃至失控，导致机体免疫系统、凝血/纤溶系统紊乱和代谢及微循环障碍，最终可诱发MODS。

【诊断要点】

1. 临床表现　脓毒症可见于临床各科的感染性疾病，由于致病原因不同、感染部位不同，临床表现及转归亦不尽相同。但临床共同特点主要表现如下：

1）原发病的表现：常见的感染部位是腹腔、肺、尿道，同时伴有不同感染性原发病或局部感染的症状、体征，但是某些老年、使用免疫抑制剂患者可能缺乏明确的局灶性临床表现。

2）感染的共同征象：常有发热、寒战、周身不适，热型以弛张热、间歇热多见，体温可达40℃以上。末梢血常规白细胞计数及中性粒细胞比例增高。心率、呼吸加快。小部分患者特别是老年衰弱患者可出现体温不升高、白细胞计数下降。

3）休克的表现：早期血压一般无明显变化，常以交感神经兴奋的症状或体征为主要表现，可有轻度烦躁不安、焦虑或者激动，尿量减少，心率增快，脉压减小。进一步发展则表现出表情淡漠、反应迟钝，严重者出现昏迷。血压曲线降低，收缩压一般可降至 60～80 mmHg 以下。患者有明显口渴、发绀、呼吸急促、尿量明显减少甚至无尿。

4）MODS 的表现：脓毒症可以出现器官灌注不足及功能不全的表现，还可出现血乳糖水平增高、少尿、血肌酐（Scr）水平升高、呼吸急促、血氧分压（PO$_2$）下降、神志改变、血小板减少等表现。严重时可伴有急性呼吸衰竭、急性心力衰竭、急性肾衰竭、急性肝衰竭、应激性溃疡（SU）、出血等多器官功能衰竭的改变。

2. 实验室检查及其他辅助检查 脓毒症诊断除了发热（体温＞38℃）或低体温（体温＜36℃）、心率＞90 次/分、气促、呼吸频率＞25 次/分等体征外，还需要以下实验室检查及其他辅助检查指标支持：

（1）炎症反应参数：白细胞增多（WBC＞12×10^9/L）或白细胞减少（WBC＜4×10^9/L），白细胞计数正常但幼稚白细胞总数超过 10%；C 反应蛋白（CRP）＞正常 2 个标准差；降钙素原（PCT）＞正常 2 个标准差；高血糖（＞7.7 mmol/L）且无糖尿病病史。

（2）器官功能障碍指标：低血压状态［收缩压＜90 mmHg，平均动脉压（MAP）＜70 mmHg，或成人收缩压下降值＞40 mmHg］；心排血指数＜3.5 L/(min·m^2)；低氧血症（氧合指数 PaO$_2$（动脉氧分压）/FiO$_2$（吸氧浓度）＜300），或血清乳酸（Lac）＞3 mmol/L；明显水肿或液体正平衡＞20 mg/kg 超过 24 h，急性少尿［尿量＜0.5 mL/(kg·h)持续 2 h 以上］，或每日 Scr 增加＞0.5 mg/dL；高胆红素血症［总胆红素（TBIL）＞4 mg/L 或 70 mmol/L］；血小板减少（10×10^{12}/L）；或凝血异常［国际标准化比值（international normalized ratio，INR）＞1.5 或活化部分凝血酶时间（activated partial thromboplastin time，APTT）>60 s]；腹胀（肠鸣音减少）持续时间超过 24 h。

【治疗原则与方法】

1. 治疗原则　进行处理原发感染灶、应用抗微生物药物、支持治疗及抗炎、免疫调理等多方面的综合治疗。

2. 治疗方法

（1）处理原发感染灶：对于需要紧急控制感染源的脓毒症或脓毒性休克患者，推荐尽早明确或者排除感染。

（2）抗感染治疗：在识别脓毒症或脓毒性休克后，推荐在 1 h 内尽快静脉给予抗生素治疗。推荐使用一种或者更多的抗生素进行经验性的广谱治疗，以期覆盖所有可能的病原体，包括细菌及可能的真菌或者病毒。在应用抗菌药物之前留取合适的标本，一旦确认病原微生物并获得药敏结果和（或）临床情况已充分改善，需要缩小经验性抗生素治疗的范围。

非感染原因引起的严重炎症状态（如严重胰腺炎、烧伤），不推荐持续地给予全身预防性抗生素治疗。

（3）血流动力学支持治疗：①要早期进行液体复苏，对脓毒症所致的低灌注进行液体复苏，需要在起始 3 h 内输注至少 30 mL/kg 的晶体液，在完成初始液体复苏后，需要反复评估血流动力学状态以指导进一步的液体使用。②血管活性药物、正性肌力药物的应用，通过积极补液后仍不能恢复血压和脏器灌注时，需要使用血管活性药物和（或）正性肌力药物，推荐初始的目标 MAP 为 65 mmHg。

（4）血糖控制：ICU 的脓毒症患者推荐使用基于流程的血糖管理方案，两次血糖>180 mg/dL 时，应启用胰岛素治疗。目标是控制血糖≤180 mg/dL，而不是≤110 mg/dL。在接受胰岛素治疗时，推荐每 1～2 h 监测 1 次血糖，直至血糖水平和胰岛素剂量稳定，然后改为每 4 h 监测 1 次血糖。

（5）糖皮质激素：对于脓毒性休克，如果充分的液体复苏及血管加压药物治疗能够恢复血流动力学稳定，不建议静脉使用氢化可的松。如果无法达到血流动力学稳定，建议静脉使用氢化可的松，剂量为每日 200 mg。

（6）碳酸氢钠的使用：低灌注导致的乳酸酸中毒患者如果 pH≥7.15，不建议使用碳酸氢钠来改善血流动力学或者减少血管活性药物的剂量。

（7）静脉血栓预防：没有禁忌证的患者推荐使用普通肝素或者低分子量肝素进行静脉血栓栓塞（VTE）的预防。如果患者没有使用低分子量肝素的禁忌证，推荐使用低分子量肝素而不是普通肝素来预防静脉血栓栓塞。

（8）镇静镇痛：使用机械通气的脓毒症患者推荐连续性或者间断性地应用最小剂量镇静剂，以达到特定的镇静镇痛目标。

（9）应激性溃疡的预防：脓毒症或者脓毒性休克患者如果存在消化道出血的风险，推荐进行应激性溃疡的预防。当存在应激性溃疡预防指征时，建议患者使用质子泵抑制剂（PPI）或组胺-2受体拮抗剂。

（10）营养：脓毒症和脓毒性休克患者在能够接受肠内营养的情况下，不建议早期单独使用肠外营养或者肠外联合肠内营养，应该早期启动肠内营养。

除以上药物治疗方案外，还有机械通气、肾脏替代治疗、血液制品使用等治疗手段，其在脓毒症治疗过程中也发挥着重要作用。

第二节 经典案例

案例一

（一）案例回顾

【主诉】

突发站立不稳，伴有高热 3 d。

【现病史】

患者，男性，62 岁。1 周前有腹泻，自行服用小檗碱后好转，3 d 前就餐后突发双下肢无力，站立不稳，有发热，无恶心、呕吐，无咳嗽、咳痰，无言语模糊，无口吐白沫，无四肢抽搐，2 h 后至急诊就诊，体温 39℃，血压及心率正常，予抗感染及补液治疗，并完善相关检查，后患者出现烦躁，SaO₂ 82%，予无创辅助通气，但效果欠佳，拟"重症肺炎"收治入院。患者自发病以来，精神、睡眠差，大小便正常，体重无明显增减。

【既往史】

无特殊。

【社会史、家族史、过敏史】

无特殊。

【体格检查】

体温（temperature，T）40.5℃；心率（heart rate，HR）138 次/分；血压（blood pressure，BP）109/64 mmHg；呼吸（respiration，R）39 次/分；SaO₂ 88%。

患者营养欠佳，神志欠清。皮肤光滑度及弹性欠佳。自主睁眼，眼睑轻度水肿，听力检查不配合，牙关紧闭，不能张口，不能言语。颈项强直，向左侧倾斜。以腹式呼吸为主。两肺呼吸音粗，可闻及散在干啰音。下腹膨隆。四肢无自主活动，肌张力明显增高，双足有马蹄畸形及踇外翻，克氏征不能检查，布氏征（+）。腱反射亢进。余无特殊。

【实验室检查及其他辅助检查】

1. 实验室检查

（1）血常规：CRP＞200 mg/L（↑），WBC 7.83×10^9/L，NEUT% 93.6%（↑），RBC 4.09×10^{12}/L（↓），Hb 110 g/L（↓），HCT 33.9%（↓），MCH 26.9 pg（↓）。

（2）凝血功能：D-dimer 9.22 mg/L（↑）。

（3）肝功能：TBIL 59 g/L（↓），ALB 27 g/L（↓），AST 120.6 U/L（↑），LDH 2 094 U/L（↑），CK 364.2 U/L（↑）。

（4）肾功能：BUN 11.6 mmol/L（↑）。

（5）血电解质：Na$^+$ 149 mmol/L（↑），Cl$^-$ 116 mmol/L（↑），Mg^{2+} 1.19 mmol/L（↑），Ca^{2+} 1.79 mmol/L（↓），P 0.55 mmol/L（↓）。

（6）血生化：cTnT 0.144 ng/mL（↑），MB 492.8 ng/mL（↑），CK-MB 6.31 ng/mL（↑），Pro BNP 3 095.0 ng/mL（↑）。

2. 其他辅助检查

（1）胸部CT：右肺上叶及下叶支气管扩张继发感染，两肺散在多发炎症性改变，纵隔多发淋巴结。

（2）头颅CT：两侧基底核、放射冠区多发腔隙性脑梗死及缺血灶，老年脑改变。

（3）腹部CT：胆总管轻度扩张，肝脏多发低密度灶，右肾中极低密度灶。

【诊断】

（1）重症肺炎。

（2）肺结核。

（3）脓毒血症。

（4）脑梗死。

（5）中枢神经系统感染？

（6）肝功能不全。

【用药记录】

1. 抗炎　甲泼尼龙琥珀酸钠注射液 40 mg i.v. q6 h.（d1-4*）。

2. 抗感染　美罗培南注射液 0.5 g+0.9%氯化钠注射液 100 mL iv.gtt q6 h.（d1-4）；万古霉素注射液 1 g+0.9%氯化钠注射液 250 mL iv.gtt q12 h.（d1-4）；阿奇霉素注射液 0.5 g+0.9%氯化钠注射液 250 mL iv.gtt q.d.（d1-4）。

3. 祛痰　氨溴索注射液 60 mg+0.9%氯化钠注射液 20 mL i.v. q12 h.（d1-2）；吸入用复方异丙托溴铵溶液 5 mL+糜蛋白酶 8 000 U+0.9%氯化钠注射液 20 mL 雾化吸入 q6 h.（d1-4）。

4. 利尿　托拉塞米注射液 10 mg i.v. q12 h.（d1-2）；依诺肝素注射液 4 000 axa U i.h. q.d.（d1-4）。

5. 维持血流动力　多巴胺注射液 200 mg+0.9%氯化钠注射液 30 mL 微泵 stat.（d1-4）；氨力农注射液 150 mg+0.9%氯化钠注射液 100 mL iv.gtt q12 h.（d1-4）。

6. 营养　环磷腺苷葡胺注射液 180 mg+5%葡萄糖注射液 250 mL+重组人胰岛素注射液 4 U iv.gtt q.d.（d1-4）；50%葡萄糖注射液 250 mL+氯化钠注射液 250 mL+重组人胰岛素注射液 32 U+氯化钾注射液 3 g+20%中/长链脂肪乳（C_{8-24}）注射液 500 mL+丙氨酰谷氨酰胺注射液 20 g iv.gtt q.d.（d1-4）。

7. 促红细胞生成　重组人促红素注射液 10 000 U i.h. q.d.（d1-4）；腺苷钴胺注射液 1 mg i.m. q.d.（d1-4）。

8. 抑酸　泮托拉唑注射液 80 mg i.v. q12 h.（d1-4）。

9. 改善心脑循环　法舒地尔注射液 30 mg+5%葡萄糖注射液

---

* d*n*：表示第 *n* 天；dn_1-n_2：表示第 n_1～n_2 天。

100 mL iv.gtt q8 h.（d1-4）；长春西汀注射液 30 mg+5%葡萄糖注射液 250 mL+重组人胰岛素 6 U iv.gtt q.d.（d1-4）。

【药师记录】

入院第 1 天：患者吸痰时血氧饱和度（SO_2）下降至 65%，心率、血压尚稳定，血气分析示 PO_2 为 64 mmHg，考虑患者为重症肺炎、呼吸衰竭，予气管插管、机械通气，后 BP 123/70 mmHg，SaO_2 90%，HR 114 次/分。

入院第 2 天：神志不清，气管插管，呼吸机辅助通气中。精神萎靡，双肺呼吸音粗，闻及少许干、湿啰音，颈项强直，四肢肌张力增高，腹胀明显。予腰椎穿刺抽取脑脊液化验，以排除颅内感染，颅内压为 145 mmHg。查体：T 39.1℃，HR 133 次/分，BP 129/74 mmHg，R 13 次/分，SaO_2 98%。昨日最高体温（T_{max}）40.5℃，尿量 5 090 mL，入水量 4 546 mL，胃肠减压出胃液 75 mL。未解大便。血常规提示：CRP>200 mg/L（↑），WBC $9.87×10^9$/L（↑），NEUT% 96.1%（↑），RBC $3.98×10^{12}$/L（↓），Hb 107 g/L（↓），HCT 34.6%（↓）。凝血功能：D-dimer 5.71 mg/L（↑）。肝功能：ALB 27 g/L（↓），PAB 38 mg/L（↓），AST 108.7 U/L（↑），DBIL 5.8 μmol/L（↑），血视黄醇结合蛋白 12 mg/L（↓），TG 3.44 mmol/L（↑），TRF 1.5 g/L（↓），铁蛋白 1 272.00 ng/mL（↑）。肾功能：BUN 13.8 mmol/L（↑）。血电解质：Cl⁻ 110 mmol/L（↑），Ca^{2+} 2.69 mmol/L（↑）。血生化：AMS 130.8 U/L（↑），cTnT 0.065 ng/mL（↑），Mb 851.9 ng/mL（↑），CK-MB 8.71 ng/mL（↑），Pro BNP 7 510.0 pg/mL（↑）；肿瘤坏死因子-α（TNF-α）：61.5 pg/mL（↑）。脑脊液生化：氯化物 137 mmol/L（↑），GLU 4.9 mmol/L（↑）。胸部 CT：两肺散在间质性肺炎。

治疗用药更改：停用氨溴索注射液 60 mg i.v. q12 h.。加用：奥司他韦胶囊 75 mg p.o. b.i.d.；乌司他丁注射液 30 万 U+0.9%氯化钠注射液 100 mL iv.gtt q8 h.；甘油果糖氯化钠注射液 250 mL iv.gtt q12 h.；氯化钾注射液 2 g+乳酸钠林格注射液 500 mL iv.gtt stat.。

剂量更改：托拉塞米注射液 10 mg i.v. q12 h.→10 mg i.v. q8 h.。

入院第 3 天：神志转清，可遵嘱转头，四肢肌张力较前减低，气管插管，呼吸机辅助通气。双肺呼吸音粗，闻及少许干啰音，颈项强直，腹胀明显。查体：T 37℃，HR 121 次/分，BP 97/62 mmHg，R 16 次/分，SaO_2 100%。昨日 T_{max} 40.1℃，尿量 5 520 mL，入水量 6 390 mL，胃肠减压出胃液 40 mL。未解大便。

检查指标：血常规 CRP 141.00 mg/L（↑），WBC 6.63×10^9/L，NEUT% 94.8%（↑），RBC 3.66×10^{12}/L（↓），Hb 99 g/L（↓），HCT 31.1%（↓），PLT 99×10^9/L（↓）。凝血功能：D-dimer 8.69 mg/L（↑），FIB 1.26 g/L（↓）。肝功能：ALB 25 g/L（↓），ALT 78.5 U/L（↑）。肾功能：BUN 16.2 mmol/L（↑）。血电解质：P 0.62 mmol/L（↓）。血生化：cTnT 0.018 ng/mL（↑），Mb 387.2 ng/mL（↑），Pro BNP 3 539.0 pg/mL（↑）。尿常规：pH 5.0（↓），尿隐血（+），RBC（镜检）7.0 个/μL（↑）；PG_1 303 ng/mL（↑），PG_2 87 ng/mL（↑），PG_1/PG_2 3.5（↓）。24 h 尿：正常。纤维支气管镜留痰培养：白念珠菌。纤维支气管镜留痰涂片：抗酸杆菌（++）。

治疗用药更改：停用甘油果糖氯化钠注射液。加用：多烯磷脂酰胆碱注射液 930 mg+5%葡萄糖注射液 250 mL iv.gtt q.d.；异烟肼片0.3 g p.o. q.d.；利福平胶囊 0.45 g p.o. q.d.；氯化钾注射液 2 g+0.9%氯化钠注射液 30 mL 微泵 stat.；右美托咪定注射液 400 μg+0.9%氯化钠注射液 50 mL 微泵 stat.；人血白蛋白注射液 10 g iv.gtt stat.。

剂量更改：托拉塞米注射液 10 mg i.v. q8 h.→10 mg i.v. q12 h.。

入院第 4 天：神志清楚，可遵嘱点头。颈项仍较强直，四肢肌张力正常，但自主活动欠佳，双肺可闻及散在干啰音，腹软，停胃肠减压。今日查体：T 38.2℃，HR 130 次/分，BP 126/67 mmHg，R 35 次/分，SaO_2 100%。患者昨日 T_{max} 38.5℃，尿量 4 330 mL，入水量 4 610 mL。解大便 1 次。

检查指标：血常规 CRP 78.00 mg/L（↑），WBC 7.61×10^9/L，NEUT% 94.7%（↑），RBC 3.78×10^{12}/L（↓），Hb 101 g/L（↓），HCT 32.2%（↓），PLT 88×10^9/L（↓）。凝血功能：D-dimer 8.26 mg/L（↑），

FIB 1.04 g/L（↓）。肝功能：ALB 27 g/L（↓），ALT 127.3 U/L（↑）。肾功能：BUN 14.7 mmol/L（↑）。血生化：cTnT 0.052 ng/mL（↑），Pro BNP 1 493.0 pg/mL（↑）。尿常规：pH 7.0（↑），U-Glu（+），URO（+++），U-BiL（+），尿隐血（+++），RBC（镜检）9.0 个/μL（↑）。尿检：未检出。

治疗用药更改：加用短肽型肠内营养混悬液（SP）1 000 mL 鼻饲 q.d.；整蛋白型肠内营养乳剂（TP-HE）500 mL 鼻饲 q.d.；伊托必利片 50 mg p.o. t.i.d.；剂量更改：甲泼尼龙琥珀酸钠注射液 40 mg i.v. q6 h. → 40 mg i.v. q12 h.

外院会诊记录：上海市复旦大学附属中山医院南院公共卫生中心考虑肺结核诊断，建议转院治疗。家属同意转院进一步治疗，予以出院。

（二）案例分析

脓毒症是由感染引起的全身炎症反应综合征，可发展为严重脓毒症和脓毒性休克。脓毒症的治疗包括抗感染、抗炎、升压强心、预防深静脉血栓、营养支持、改善心脑血管循环、预防应激性溃疡及其他对症治疗，下面针对该案例用药分别进行阐述分析。

【抗感染】

早期经验性抗感染治疗包括一种或多种药物，这些药物可以对抗所有的可能病原体（细菌、真菌或病毒），并且要有足够的药物浓度可以渗透到可能导致脓毒症的病灶中；当患者存在对抗生素有较强耐药性或病原体普遍存在的部位时，可能需要采取复杂的联合治疗方案，包括联用碳青霉烯类抗生素、多黏菌素类抗生素、利福平或其他药物。患者营养欠佳，入院前于外院接受抗感染等治疗，目前为无创辅助通气中，留置中心静脉导管及胃管，且正在应用糖皮质激素对抗全身炎症反应等，不能排除铜绿假单胞菌感染可能。结合外科重症监护病房（SICU）泛耐药菌株较多的特点，本患者的抗感染经验治疗在覆盖上述各种菌属的同时，还应考虑针对广谱 β-内酰胺类的耐药情况，故经验性予患者美罗培南、万古霉素及阿奇霉素联合抗感染治疗。

临床药师观点：三药联用，可广谱覆盖本患者可能病原体，发挥协同抗菌作用。

【抗炎】

患者高热 3 d，起病急，进展快。急诊胸部 CT 提示有明确脑梗死及双侧肺部感染，入院查体：T 40.5℃，HR 138 次/分，BP 109/64 mmHg，R 39 次/分，SaO$_2$ 88%，全身炎症反应及感染较重。

临床药师观点：甲泼尼龙琥珀酸钠注射液 40 mg i.v. q6 h.，减轻全身炎症反应，控制病情恶化。

【升压强心】

患者入院前烦躁，入院时 HR 138 次/分，BP 109/64 mmHg，神志欠清，皮肤光滑及弹性欠佳，眼睑轻度水肿，D-dimer 9.22 mg/L（↑），考虑患者处于低排高阻状态，心肌标志物检查示 cTnT 0.144 ng/mL（↑），Mb 492.8 ng/mL（↑），CK-MB 6.31 ng/mL（↑），Pro BNP 3 095.0 ng/mL（↑），均明显高于正常生理范围，说明患者存在明显的心肌损伤。脓毒性心肌抑制是严重脓毒症和脓毒性休克的严重并发症，约 50%的严重脓毒症和脓毒性休克患者存在心功能抑制。故予患者多巴胺注射液微泵（10～20 mg/h）升压，同时予氨力农注射液及环磷腺苷葡胺注射液强心。小剂量多巴胺可兴奋 β$_1$ 受体，使心排血量增加、肾血流量增加、尿量增加，从而达到升压效果，另外，小剂量多巴胺不明显增加心率。氨力农为磷酸二酯酶抑制剂，具有正性肌力和血管扩张作用。正性肌力作用主要是通过抑制磷酸二酯酶，使心肌细胞内环磷酸腺苷（cAMP）浓度增高，细胞内钙增加，心肌收缩力加强，心排血量增加，这与肾上腺素 β$_1$ 受体或心肌细胞 Na$^+$，K$^+$-ATP 酶无关。其血管扩张作用可能直接作用于小动脉，或心功能改善后交感神经的兴奋减轻而降低心脏前、后负荷，降低左心室充盈压，改善左心室功能，增加心脏指数，但对 MAP 和心率无明显影响。环磷腺苷葡胺为非洋地黄类强心剂，具有正性肌力作用，能增加心肌收缩力，改善心脏泵血功能；也有扩张血管作用，可降低心肌耗氧量；改善心肌细胞代谢，能够改善窦房结 P 细胞功能。

临床药师观点：按《中国严重脓毒症/脓毒性休克治疗指南

（2014）》，约50%的严重脓毒症和脓毒性休克患者存在心功能抑制。仅建议特定患者（出现心动过速、绝对或相对缓慢风险较低）用多巴胺作为去甲肾上腺素的替代血管升压药，保护缺血、缺氧的心肌。

【预防深静脉血栓】

按《中国严重脓毒症/脓毒性休克治疗指南（2014）》，推荐严重脓毒症患者每日皮下注射低分子量肝素预防静脉血栓栓塞，除非有禁忌证如血小板减少、严重凝血功能障碍、活动性出血、近期脑出血等。

临床药师观点：本患者无相关禁忌证，D-dimer 9.22 mg/L（↑），明显高于正常生理范围，说明其纤维蛋白溶解功能亢进，血液处于高凝状态，机体内存在血栓或继续形成的状况，故予每日1次皮下注射依诺肝素注射液预防静脉血栓栓塞。

【营养支持】

按《中国严重脓毒症/脓毒性休克治疗指南（2014）》，在患病期间，患者体内的谷氨酰胺水平也有所下降。外源性补充谷氨酰胺可以改善肠道黏膜萎缩和渗透率，从而减少细菌易位情况。丙氨酰谷氨酰胺可在体内分解为谷氨酰胺和丙氨酸，可经由肠外营养输液补充谷氨酰胺。本患者入院前有腹泻史，目前禁食，下腹膨隆，胃肠减压，故先予肠外营养50%葡萄糖注射液250 mL+氯化钠注射液250 mL+重组人胰岛素注射液32 U+氯化钾注射液3 g+20%中/长链脂肪乳（C_{8-24}）注射液500 mL+丙氨酰谷氨酰胺注射液20 g。其中，丙氨酰谷氨酰胺注射液是一种高浓度溶液，不可直接输注，在输注前，必须与可配伍的氨基酸溶液或含有氨基酸的溶液进行液相混合，然后与载体溶液一起输注。1体积的丙氨酰谷氨酰胺注射液应与至少5体积的载体溶液混合，混合液中丙氨酰谷氨酰胺注射液的最大浓度不应超过1.8%。

临床药师观点：本患者予丙氨酰谷氨酰胺注射液20 g，其体积为100 mL。载体溶液包括50%葡萄糖注射液250 mL、葡萄糖氯化钠注射液 250 mL、重组人胰岛素注射液 32 U、氯化钾注射液 3 g 及 20%中/长链脂肪乳（C_{8-24}）注射液 500 mL，体积约 1 000 mL。丙氨酰谷氨酰胺注射液与氨基酸载体溶液体积比＜1：5，丙氨酰谷氨酰胺注射液浓度约 1.8%，用法用量适宜。

【改善心脑血管循环】

法舒地尔是一种具有广泛药理作用的 5-异喹啉磺酰胺衍生物，为 RHO 激酶抑制物，通过增加肌球蛋白轻链磷酸酶的活性扩张血管，降低内皮细胞的张力，改善脑组织微循环，不产生和加重脑的盗血，同时可拮抗炎性因子，保护神经从而抗凋亡，促进神经再生，用于蛛网膜下腔出血后脑血管痉挛等引起的缺血性脑血管疾病症状的改善。患者入院头颅 CT 示两侧基底核、放射冠区多发腔隙性脑梗死及缺血灶，故予法舒地尔 30 mg iv.gtt q8 h。长春西汀为脑血管扩张药，可抑制磷酸二酯酶活性，增加环鸟苷酸（cGMP）的作用，选择性地增加脑血流量，还能抑制血小板凝集，降低人体血液黏度，增强红细胞变形力，改善血液流动性和微循环，促进脑组织摄取葡萄糖，增加脑耗氧量，改善脑代谢，用于改善脑梗死后遗症、脑出血后遗症、脑动脉硬化症等诱发的各种症状。

利尿剂是一类促进体内电解质和水分的排出进而增加尿量的药物，作用于肾脏，通过影响肾小球的滤过、肾小管的重吸收和分泌等而发挥作用。在危重症治疗中，利尿剂及脱水剂是维持患者机体内环境稳定及出入量平衡的重要药物。托拉塞米为高效利尿剂，主要作用于肾脏髓袢升支段，可减少钠的重吸收，从而产生强大的利尿作用，其具有起效迅速、作用持久、量效关系稳定、安全性高和耐受性好等优点，可减轻肾脏负担和药物蓄积，增加 Na^+、Cl^- 等电解质的排泄，但对尿酸、尿素、Scr 的排出无明显影响。

改善贫血：患者入院血常规示 RBC 4.09×10^{12}/L（↓），Hb 110 g/L（↓），HCT 33.9%（↓），MCH 26.9 pg（↓），予重组人促红素注射液 10 000 U i.h. q.d. 及腺苷钴胺注射液 1 mg i.m. q.d. 改善贫血。

临床药师观点：药师认为患者并无使用重组人红细胞生成素的指征，但医生认为患者病情危重，使用重组人红细胞生成素可略降低红细胞输注需求，故未采纳药师建议。

【预防应激性溃疡】

根据《中国严重脓毒症/脓毒性休克治疗指南（2014）》，有出血风险因素的严重脓毒血症/脓毒性休克患者使用 H_2 受体阻滞剂或质子泵抑制剂预防应激性溃疡；与 H_2 受体阻滞剂相比，使用质子泵抑制剂对消化道出血的保护作用更好。

临床药师观点：本患者重症肺炎合并脓毒症，全身感染严重，且不能排除中枢神经系统感染，此外，患者正在应用广谱抗菌药物及糖皮质激素等，为应激性溃疡的高危人群，易引起消化道出血、穿孔，并使原有病变恶化。故给予质子泵抑制剂泮托拉唑注射液抑酸，预防应激性溃疡。

【其他对症治疗】

重症肺炎除有效抗感染治疗外，呼吸道分泌物引流亦十分重要。本患者神志欠清，不能言语，自主咳痰能力差，目前予无创辅助通气中，为维持呼吸功能、防治急性呼吸窘迫综合征，予氨溴索注射液 60 mg i.v. q12 h.+吸入用复方异丙托溴铵溶液 5 mL 雾化吸入 q6 h.。

患者入院前有腹泻史，自服小檗碱后好转，本次发病伴高热，入院时有腹胀，予液状石蜡及大黄润肠通便，改善腹胀。液状石蜡在肠内不被消化，吸收极少，对肠壁和粪便有润滑作用，且能阻止肠内水分吸收，软化大便，使之易于排出。大黄可攻下积滞，不仅有比较强的泻下通便作用，还有良好的清热作用，能够排出体内有害的积滞。

临床药师观点：排出呼吸道分泌物有利于改善肺功能，改善氧合。予以润肠通便利于改善肠道屏障功能。

（三）药学监护要点

1. *疗效监护* 评估体温、心率、呼吸节律、出入量是否平衡、精神状态、血糖、血常规、炎性指标、血压、尿量、氧饱和度等，综合评估全身炎症改善情况。

2. 不良反应监护

（1）激素：长期应用甲泼尼龙可引起肾上腺皮质功能不全、骨质疏松、电解质紊乱、血糖异常及精神症状（如兴奋、欣快或抑郁、失眠、癫痫发作等）等全身不良反应，其严重程度与用药剂量及用药时间成正比。用药过程中应注意观察患者相关体征的改变，监测血电解质、血糖、血压等。

（2）抗生素

1）美罗培南：①常见皮疹、瘙痒、药物热等过敏反应及腹泻、恶心、呕吐、便秘等胃肠道症状，可有迟发型过敏反应，给药后第3～5天应特别注意观察皮疹等不良反应。②偶见肝功能异常、胆汁淤积性黄疸、排尿困难、急性肾衰竭、胃肠道出血等，长期应用应监测肝肾功能及血常规。

2）万古霉素：静脉滴注时间至少60 min。快速静脉滴注时或滴注后，可能会发生类过敏性反应，包括低血压、喘息、呼吸困难、荨麻疹或瘙痒，亦可能引起红人综合征或疼痛及胸部和背部的肌肉抽搐。这些反应通常在20 min内即可解除，但亦有可能持续数小时。

3）阿奇霉素：按说明书溶解和稀释，静脉滴注的时间不能少于60 min。常见注射局部不良反应及食欲缺乏、腹痛、腹泻、恶心、呕吐、腹胀等胃肠道反应。可致一过性升高ALT、AST、LDH、ALP，极少数患者可出现肝炎或胆汁淤积性黄疸等，用药期间应定期监测肝功能。本患者联合应用美罗培南、万古霉素及阿奇霉素，可能诱发假膜性小肠结肠炎，治疗期间患者出现腹泻时应考虑假膜性小肠结肠炎发生的可能性，尽早对症治疗。

（3）祛痰药：氨溴索快速静脉注射可引起头痛、腿痛和疲惫感，因此注射速度不宜过快。用药期间应积极吸痰。吸入用异丙托溴铵可导致潜在的严重低血压，注意监测血压、血钾。吸入治疗时，可出现咳嗽、局部刺激感、口干和发声困难等不良反应。

多数患者可耐受，一般不需要停药，但当呼吸困难急剧加重时，应暂停用药，并及时对症处理。

（4）利尿剂：托拉塞米增加 Na^+、Cl^- 的排出，亦可导致 K^+ 外排增多，长期应用还可引起低血镁，注意监测出入量及血电解质，应及时纠正低血镁及低血钾，必要时加用保钾利尿剂或补钾，维持水电解质平衡。

（5）抑酸药：长期使用泮托拉唑可致骨折及低血镁，注意观察患者的不良反应情况，定期监测血镁水平，评估患者状况，以确定是否需要继续采取预防措施。

（6）血管活性药：注意监测患者血压和心电图。多巴胺可增强利尿剂的利尿作用，注意监测患者出入量及血电解质。如血压继续下降或经调整剂量仍持续低血压，应停用多巴胺，改用更强的血管收缩药。突然停药可产生严重低血压，遂应递减停药。应用法舒地尔期间，应密切注意临床症状及 CT 改变，若发现颅内出血，应立即停药并进行适当处理。用药时间为 2 周，不可长期使用。腺苷钴胺长期应用可出现缺铁性贫血。

（7）抗凝药：依诺肝素预防静脉血栓栓塞，治疗最短时间应为 6 d 直至患者不需要卧床为止，治疗最长时间为 14 d。应进行血小板计数监测，血小板计数显著下降（低于原值的 30%～50%），应停用本品。

（8）营养药：每日脂肪乳输注时间不少于 16 h，最好连续给药 24 h。丙氨酰谷氨酰胺疗程应大于按连续使用时间不应超过 3 周，输注速度过快将出现寒战、恶心、呕吐，此时应立即停药。监测患者出入量、水肿、血电解质等情况，及时调整补充剂量，根据病情选择肠内或肠外途径补充。

案例二

（一）案例回顾

【主诉】

腹痛、呕吐伴发热 3 d。

【现病史】

患者,女,73岁。家属代述患者于入院前3d晚餐后无明显诱因下出现突发腹痛,伴有反复呕吐,当晚呕吐6~7次,呕吐物为胃内容物,呈黄绿色,有酸臭,呕吐后腹痛有所缓解,否认鲜红色、咖啡色样呕吐物,当日大便2次,黄色、量中、成形,21:00开始出现寒战,体温不详。当时无意识丧失,无呕血,当天无明显不洁饮食、油腻饮食史,无过度劳累等情况。为求进一步诊治,SICU拟"脓毒症"收治入院。自发病以来,患者精神萎靡,食欲缺乏,小便正常,大便如前述,近期体重无明显减轻。

【既往史】

高血压20余年,最高210/100 mmHg,服药不详,血压控制情况不详。冠心病20余年,胸闷、气促1年,爬楼梯3层楼无法耐受,此次发病以来胸闷气促有所加重。糖尿病20余年,目前给予精蛋白锌重组人胰岛素混合注射液30R 早20 U、中20 U、晚20 U,血糖波动在18~20 mmol/L。家属代诉患者近年来反复尿路感染,具体治疗不详。

【社会史、家族史、过敏史】

否认青霉素、磺胺类药物、链霉素等过敏史。否认食物过敏史。否认家族性疾病、遗传性疾病、家族精神性疾病。无工业毒物、粉尘、放射性物质接触史。无麻醉药品或毒品应用史。无性病史。

【体格检查】

T 38.2℃;P 105次/分;R 24次/分;BP 125/64 mmHg;SpO_2 98%。

查体:两肺呼吸音粗,未及明显干、湿啰音。腹软,腹部膨隆,左下腹有压痛、反跳痛,左侧腰背部压痛明显,左侧肾区叩痛,肝脾肋下未及,肠鸣音正常。双下肢无水肿。四肢肌力、肌张力正常,病理征(-)。

【实验室检查及其他辅助检查】

1. 实验室检查

(1)动脉血气:pH 7.28,PO_2 77 mmHg,PCO_2 55 mmHg,K^+

3.5 mmol/L，Na$^+$ 138 mmol/L，HCO$_3^-$ 36.5 mmol/L，BE 10.8，Lac 1.2 mmol/L。

（2）血常规：WBC 15.9×10^9/L，NEUT% 82.7%，Hb 103 g/L，PLT 68×10^9/L。

（3）尿常规：U-Glu 100.0 mg/dL，pH 5.0，白细胞酯酶 500 Leu/μL，WBC 25～28 个/HP，RBC 15 个/HP。

（4）肝肾功能：ALB 32.2 g/L，BUN 12.52 mmol/L，Scr 126 μmol/L。

（5）心功能：MYO 150.3 ng/mL，Pro BNP 4479 pg/mL。

（6）炎症指标：CRP 136 mg/L，PCT＞100.0 ng/mL。

（7）GLU：两次测得的数值为 23.6 mmol/L、29.7 mmol/L。

2. 其他辅助检查

（1）盆腔 CT：小点样密度增高影，钙化或结石可能，肠腔扩张积气较明显，部分肠腔液平影。

（2）上腹胰腺 CT：密度不均匀，两侧肾周筋膜增厚，肾周脂肪间隙模糊、左侧为甚，左侧输尿管较对侧增宽，两侧肾上腺增粗。

【诊断】

（1）脓毒症（尿路感染）。

（2）冠心病。

（3）心功能不全。

（4）高血压（3级，很高危）。

（5）糖尿病。

（6）肾功能不全。

【用药记录】

1. 补液扩容　5%氯化钠注射液 500 mL+ 维生素 B$_6$ 注射液 50 mg iv.gtt stat.（d1）；5%葡萄糖注射液 250 mL+硝酸异山梨酯注射液 10 mg+环磷腺苷葡胺注射液 90 mg iv.gtt stat.（d1）；5%碳酸氢钠注射液 125 mL iv.gtt stat.（d1）；人血白蛋白注射液 10 g iv.gtt q.d.（d1）；

血浆 400 mL iv.gtt q.d.（d1）；异丙嗪注射液 12.5 mg i.m. stat.（d1）；氯化钠注射液 50 mL+去甲肾上腺素注射液 10 mg 微泵（2 mL/h）（d1）。

2. 抗感染　5%葡萄糖注射液 250 mL+美罗培南注射液 1 g iv.gtt q12 h.（d1）；5%葡萄糖注射液 250 mL+血必净注射液 100 mL iv.gtt q.d.（d1）。

3. 抑酸　氯化钠注射液 100 mL+泮托拉唑钠注射液 40 mg iv.gtt q.d.（d1）。

4. 降糖　氯化钠注射液 50 mL+生物合成人胰岛素注射液 50 U 微泵（5 mL/h）（d1）。

5. 镇静镇痛　氯化钠注射液 50 mL+右美托咪定注射液 200 μg 2 mL/h 微泵（d1）。

6. 增强免疫　胸腺五肽注射液 10 mg i.m. q.d.（d1）。

【药师记录】

入院第 1 天：患者入院后即予大量晶体扩容，并补充胶体血浆 400 mL、人血白蛋白注射液 10 g，血压维持在 125/64 mmHg 左右，并予美罗培南注射液抗感染治疗。患者大量补液后 MAP 84.3 mmHg，SpO_2 98%，P 95 次/分，R 22 次/分，液体入量 3 175 mL，液体出量 2 100 mL。

（二）案例分析

脓毒症治疗的包括补液扩容、抗感染、维持酸碱平衡、抑酸、维持血糖、镇静等，结合《中国严重脓毒症/脓毒性休克治疗指南（2014）》，治疗要点有保证血容量、抗感染、保护脏器、预防应激性溃疡等。

【补液扩容】

补液应保证血容量并监测血压。液体复苏建议使用晶体液（考虑使用限氯晶体液）；也可考虑使用白蛋白，但并不能降低病死率；无组织灌注不足且无心肌缺血、重度低氧血症或急性出血的患者，可在 Hb<70 g/L 时输注红细胞，使 Hb 维持在目标值 70～90 g/L；无出血或无计划进行有创操作的脓毒症患者不建议预防性输注新鲜冰冻血浆；推荐缩血管药物治疗的初始目标是 MAP 为 65 mmHg，去甲肾上腺素为首选。

　　临床药师观点：患者入院后即予大量晶体扩容，并补充胶体血浆 400 mL、人血白蛋白注射液 10 g，血压维持在 125/64 mmHg 左右。患者 Hb 103 g/L，无输注红细胞的指征。该患者无出血或无计划有创操作，认为没有必要预防性输注血浆。该患者 MAP 84.3 mmHg，已达到缩血管初始目标，可不使用缩血管药物，但选择去甲肾上腺素合理。

【抗感染】

　　明确诊断脓毒症，应在 1 h 内静脉给予抗菌药，初始经验性抗感染采用覆盖所有可能致病菌且在疑似感染源组织内能达到有效浓度的药物；但尽量在使用抗生素之前留样进行血培养和尿培养，一旦明确应考虑降阶梯治疗；低水平的 PCT 作为脓毒症停用抗菌药的辅助手段；脓毒症的抗菌药疗程一般为 7～10 d，但对临床反应缓慢、感染灶难以充分引流或免疫缺陷者可适当延长；不推荐常规使用糖皮质激素。

　　临床药师观点：患者急诊就诊时即刻给予美罗培南抗感染，之后检查和症状提示为尿路感染，美罗培南也足够覆盖大肠杆菌或肠球菌等常见病原菌，在尿路也能达到有效治疗浓度。患者肾功能不全：Scr 216.2 μmol/L，计算 Ccr 约为 30 mL/min，美罗培南注射液 1 g q12 h.，剂量合理。

【维持酸碱平衡】

　　当 pH≥7.15 时，不建议使用碳酸氢盐改善血流动力学；另外，血清 Lac 和乳酸清除率可判断预后。

　　临床药师观点：患者血气分析示 pH 7.28，大于 7.15，无须使用碳酸氢钠。

【抑酸】

　　《应激性溃疡防治专家建议（2015 版）》指出，具有以下一项高危情况者可使用药物预防应激性溃疡：①机械通气超过 48 h；②凝血机制障碍；③有消化道溃疡病史或出血病史；④严重颅脑损伤、颈脊髓外伤、严重烧伤（烧伤面积>30%）；⑤严重创伤、多发伤；⑥各种困难、复杂的手术；⑦急性肝肾衰竭；⑧急性呼吸窘迫综合征、脓毒症、休克或持续性低血压；⑨心脑血管意外；⑩严重心理反应，如精神创伤、过度紧张等。

临床药师观点：该患者为脓毒症、尿路感染，有预防应激性溃疡指征。质子泵抑制剂为预防应激性溃疡的首选药物。患者使用泮托拉唑钠注射液 40 mg iv. gtt q.d.合理。

【维持血糖】

血糖控制不佳对各器官的功能有影响，并加重脓毒症和感染的进展；连续两次测血糖＞10 mmol/L，应控制血糖≤10 mmol/L，并建议规范化血糖管理方案。

临床药师观点：患者糖尿病病史 20 余年，HbA1c 11.10%，提示近 3 个月血糖控制不佳，连续两次测血糖＞10 mmol/L（23.6 mmol/L 和 29.7 mmol/L），应给予规范化血糖管理方案控制血糖≤10 mmol/L。急性感染期予生物合成人胰岛素注射液 50 U 微泵，合理。

【镇静】

建议脓毒症患者在使用机械通气时，使用程序化镇静。

临床药师观点：患者并无机械通气指征，无须使用镇静药右美托咪定。

【预防血栓】

无禁忌证情况下，推荐对严重脓毒症患者应用肝素预防深静脉血栓。

临床药师观点：患者为高龄女性，有尿路感染、糖尿病、冠心病，卧床，处于高凝状态，应积极予抗凝预防。患者肾功能不全，Ccr 约 30 mL/min，此时使用低分子量肝素抗凝需谨慎，可予普通肝素予起始剂量 80～100 U/kg，维持 10～20 U/(kg·h)静脉泵入，并监测 APTT。若一定使用低分子量肝素，根据肌酐清除率可适当减量。

【营养支持】

严重脓毒症/脓毒性休克复苏后血流动力学稳定者尽早开始营

养支持（48 h 内），首选肠内营养；严重脓毒症/脓毒性休克患者最初 1 周不建议过度喂养，以 20～25 kcal/kg 为目标，蛋白摄入量建议为 1.2～1.5 g/(kg·d)，3～5 d 不低于 50%目标量（仍不能达到目标，建议添加肠外营养），5～7 d 不低于 80%目标量。

临床药师观点：严重脓毒症复苏后血流动力学稳定者尽早开始营养支持（48 h 内），首选肠内营养，并且不建议最初 1 周过度喂养。该患者基础血压良好，胃肠功能尚可，可予低脂低盐糖尿病饮食。

【其他治疗】

脓毒症可能带来多脏器的损伤甚至导致多脏器衰竭，应注意监测肝肾等重要脏器功能。

临床药师观点：患者入院时肝功能尚可，肾功能不全，Scr 216.2 μmol/L，计算 Ccr 约为 30 mL/min。密切监测患者肾功能，并仔细询问患者既往病史，判断其属于急性还是慢性肾功能不全。另外，患者既往有高血压病史，入院后血压尚可，并且予血管活性药物去甲肾上腺素，需密切监测患者血压。

（三）药学监护要点

（1）密切监测患者出入量和血压情况，防止发生休克，并加强心电监护。

（2）监测患者血常规、CRP、PCT 等感染指标，送血、尿培养，根据药敏结果及时调整抗菌药。

（3）加强监测患者血糖，起始每 1～2 h 监测 1 次，至血糖和胰岛素用量稳定后可每 4 h 监测 1 次，根据血糖调整胰岛素用量。

（4）监测患者凝血功能、有无血栓形成，并予抗凝预防。

（5）监测患者肝肾功能及电解质。

（6）根据患者状况，必要时可予停用去甲肾上腺素和右美托咪定。

（7）可行美罗培南血药浓度监测，根据峰谷浓度，计算 T>MIC，调整给药方案。

第三节 主要治疗药物

一、主要治疗方案

主要治疗方案见表 2-1。

表 2-1 主要治疗方案

治疗方案	治疗原则	使用药物	剂量与用法
抗感染治疗	推荐在 1 h 内尽快静脉给予抗生素治疗。推荐使用一种或更多的抗生素进行经验性广谱治疗，以期覆盖所有可能的病原体、包括细菌及可能的真菌或者病毒	碳青霉烯类	亚胺培南 500 mg q6 h. 美罗培南 1 g q8 h. 厄他培南 1 g q.d.
		β-内酰胺/β-内酰胺酶抑制剂	哌拉西林钠他唑巴坦钠 4.5 g q6 h. 头孢哌酮钠舒巴坦钠 3 g q6～8 h.

（续表）

治疗方案	治疗原则	使用药物	剂量与用法
抗感染治疗		替加环素	首剂 100 mg，维持 50 mg q12 h.
		万古霉素	1 g q12 h.
		利奈唑胺	0.6 g q12 h.
		达托霉素	4～6 mg/kg q.d.
		甲硝唑	7.5 mg/kg q6 h.
		三唑类	氟康唑 800 mg/400 mg q.d.
			伏立康唑首剂 6 mg/kg q12 h.；4 mg/kg q12 h.
		棘白菌素类	卡泊芬净首剂 70 mg，维持 50 mg q.d.
			米卡芬净 100 mg q.d.
血流动力学支持治疗	在起始 3 h 内输注至少 30 mL/kg 的晶体液	初始复苏药物	0.9%氯化钠注射液≥500 mL
			乳酸钠林格注射液≥500 mL
			白蛋白 0.25～1 g/kg
	首选去甲肾上腺素。可以加用血管加压素或者肾上腺素以达到目标 MAP。只有高选择性的患者才将多巴胺作为去甲肾上腺素的替代药物	血管活性药物	去甲肾上腺素 初始剂量 2 μg/min，逐渐加量
			多巴胺 2～20 μg/(kg·min)
			肾上腺素 初始剂量 2 μg/min，逐渐加量
			血管加压素 最大剂量 0.03 U/min

治疗方案	治疗原则	使用药物	剂量与用法
血流动力学支持治疗	心脏充盈压升高、CO 降低；尽管已取得充足的血容量和目标 MAP 仍出现灌注不足征象时可应用正性肌力药物	正性肌力药物 多巴酚丁胺 左西孟旦	2～20 μg/(kg·min) 初始负荷剂量为 6～12 μg/kg，时间应大于 10 min，之后持续输注 0.1 μg/(kg·min)
血糖控制治疗	使用基于流程的血糖管理方案，任两次血糖＞180 mg/dL 时，启用胰岛素治疗，目标是控制血糖≤180 mg/dL	胰岛素	按需使用
糖皮质激素治疗	如果充分的液体复苏及血管加压药物治疗无法达到血流动力学稳定，建议静脉使用糖皮质激素	氢化可的松	200 mg/d i.v. 或 iv gtt
碳酸氢钠治疗	对于低灌注导致的乳酸酸中毒，如果 pH≥7.15 不建议使用	碳酸氢钠	2～5 mEq/h
深静脉血栓预防	使用普通肝素或低分子量肝素进行静脉血栓栓塞症的预防。没有禁忌证的情况下，首选低分子肝素	肝素 低分子量肝素	5 000 U q6～8 h. 2 850 U q.d.
镇静镇痛治疗	对于机械通气的脓毒症患者，推荐连续性或间断性地应用最小剂量进行镇静镇痛，以达到特定的镇静镇痛目标	右美托咪定	配成 4 μg/mL 浓度以 1 μg/kg 剂量缓慢静脉注射，输注时间超过 10 min

（续表）

治疗方案	治疗原则	使用药物	剂量与用法
镇静镇痛治疗		丙泊酚	每小时 0.3~4.0 mg/kg
		咪达唑仑	静脉注射 2~3 mg，继之以 0.05 mg/(kg·h)静脉滴注维持
应激性溃疡的预防	对于脓毒症或者脓毒性休克患者，只有存在消化道出血的风险时，才推荐进行应激性溃疡的预防	质子泵抑制剂	兰索拉唑 30 mg i.v. q.d.
			泮托拉唑 40 mg i.v. q.d.
			奥美拉唑 20 mg 口服或鼻饲 q.d.
		组胺-2受体拮抗剂	西咪替丁 300 mg i.v. q6~8 h.
			法莫替丁 20 mg i.v. q12 h.
			雷尼替丁 50 mg i.v. q6~8 h.
营养支持治疗	对于脓毒症和脓毒性休克患者，在能够接受肠内营养的情况下，反对早期单独使用肠外营养或者肠外营养联合肠内营养，应该早期启动肠内营养	肠内营养混悬液	按需使用

二、主要治疗药物

主要治疗药物见表 2-2。

表 2-2　主要治疗药物

药物名称	适应证	用法用量	禁忌证	注意事项
万古霉素	耐甲氧西林金黄色葡萄球菌及其他细菌所致的感染	1 g q12 h.；或 500 mg q6 h.；或 15 mg/kg q12 h.；iv gtt 维持血药谷浓度为 15~20 μg/mL	(1) 万古霉素、替考拉宁及糖肽类抗生素、氨基糖苷类抗生素既往有过敏史患者禁用 (2) 因糖肽类抗生素、替考拉宁或氨基糖苷类抗生素所致耳聋及其他耳聋患者禁用	(1) 可能出现"红人综合征"，其通常与注射过快有关 (2) 可能出现血液异常、肾功能异常、耳毒性（更常见于血药浓度高或肾损害者，并且可能为不可逆现象，即确诊通常先于听力丧失，可作为停药的指征） (3) 有听力损害和老年人使用、肾功能损害者和老年患者中使用，监测血药浓度有利于避免肾脏和耳毒性。建议监测听力和血细胞计数
美罗培南	由单一或多种对美罗培南敏感的细菌引起的中、重度感染	1~2 g iv gtt q8 h.	(1) 对本药成分及其他碳青霉烯类抗生素有过敏史的患者禁用 (2) 使用丙戊酸钠的患者禁用	(1) 肾功能不全者及老年患者应用本类药物时应根据肾功能减退程度减量用药 (2) 进食不良的患者或非经口营养的患者、全身状况不良的患者，有可能

（续表）

药物名称	适应证	用法用量	禁忌证	注意事项
美罗培南				引起维生素K缺乏症状 （3）有癫痫史或中枢神经系统功能障碍的患者，发生惊厥、意识障碍等中枢神经系统症状的可能性增加
去甲肾上腺素	治疗急性心肌梗死、休克循环等引起的低血压；血容量不足所致的休克急救	开始以每分钟8~12 μg的速度滴注，调整滴速以使血压升到理想水平；维持量为每分钟2~4 μg	（1）禁止与含氟素的麻醉剂和其他儿茶酚胺类药合并使用（2）可卡因中毒及心动过速患者禁用	缺氧、高血压、动脉硬化、甲状腺功能亢进症、糖尿病、闭塞性血管炎、血栓病患者慎用。用药过程中必须监测动脉血压、中心静脉压、尿量、心电图
多巴酚丁胺	器质性心脏病时心肌收缩力下降引起的心力衰竭	2.5~10 μg/(kg·min)，在每分钟15 μg/kg以下的剂量时，心室和外周血管阻力基本无变化；偶用每分钟>15 μg/kg，需注意过大剂量仍然有可能使心率加快并产生心律失常	尚不明确	（1）应注意交叉过敏反应。对其他拟交感药过敏，可能对本品也敏感，此类患者不宜使用（2）梗阻性肥厚型心肌病不宜使用，以免加重梗阻（3）①心房颤动。多巴酚丁胺能加快房室传导，使心室率加速，如需用本品，应先给予洋地黄类药；②高血压患者，多巴酚丁胺可加重高血压；

药物名称	适应证	用法用量	禁忌证	注意事项
多巴酚丁胺				③严重的机械梗阻，如重度主动脉瓣狭窄，使用多巴酚丁胺可能无效；④低血容量患者应用本品可加重病情，故用药前须先加以纠正；⑤室性心律失常患者因多巴酚丁胺可使之加重；⑥心肌梗死后，使用大量本品可能使心肌耗氧量增加而加重心肌缺血。（4）用药期间应定时或连续监测心电图、血压、心排血量、必要时监测肺动脉楔压（PAWP）
右美托咪定	用于行全身麻醉的手术患者气管插管和机械通气时的镇静	配成 4 μg/mL，浓度以 1 μg/kg 剂量缓慢静脉注射，输注时间超过 10 min	对本品及其成分过敏者禁用	（1）由于本品的已知药理作用，患者输注本品时应该进行连续监测（2）可引起低血压、心动过缓和窦性停搏，暂时性高血压，嗜睡乏力，肝脏损伤（3）应用本品可出现戒断症状和依赖性
低分子量肝素	（1）在外科手术中，用于静脉血栓形成的中度或高度危险的	1mL 低分子量肝素相当于 9 500 U 抗凝血因子 Xa。在预防和治疗中，	（1）对低分子量肝素或低分子量肝素注射液中任何赋形剂过敏者禁用，	（1）不同浓度的低分子量肝素可能用不同的单位系统表示，使用前要特别注意

（续表）

药物名称	适应证	用法用量	禁忌证	注意事项
低分子量肝素	情况，预防静脉血栓栓塞性疾病。治疗已形成的深静脉血栓 （2）联合阿司匹林用于不稳定型心绞痛和非Q波急性心肌梗死期间的治疗 （3）在血液透析中预防体外循环中的血凝块形成	低分子量肝素应通过皮下注射给药。在血液透析中，低分子量肝素通过血管内注射给药。低分子量肝素不能干肌内注射	（2）有使用低分子量肝素发生血小板减少症的可能患者禁用 （3）与止血异常有关的活动性出血或出血风险增加的患者禁用[不是由肝素引起的弥散性血管内凝血（DIC）患者除外] （4）接受血栓栓塞疾病、不稳定型心绞痛及非Q波性心肌梗死治疗的严重肾功能损害患者禁用	（2）由于存在发生肝素诱发血小板减少症的可能，在使用低分子量肝素的治疗过程中，应全程监测血小板计数 （3）治疗期间，患高钾血症的风险增加，但通常是可逆的。对有高钾血症风险的患者应监测血钾水平 （4）在预防或治疗静脉血栓中发生鞍血时，疾病及防止出血应推荐合并使用阿司匹林等其他水杨酸类药物、非甾体抗炎药（NSAID）及抗血小板药物，因为这些药物可能会增加出血的风险。当这些药物联合用药不可避免时，应谨慎地进行临床和生物学监测

第四节 案例评述

一、临床药学监护要点

脓毒症治疗方案的确定过程中产生了药学监护的任务，其主要的工作包括病因治疗方案的确定、预处理与支持治疗和并发症的对因及对症治疗。通过医生与药师的沟通协调，制订合理的个体化的脓毒症治疗方案。在脓毒症的治疗中，有效控制感染是生死攸关的决定性治疗，治疗流程见图 2-1。

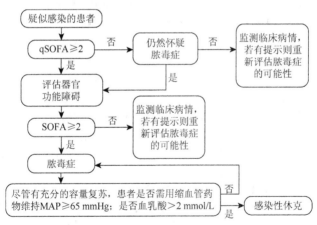

图 2-1　脓毒症和感染性休克的临床诊断流程图

注：qSOFA 为快速序贯器官衰竭评分；SOFA 为序贯器官衰竭评分
　　MAP 为平均动脉压

（一）病因治疗方案的确定

1. 抗生素治疗的推荐

（1）在识别脓毒症或脓毒性休克后，推荐在1 h内尽快静脉给予抗生素治疗。

（2）对于脓毒症或脓毒性休克患者，推荐使用一种或者更多的抗生素进行经验性的广谱治疗，以期覆盖所有可能的病原体，包括细菌及可能的真菌或者病毒。

（3）推荐一旦确认病原微生物并获得药敏结果和（或）临床情况已充分改善，需要缩小经验性抗生素治疗的范围。

（4）对于非感染原因引起的严重炎症状态（如严重胰腺炎、烧伤），不推荐持续地全身应用预防性抗生素。

（5）对于脓毒症或脓毒性休克患者，抗生素的剂量优化策略应基于目前公认的药效学/药代动力学原则及药物的特性。

（6）在对脓毒性休克的早期处理中，建议经验性联合使用至少两种不同种类的抗生素以覆盖最可能的细菌病原体。

（7）对于大多数其他严重感染患者，包括菌血症及没有休克的脓毒症患者，不建议常规使用联合方案进行持续治疗。

（8）对于中性粒细胞减少的脓毒症/菌血症患者，反对常规进行联合治疗。

（9）对于脓毒性休克患者，如果初始启动了联合治疗，在之后的几天内临床症状好转或感染缓解，推荐停止联合方案的降阶梯治疗。这适合用目标性（培养阳性的感染）和经验性（培养阴性的感染）的联合治疗。

（10）对于导致脓毒症和脓毒性休克的大多数严重感染患者，使用抗生素治疗7～10 d是足够的。

（11）一些患者使用长时程的抗生素治疗是合理的，这些患者包括临床改善缓慢、感染源难以控制、金黄色葡萄球菌相关的菌血症、某些真菌及病毒感染及包括中性粒细胞减少症在内的免疫缺陷患者。

（12）某些患者使用更短疗程的抗生素治疗是合理的，尤其是腹腔或者尿路感染导致的脓毒症患者及解剖上非复杂性肾盂肾炎在感染源得到有效控制后，临床症状得到迅速缓解的患者。

（13）推荐脓毒症及脓毒性休克患者，每日评估抗生素降阶梯治疗的可能。

（14）建议检测 PCT 水平，这有助于缩短脓毒症患者抗生素使用的疗程。

（15）对于初始怀疑脓毒症但之后感染证据不足的患者，建议 PCT 水平可作为终止经验性抗生素使用的证据。

2. 脓毒症的新定义　迄今为止，脓毒症仍然是一个无法用"金标准"的诊断试验确诊的一个症候群。脓毒症的定义由《第一版脓毒症与感染性休克定义国际共识》于 1991 年发布，即脓毒症为感染引起的全身炎症反应综合征（systemic inflammatory response syndrome，SIRS）。2001 年发表了第二版定义，直到 2016 年才发布第三版定义。2016 年发布的《第三版脓毒症与感染性休克定义国际共识》（简称"脓毒症 3.0"）中脓毒症被定义为宿主对感染反应失调而致的危及生命的器官功能障碍，也就是说，当机体对感染的反应损伤了自身组织和器官进而危及生命的疾病为脓毒症。对于基础器官功能障碍状态未知的患者，推荐基线序贯器官衰竭评估（sequential organ failure assessment，SOFA），将 SOFA 设定为 0，并将感染后 SOFA 快速增加≥2 作为脓毒症器官功能障碍的临床判断标准（表 2-3）。推荐快速 SOFA（qSOFA）作为院外、急诊室和普通病房的床旁脓毒症筛查工具。qSOFA 由意识状态改变、收缩压≤100 mmHg 和呼吸频率≥22 次/分 3 项组成，符合 2 项或 2 项以上，即 qSOFA 评分≥2 则为疑似脓毒症。感染性休克的临床诊断标准为脓毒症患者经充分容量复苏后仍存在持续性低血压，需缩血管药物维持 MAP≥65 mmHg 且血清 Lac＞2 mmol/L。

表 2-3　脓毒症序贯器官衰竭评估（SOFA）表

系统分类	评价指标	0 分	1 分	2 分	3 分	4 分
呼吸系统	氧合指数	≥400	<400	<300	<200，呼吸支持	<100，呼吸支持
凝血系统	血小板计数（×10^9/L）	≥150	<150	<100	<50	<20
消化系统	胆红素（μmol/L）	<20	20～33	33～102	102～204	≥204
心血管系统		MAP≥70 mmHg	MAP<70 mmHg	使用多巴胺≤5.0 μg/(kg·min)或多巴酚丁胺（任何计量）	使用多巴胺为 5.0～150 μg/(kg·min)或肾上腺素≤0.1 μg/(kg·min)或去甲肾上腺素≤0.11 μg/(kg·min)	使用多巴胺>15 μg/(kg·min)或肾上腺素>0.1 μg/(kg·min)或去甲肾上腺素>0.11 μg/(kg·min)
中枢神经系统	Glasgow 昏迷评分	15	13～15	10～13	6～10	<6
泌尿系统	血肌酐（Scr, μmol/L）	<110	110～171	171～300	300～440	≥440
	尿量（mL/d）				<500	<200

注：儿茶酚胺类药物剂量单位为 μg/(kg·min)，至少 1 h；1 mmHg=0.133 kPa；氧合指数为 PaO_2/FiO_2。

3. 培养的检测　2012 年，卫生部颁布了《临床微生物实验室血培养操作规范》行业标准，按照规范要求，只要怀疑血液感染就应该送检血培养。2014 年《中国严重脓毒症/脓毒性休克治疗指南（2014）》推荐在抗菌药物应用前，均需留取恰当的标本进行需氧瓶、厌氧瓶的培养或其他特殊的培养。建议同时留取 2 个或 2 个以上不同部位的血培养，以提高培养的敏感性，不同部位的血培养应同时抽取。其他培养如尿、脑脊液、伤口渗液、分泌物、呼吸道分泌物或其他可能的感染源标本也应在抗菌药物应用前留取。建议对留置超过 48 h 的血管通路至少留 1 份血培养。注意不能因留取标本时间过长而延误抗菌药物治疗的时机。

（二）预处理与支持治疗

自从 2001 年 Rivers 等的研究发现脓毒症和感染性休克的早期目标导向治疗（EGDT）能够明显降低患者的病死率以来，近年来循环功能支持治疗一直根据 EGDT 流程化实施。循环功能支持治疗包括早期循环复苏、机械通气、肾脏替代、代谢支持、抗凝治疗等针对不同器官和系统损害的措施。

"拯救脓毒症运动"（surviving sepsis campaign，SSC）提出了脓毒症感染性休克的 6 h 集束化治疗方针。3 h 必须完成的项目：监测血清 Lac 水平；在应用抗生素前留取血培养；应用广谱抗生素；低血压或血清 Lac≥4 mmol/L 的患者应早期充分液体复苏（推荐剂量晶体液 30 mL/kg）。6 h 必须完成的项目：对初始液体复苏治疗无反应的低血压患者，应用血管活性药物维持 MAP≥65 mmHg；充分液体复苏后仍存在低血压和血清 Lac≥4 mmol/L 的患者，应重新评估容量状态及组织灌注指标，并记录相应发现；如果患者初始血清 Lac 水平升高，应重新评估。

（三）并发症的对因及对症治疗

1. 糖皮质激素的使用 如果充分的液体复苏及血管活性药物治疗后，患者能够恢复血流动力学稳定，则不建议患者静脉使用氢化可的松；如果无法达到血流动力学稳定，建议静脉使用氢化可的松，剂量为 200 mg/d。

2. 促红细胞生成素　对于脓毒症相关的贫血患者，不推荐使用促红细胞生成素。机械通气的脓毒症患者，床头应抬高 30°～45°，以减少反流误吸，防止呼吸机相关性肺炎的发生。脓毒症患者多长期卧床，对于没有禁忌证的患者，推荐使用肝素或者低分子量肝素预防静脉血栓栓塞。如果没有低分子量肝素的禁忌证，推荐低分子量肝素而不是普通肝素用于静脉血栓栓塞的预防。而且无论什么时候，建议联合使用药物及机械预防静脉血栓栓塞。对于耐受肠内营养的患者，不推荐早期使用肠外营养或者联合使用肠内肠外营养，而是早期启动肠内营养。

二、常见用药错误归纳与要点

（1）镇静、镇痛不合理，只镇静不镇痛，或镇静、镇痛程度过深。

（2）抗病毒治疗不合理，无指征使用抗病毒药物。

（3）激素的使用不合理，感染未能及时控制时盲目使用激素控制症状，激素的免疫抑制作用导致感染加重。

（4）促红细胞生成素的使用不合理，未及时查相关血液指标及肾功能指标。

（5）谷氨酰胺、脂肪乳剂的使用不合理，过于依赖特殊营养物质的功效，而不及时进行病因治疗。谷氨酰胺溶媒选择过小或者患者快速输注脂肪乳剂。

（6）强心药物的使用不合理，没有正确评估容量，盲目使用。

第五节 规范化药学监护路径

全球每年有数百万人罹患脓毒症，其中有 1/4 甚至更多的患者死亡。脓毒症与多发伤、急性心肌梗死及卒中相似，在初始几小时内尽快识别与恰当处理可改善脓毒症患者的预后。"拯救脓毒症运动" 2004 年发布首部《脓毒症与脓毒性休克国际处理指南》，并分别在 2008 年、2012 年对其进行更新，2016 年的更新于 2017 年 1 月正式发布。因此，为了使对因和对症治疗达到最佳效果，并确保患者用药安全，临床药师要按照个体化治疗的要求，依据规范化药学监护路径（pharmaceutical care pathway，PCP），开展具体的药学监护工作。

建立脓毒症治疗的药学监护路径（表 2-4）意义在于规范临床药师对脓毒症患者开展有序的、适当的临床药学服务工作，并以其为导向为患者提供个体化的药学服务。

表 2-4 脓毒症药学监护路径

适用对象：第一诊断为脓毒症（ICD-10）的患者

患者姓名：_____ 性别：_____ 年龄：_____

门诊号：_____ 住院号：_____

住院日期：_____年_____月_____日

出院日期：_____年_____月_____日

标准住院日：____d 内

时间	入 ICU 第 1 天	入 ICU 第 2 天	入 ICU 第 3 天	脓毒症治疗期间	出 ICU 当日
主要诊疗工作	□药学问诊(视患者意识情况而定,附录1) □用药重整	□药学评估(附录2) □病历书写(附录3)	□脓毒症治疗方案分析 □完善药学评估 □制订监护计划 □用药宣教	□医嘱审核 □疗效评价 □不良反应监测 □用药注意事项	□药学查房 □药历书写 □出 ICU 用药教育
重点监护内容	□一般患者信息 □药物相互作用审查 □其他药物治疗相关问题	□脏器功能状况评估 □既往病史评估 □用药依从性评估 □治疗风险评估和矛盾 □意识状态 □肝肾功能 □过敏体质 □胃肠功能 □其他	□抗感染方案 □呼吸支持方案 □循环支持方案 □营养支持方案 □肝功能支持方案 □肾功能支持方案 □镇静治疗方案	病情观察 □参加医生查房,注意病情变化 □药学患者独立查房,观察患者药物反应,检查药物治疗相关问题 □查看检查、检验报告标变化 □检查患者服药情况 监测指标 □药师记录 □生命体征 □注意观察意识、呼吸、循环等 □血常规 □肝肾功能	治疗评估 □感染控制 □生命体征稳定 □支持治疗 □并发症 □既往疾病 出 ICU 教育 □正确用药

（续表）

时间	入ICU第1天	入ICU第2天	入ICU第3天	脓毒症治疗期间	出ICU当日
病情变异记录	□无 □有，原因： 1. 2.	□无 □有，原因： 1. 2.	□无 □有，原因： 1. 2.	□无 □有，原因： 1. 2.	□无 □有，原因： 1. 2.
药师签名					

李冬洁 张在丽 钟 略 李颖川

第三章

感染性休克

第一节　疾病基础知识

【病因和发病机制】

　　感染性休克（septic shock）是外科多见、治疗较困难的一类休克，可继发于释放内毒素的革兰氏阴性杆菌为主的感染，是由内毒素引起的血管收缩、舒张调节功能异常、容量血管扩张、循环血容量相对不足从而导致的组织低灌注。

　　1. 病因　①病原菌：感染性休克的常见致病菌为革兰氏阴性菌，如肠杆菌科细菌（大肠杆菌、克雷伯菌等）、非发酵菌（假单胞菌属、不动杆菌属等）、脑膜炎球菌、类杆菌等。革兰氏阳性菌如葡萄球菌、链球菌、梭状芽孢杆菌等也可引起休克。某些病毒性疾病如流行性出血热的病程中也易发生休克。②宿主因素：原有慢性基础疾病，如肝硬化、糖尿病、恶性肿瘤、白血病、烧伤、器官移植以及长期接受肾上腺皮质激素等免疫抑制剂、抗代谢药物、细菌毒素药物和放射治疗，或应用留置导尿管或静脉导管者可诱发感染性休克。因此，本病较多见于医院内感染患者，老年人、婴幼儿、分娩妇女、大手术后体力恢复较差者尤易发生。③特殊类型的感染性休克：中毒性休克综合征（TSS）是由细菌毒素引起的严重症候群。最初报道的 TSS 是由金黄色葡萄球菌所致，近年来发现类似综合征也可由链球菌引起。

　　2. 发病机制　细菌毒素与体内的补体、抗体或其他成分结合后，可刺激交感神经引起血管痉挛并损伤血管内皮细胞，同时毒素可促进组胺、激肽、前列腺素及溶酶等炎症介质释放，从而引起全身炎症反应，结果导致微循环障碍、代谢紊乱及器官功能不全等。

【诊断要点】

ICU 内感染患者或疑似感染患者，SOFA 较基础值改变≥2 分时诊断为脓毒症；非 ICU 内感染患者或疑似感染患者，qSOFA 较基础值改变≥2 分时诊断为脓毒症。感染性休克则是指当脓毒症患者经积极液体复苏后仍需升压药维持 MAP≥65 mmHg，同时血清 Lac≥2 mmol/L（18 mg/dL）。

1. 临床表现　①临床上有明确的感染；②器官功能障碍（SOFA≥2 分）；③在充分液体复苏后，仍需要升压药维持 MAP≥65 mmHg，且血清 Lac＞2 mmol/L（18 mg/dL）。

2. 实验室检查及其他辅助检查

（1）实验室检查：血常规、病原学检查、尿常规和肾功能检查、血气分析、血生化检查、血电解质测定、凝血功能检查等。

（2）其他辅助检查：X 线、磁共振、CT 等。

【治疗原则与方法】

1. 治疗原则　早期复苏、抗微生物治疗、感染源控制、呼吸支持、营养支持等。感染性休克的病理生理学变化比较复杂，治疗也比较困难。首先是病因治疗，原则是休克未纠正以前，应着重治疗休克，同时治疗感染，在休克纠正后，则应着重治疗感染。

2. 治疗方法　①补充血容量；②控制感染；③纠正酸碱平衡；④心血管活性药物的应用；⑤皮质激素治疗；⑥其他治疗。

最初 3 h 内给予 30 mL/kg 晶体液，维持 MAP≥65 mmHg，确定为感染性休克后 1 h 内尽快启动静脉抗微生物治疗，通过 PCT 指导降阶梯治疗。去甲肾上腺素作为首选血管活性药物。如果无法达到血流动力学稳定，建议静脉使用氢化可的松。机械通气的患者可使用非苯二氮䓬类药物。

第二节 经典案例

案例一

（一）案例回顾

【主诉】

上腹部疼痛 10 h，腰背部疼痛 5 h。

【现病史】

患者，男性，81 岁。于 5 月 4 日中午突发上腹痛，有恶心、无呕吐、黑便、便血，无心悸、胸痛，无胸闷、气急，无反酸、嗳气，腹部 CT 示下腹部局部肠管管壁增厚，伴低位结肠梗阻，阑尾多发粪石形成，查血常规：WBC 34.72×10^9/L，NEUT% 77.2%，急诊予以抗炎、抑酸等处理，腹部疼痛缓解不明显，约 18:00 患者出现右侧腰部疼痛，为进一步治疗，急诊拟"腹痛待查"收治入院。5 月 5 日，患者出现尿量减少、血压下降、肝肾功能不全、糖尿病酮症酸中毒、高钾血症，为进一步明确病因，加强治疗，转入 SICU。

【既往史】

有糖尿病、高血压病史，长期自行服用中药治疗，具体不详；有自发性气胸行闭式引流史；否认手术外伤史，否认输血史，否认肝炎、结核病病史。

【社会史、家族史、过敏史】

无特殊。

【体格检查】

T 38.8℃；HR 96 次/分；BP 123/77 mmHg；R 22 次/分；SaO_2 98.2%。

患者精神欠佳，两肺呼吸音清，未闻及干、湿啰音。腹平，尚对称，全腹未及明显胃肠型或蠕动波，全腹未及明显肌紧张，脐周轻压痛，反跳痛（±），未及明显振水音或液波震颤，肝脾肋下未及，全腹未及明显包块，移动性浊音（-），肠鸣音弱。

【实验室检查及其他辅助检查】

1. 实验室检查

（1）尿常规：pH 5.0，U-Pro（+），U-Ket（+++），RBC 1~2 个/HP。

（2）血常规：WBC $17.6×10^9$/L，NEUT% 90.3%，RBC 3.33×10^{12}/L，Hb 103 g/L，HCT 30.7%。

（3）血气分析：SaO_2 98.2%，Lac 14.9 mmol/L，pH 7.003，PCO_2 12.1 mmHg，PO_2 152 mmHg。

（4）凝血功能：PT 17.0 s，INR 1.37，FIB 2.50 g/L，D-dimer 2.20 mg/L。

（5）肝肾功能：ALB 25 g/L，AST 80.3 U/L，LDH 814 U/L；BUN 10.6 mmol/L，Scr 249.7 μmol/L。

（6）电解质：K^+ 7.0 mmol/L，Na^+ 129 mmol/L，Cl^- 94 mmol/L，Ca^{2+} 1.65 mmol/L，P 0.39 mmol/L，Mg^{2+} 0.49 mmol/L。

（7）炎症指标、心肌酶谱等：CRP 23.2 mg/L，GLU 9.2 mmol/L，AMS 467.8 U/L，CK 447.8 U/L，Mb 674.5 ng/mL，CK-MB 12.97 ng/mL，cTnT 0.076 ng/mL，Pro BNP 1 503.0 pg/mL。

2. 其他辅助检查

（1）盆腔 CT：①升结肠及回盲部管壁稍增厚，阑尾多发粪石形成，请结合临床表现随访；②膀胱导尿术后，请结合临床表现随访；③前列腺体积增大，请结合临床表现及 PSA 检查随访。

（2）上腹部 CT 平扫+增强检查：脂肪肝。

【诊断】

（1）脓毒血症。

（2）感染性休克。

（3）糖尿病酮症酸中毒。

（4）急性肾功能不全。

（5）高钾血症。

（6）2型糖尿病。

（7）腹痛待查。

【用药记录】

1. 液体复苏　5%葡萄糖注射液 500 mL+胰岛素注射液 6 U+氯化钾注射液 1 g iv.gtt stat. 23：04（d1）；乳酸钠林格注射液 500 mL iv.gtt stat. 23：08（d1）；葡萄糖氯化钠注射液 500 mL+胰岛素注射液 6 U+10%氯化钾注射液 1 g iv.gtt stat. 23：09（d1）；5%葡萄糖注射液 500 mL+胰岛素注射液 6 U iv.gtt stat. 23：13（d1）；乳酸钠林格注射液 500 mL iv.gtt stat. 09：13（d1）；葡萄糖氯化钠注射液 500 mL+胰岛素注射液 4 U iv.gtt stat. 09：41（d1）；碳酸氢钠注射液 125 mL iv.gtt stat. 09：53（d1）；碳酸氢钠注射液 125 mL iv.gtt stat. 11：18（d1）；碳酸氢钠注射液 125 mL iv.gtt stat. 13：14（d1）；多巴胺注射液 200 mg+0.9%氯化钠注射液 50 mL iv.gtt stat. 10：00（d1）；人血白蛋白注射液 10 g iv.gtt stat. 17：52（d1）。

2. 激素　氢化可的松琥珀酸钠注射液 300 mg+0.9%氯化钠注射液 50 mL 微泵 stat. 16：19（d1）。

3. 抗感染　夫西地酸钠注射液 0.5 g+0.9%氯化钠注射液 250 mL iv.gtt stat.（d1）；亚胺培南西司他丁钠注射液 1 g+0.9%氯化钠注射液 250 mL iv.gtt stat.（d1）；伊曲康唑注射液 250 mg iv.gtt. q12 h.（d2）。

4. 其他治疗　乌司他丁注射液 30 万 U+5%葡萄糖注射液 100 mL+胰岛素注射液 2 U iv.gtt stat. 16：21（d1）；奥美拉唑注射液 40 mg+0.9%氯化钠注射液 100 mL iv.gtt stat.（d1）；醋酸奥曲肽注射液 0.6 mg+0.9%氯化钠注射液 50 mL 微泵 stat.（d1）；托拉塞米

注射液 10 mg+呋塞米注射液 20 mg 静脉注射 stat.（d1）。

【药师记录】

入院第 2 天：胸部 CT 平扫示两肺散在多发炎症，请结合临床治疗后复查；两侧胸腔积液，两肺下叶部分肺组织实变不张，CT 提示间质性肺炎，CRP 72.0 mg/L，WBC 32.61×10^9/L，NEUT% 92.6%，PCT 2.21 ng/mL，予伊曲康唑注射液 250 mg iv.gtt q12 h.抗真菌治疗；血钠偏低（Na^+133 mmol/L），予 10%氯化钠注射液 30 mL iv.gtt stat.补钠。

入院第 3 天：昨日尿量高达 7 030 mL，考虑肾功能不全多尿期，减少补液，停用葡萄糖氯化钠注射液及利尿剂托拉塞米注射液、呋塞米注射液。

入院第 4 天：痰培养示大肠杆菌［超广谱 β-内酰胺酶（ESBL）（+）］：S：厄他培南、头孢吡肟、呋喃妥因、庆大霉素、亚胺培南、磺胺甲噁唑、妥布霉素、哌拉西林钠他唑巴坦钠、美罗培南、头孢美唑，已经验给予亚胺培南西司他丁钠注射液治疗。痰培养：检出（少量）光滑念珠菌，已经验给予伊曲康唑注射液治疗。目前，患者体温及血常规较前明显下降，抗感染治疗方案有效，暂时维持原治疗方案。血淀粉酶下降，试予短肽型肠内营养混悬液（SP）500 mL，鼻饲 stat.，鼻饲前皮下注射胰岛素注射液 8 U 防止餐后血糖升高。肾内科会诊，诊断"肾功能不全急性加重，多器官功能障碍综合征"，建议加强补液支持治疗，注意电解质平衡；慎用肾毒性药物，继续抗感染治疗；阿魏酸哌嗪片 100 mg p.o. t.i.d.。

入院第 5 天：经抗感染治疗方案治疗，患者体温、血常规均明显下降，治疗方案有效，停用夫西地酸钠注射液、伊曲康唑注射液，序贯给予伊曲康唑胶囊。

入院第 7 天：肝功能监测示肝功能欠佳，ALT、AST 增高幅度较大，予异甘草酸镁、还原型谷胱甘肽、多烯磷脂酰胆碱联合护肝。

入院第 8 天：CRP、WBC、NEUT%下降明显，说明抗感染治疗方案有效。改：亚胺培南西司他丁钠注射液→阿莫西林钠舒巴坦钠注射液（2：1）3.75 g+0.9%氯化钠注射液 100 mL iv.gtt q6 h.

逐渐降低药物使用强度，防止产生耐药性。

入院第11天：患者停用亚胺培南西司他丁钠注射液，降阶梯给予阿莫西林钠舒巴坦钠注射液抗感染治疗后，血常规波动较大，WBC有明显上升趋势，体温亦呈上升趋势，降阶梯治疗效果差，考虑本院细菌耐药，监测大肠杆菌对氨苄西林钠舒巴坦钠注射液的耐药率为62.9%，停用阿莫西林钠舒巴坦钠注射液，予美罗培南注射液1 g iv.gtt q8 h.继续抗感染治疗。

入院第12天：患者使用美罗培南注射液（1 g iv.gtt q8 h.）1 d，但体温及血常规未见好转，反而有上升趋势。美罗培南注射液为时间依赖性抗菌药物，调整为0.5 g iv.gtt q6 h.。

入院第16天：患者病情稳定，感染控制较好，生命体征平稳，家属因陪护原因要求转院。

（二）案例分析

【液体复苏治疗】

对脓毒症导致的组织低灌注患者（即经过初始快速补液后持续低血压或者血清Lac≥4 mmol/L），推荐进行程序化、定量的复苏。定量复苏的目标包括CVP≥8 mmHg，SaO_2≥0.70和血清Lac正常；推荐晶体液作为严重脓毒症和脓毒性休克的首选复苏液体，当需要大量晶体液时可联合使用白蛋白，一般不建议使用羟乙基淀粉进行严重脓毒症和脓毒性休克的液体复苏；推荐采用液体冲击疗法，持续补液直到血流动力学［如动脉压、心率、尿量＞0.5 mL/(kg·h)］得到改善。对休克导致器官灌注不足的患者，须给予更快速度、更大剂量的液体治疗，起始3 h内输注至少30 mL/kg的晶体液。

临床药师观点：该患者在最初3 h的液体复苏使用晶体液葡萄糖注射液、氯化钾注射液、氯化钠注射液、乳酸钠林格注射液共2 000 mL，经初期复苏后血清Lac为14.9 mmol/L，尿量为600 mL，基本达到复苏目标。

【血管活性药物】

休克的根本病理生理改变在于组织、细胞甚至线粒体水平的氧供/需平衡失调,休克治疗的终点为改善全身和器官组织的灌注状态,经过充分的液体复苏后仍然存在组织低灌注或致命性低血压时,应使用血管活性药物使血压达到维持一定水平。

临床药师观点:建议血压治疗的初始目标是 MAP 达到 65 mmHg,对于脓毒性休克患者,去甲肾上腺素和多巴胺均能通过收缩血管而升高 MAP,多巴胺可提高每搏输出量和心率,可升高患者的 MAP 并提高心排血量,但容易引起心动过速和心律失常。与多巴胺相比,去甲肾上腺素对心率和每搏输出量的影响较小,却能更有效地改善脓毒性休克患者的低血压状态,因此,推荐去甲肾上腺素作为脓毒性休克患者的首选血管升压药物。

【激素】

对于脓毒性休克患者,如果充分的液体复苏及血管加压药物治疗能够恢复其血流动力学稳定,则不建议静脉使用氢化可的松。如果无法达到血流动力学稳定,则建议静脉使用氢化可的松,剂量为每日 200 mg,应用时建议采用持续滴注而非间断静脉推注,避免高血糖和高钠血症的发生。

临床药师观点:本患者目前血压呈下降趋势、血清 Lac 14.9 mmol/L,组织灌注仍不足,故微泵给予氢化可的松琥珀酸钠注射液 300 mg(约相当于氢化可的松 222 mg),减轻和防止组织对炎症的反应,对抗细菌内毒素对机体的刺激反应,减轻细胞损伤,发挥保护机体的作用。

【抗感染】

在识别脓毒症或脓毒性休克后,推荐在 1 h 内尽快静脉给予抗生素治疗,对于脓毒症或脓毒性休克患者,推荐使用一种或多种抗生素进行经验性广谱治疗,以期覆盖所有可能的病原体,包括细菌及可能的真菌或病毒,一旦确认病原微生物并获得药敏结果和(或)患者临床情况已充分改善,需要缩小经验性抗生素治疗的范围,脓毒性休克患者如果初始启动了联合治疗而在之后的几天内临床症状好转或感染缓解,推荐停止联合方案的降阶梯治疗。住院患者发生脓毒性休克的最常见病原体是革兰氏阳性菌,其次为革兰氏阴性菌和混合细菌。本患者目前经验性抗感染药物为亚胺培南西司他丁钠和夫西地酸钠，覆盖上述各种菌属。亚胺培南西司他丁钠可广谱覆盖革兰氏阳性菌、革兰氏阴性菌及厌氧菌，是治疗多重耐药菌感染的一线用药，夫西地酸钠对各种葡萄球菌，包括耐苯唑西林葡萄球菌，具有良好抗菌作用，其与碳青霉烯类抗生素联合应用时，对葡萄球菌有协同抗菌效果，其中尤以夫西地酸钠与亚胺培南钠联合协同作用最强。

临床药师观点：①早期复苏后患者血清 Lac 水平仍高，尿量偏少，有待进一步扩容治疗。②目前的结论显示，液体复苏时使用白蛋白并不能降低患者病死率，且由于其价格昂贵，建议医生在治疗时认真考虑患者病情、药品价格及供应情况等社会因素。③该患者首先选用多巴胺升高血压可能会引起心动过速和心律失常，脓毒性休克患者应当首选去甲肾上腺素，因此多巴胺的使用有待商榷。

（三）药学监护要点

（1）注意监测液体出入量、血气分析、血常规、肝肾功能、凝血功能、血糖。

（2）早期液体复苏推荐使用晶体液，可联合使用白蛋白初始治疗，补液量为 30 mL/kg，目标是 CVP≥8 mmHg，MAP≥65 mmHg，血清 Lac≤4 mmol/L，尿量＞0.5 mL/(kg·h)，之后根据目标值决定是否需要进一步的液体治疗。推荐去甲肾上腺素作为首选血管加压药物；如果去甲肾上腺素效果不明显，可联合或首选肾上腺素。

（3）对低灌注导致的 pH≥7.15 的乳酸血症患者，不建议使用碳酸氢钠改善血流动力学。

（4）脓毒性休克患者如果初始启动了抗菌药物联合治疗而在之后的几天内临床症状好转或者感染缓解，建议停止联合方案的降阶梯治疗。

案例二

（一）案例回顾

【主诉】

突发呼吸困难、意识丧失伴高热 1 d。

【现病史】

患者，男性，73 岁。3 年前因食管贲门癌入院行胸腹部联合切口切除胃底食管结合部肿瘤切除术+腹腔广泛粘连松解术+胆总管探查取石+空肠营养性造瘘术。术后因胆总管扩张、胆管炎反复发作、进食困难长期予以鼻饲营养，1 d 前突发高热伴呼吸困难、血压下降，予以气管插管呼吸机支持急诊入 ICU 进一步治疗。

【既往史】

有手术外伤史：5 年前因胆囊炎行胆囊切除术，3 年前因食管贲门癌入院行胸腹部联合切口胃切除底食管结合部肿瘤切除术+腹腔广泛粘连松解术+胆总管探查取石+空肠营养性造瘘术。有前列腺病史 20 年。

【社会史、家族史、过敏史】

无特殊。

【体格检查】

HR 132 次/分；BP 69/42 mmHg；T 39.2℃；R 38 次/分；SpO_2 98%。

患者入 ICU 时意识淡漠，两肺呼吸音清，可及少许湿啰音。腹软，无明显肌紧张，有烂苹果气味，双下肢无水肿。

【实验室检查及其他辅助检查】

1. 实验室检查　电解质及血气：pH 7.14，PCO_2 45 mmHg，PO_2 112 mmHg，Lac 15 mmol/L，GLU 27.8 mmol/L，HbA1c 21.3%，BE −13.5 mmol/L，K^+ 5.2 mmol/L，Na^+ 145 mmol/L。

2. 其他辅助检查　无。

【诊断】

（1）感染性休克。

（2）肺部感染。

（3）尿路感染。

（4）糖尿病高渗昏迷。

（5）代谢性酸中毒。

（6）电解质紊乱（高钠、高钾血症）。

（7）急性肝肾功能损害。

（8）凝血功能轻度异常。

（9）心肌损害，窦性心动过速。

【用药记录】

1. 液体复苏　5%葡萄糖注射液 500 mL+胰岛素注射液 6 U iv.gtt 3∶00（d1）；5%葡萄糖注射液 500 mL+胰岛素注射液 6 U iv.gtt 3∶30（d1）；5%葡萄糖注射液 500 mL+胰岛素注射液 6 U iv.gtt 6∶30（d1）；5%碳酸氢钠注射液 250 mL iv.gtt（150 mL/h）3∶00（d1）；乳酸钠林格注射液 500 mL iv.gtt 2∶45（d1）；乳酸钠林格注射液 500 mL iv.gtt 4∶15（d1）；0.9%氯化钠注射液 500 mL+氯化钾注射液 10 mL iv.gtt 4∶32（d1）；0.9%氯化钠注射液 500 mL+氯化钾注射液 10 mL iv.gtt 5∶00（d1）；胰岛素注射液 4 U+5%葡萄糖氯化钠注射液 500 mL+10%氯化钾注射液 10 mL iv.gtt 5∶30（d1）；多巴胺注射液 180 mg+0.9%氯化钠注射液 50 mL i.v.［12 mL/h（2∶45）－16 mL/h（4∶30）］（d1）；多巴胺注射液 180 mg+0.9%氯化钠注射液 50 mL i.v.（16 mL/h）6∶00（d1）；胰岛素注射液 40 U+0.9%氯化钠注射液 100 mL［4 mL/h（2∶45）－6 mL/h（4∶00）－8 mL/h（7∶00）］（d1）。

2. 抗感染　莫西沙星注射液 0.4 g iv.gtt（200 mL/h）4∶30（d1）。

3. 其他　奥美拉唑注射液 40 mg+0.9%氯化钠注射液 100 mL iv.gtt（100 mL/h）stat.（d1）；艾司洛尔注射液 1 mg+0.9%氯化钠注射液 50 mL i.v.［2 mL/h（2∶45）–2 mL/h（7∶00）］（d1）。

【药师记录】

入院第 1 天：该患者在最初 6 h 的液体复苏中使用晶体液 5%葡

萄糖注射液、氯化钾注射液、0.9%氯化钠注射液、乳酸钠林格注射液共 4 550 mL，平均补液速度为 758 mL/h，正平衡 3 950 mL。经初期复苏后 CVP 3 mmHg，MAP 58 mmHg，SpO_2 95%，R 36 次/分，HR 134 次/分，血清 Lac 8.1 mmol/L，尿量为 700 mL。

（二）案例分析

【液体复苏】

根据《中国急诊感染性休克临床实践指南》（2016）的建议，需要 3 h 内完成的项目：①检测血清 Lac；②应用抗生素前获取血液标本；③使用广谱抗生素；④低血压和血清 Lac≥4 mmol/L 的患者，按 30 mL/kg 给予晶体液。需要在 6 h 完成的项目：①应用血管升压药维持 MAP≥65 mmHg；②当经过容量复苏后仍持续性低血压或早期血清 Lac≥4 mmol/L 时测量 CVP、SO_2；③早期血清 Lac 过高应当反复测量。早期液体复苏推荐使用晶体液，可联合使用白蛋白。推荐液体复苏的初始治疗目标是 CVP 至少达到 8 mmHg，之后通常还需要进一步的液体治疗。推荐采用液体冲击疗法，持续补液直到血流动力学［如动脉压、心率、尿量>0.5 mL/(kg·h)］得到改善。对休克导致器官灌注不足的患者，须给予更快速度、更大剂量的液体治疗，至少达 30 mL/kg，推荐将 MAP 保持在≥65 mmHg。

临床药师观点：该患者在最初 6 h 的液体复苏使用晶体液葡萄糖注射液、氯化钾注射液、氯化钠注射液、乳酸钠林格注射液共 4 550 mL，平均补液速度为 758 mL/h，正平衡 3 950 mL。经初期复苏后 CVP 3 mmHg，MAP 58 mmHg，SpO_2 95%，R 36 次/分，HR 134 次/分，血清 Lac 8.1 mmol/L，尿量 700 mL。

【血管活性药物】

根据《中国急诊感染性休克临床实践指南》（2016）的建议，去甲肾上腺素可使血管收缩从而升高 MAP，与多巴胺相比，其对心率和每搏输出量的影响较小。在逆转休克患者的低血压治疗中，去甲肾上腺素可能比多巴胺更有效。多巴胺可提高每搏输出量和心率，可升高患者的 MAP 并提高心排血量，可能对心收缩功能低下的患者更有效，但容易引起心动过速和心律失常。肾上腺素应是去甲肾上腺素的首选替代药物。但由于其可通过刺激骨骼肌的 β_2-肾上腺素能受体增加有氧乳酸产量，因而不能使用乳酸清除率指导复苏结果。去氧肾上腺素可作用于 α-肾上腺素受体，去氧肾上腺素很少导致心动过速，但由于可减少每搏输出量，因此不推荐应用于感染性休克。如果去甲肾上腺素引起严重心律失常，已经存在高心排血量，其他升压药未达到 MAP 时，可使用。

临床药师观点：①早期复苏后患者血清 Lac 仍高，CVP、MAP偏低，尿量偏少，有待进一步扩容治疗。②该患者入室后首先选用多巴胺升高血压可能会引起心动过速和心律失常，感染性休克患者应当首选去甲肾上腺素，因此多巴胺的使用有待商榷。③该患者抗感染治疗初始全覆盖，经验性选用碳青霉烯类抗感染治疗。

（三）药学监护要点

（1）注意监测血气分析、血常规、肝肾功能、凝血功能、血糖。密切观察有无发热、血尿和黑便等症状。

（2）早期液体复苏推荐使用晶体液，可联合使用白蛋白初始治疗，补液量为 30 mL/kg，目标是 CVP$\geq$8 mmHg，MAP$\geq$65 mmHg，血清 Lac$\leq$4 mmol/L，尿量$>$0.5 mL/(kg·h)，之后根据目标值决定是否需要进一步的液体治疗。推荐去甲肾上腺素作为首选血管加压类药物；如果去甲肾上腺素效果不明显，可联合或首选肾上腺素。

案例三

（一）案例回顾

【主诉】

双侧结石术后 3 年，双侧腰部疼痛 1 月余。

【现病史】

患者，女性，58 岁。于 3 年多前出现无明显诱因性尿频、尿急、血尿、排尿不尽感，时有发热，高热达 38℃，无尿痛，无恶心、呕吐。2013 年 6 月 9 日就诊于上海市第一人民医院，查 Scr 135 μmol/L。CT 示"左侧输尿管膀胱开口处结石，伴左侧输尿管积水、扩张；膀胱结石，左侧子宫角旁实性及囊样肿块影；右肾盂输尿管交界处结石，伴右肾积水、萎缩；左肾积水，左侧输尿管扩张，双肾多发结石，双肾囊样影；脾大；腹主动脉硬化"。2013 年 11 月 5 日入院行左经尿道输尿管镜下碎石取石术（URL）术+右经尿道输尿管镜下气压弹道碎石术（URS）术+膀胱内碎石术。出院后患者未遵医嘱定期复查，自觉症状缓解。入院前 1 月余，患者无明显诱因下出现双侧腰部疼痛，疼痛不放射，无血尿，无尿频、尿急、尿痛，无发热、寒战。2016 年 7 月 4 日 B 超提示右侧肾盂输尿管交界处结石伴右肾重度积水（内透声差），双肾结石，左肾囊肿，左肾轻度积水，膀胱未见明显异常，左侧输尿管未见明显扩张。现为求进一步治疗，拟"右肾盂输尿管交界处结石、右肾结石、右肾积水、尿路感染、左肾囊肿"收治入院。2016 年 8 月 28 日在全麻下行右经皮肾镜取石术+右经皮肾造瘘术。右肾造瘘术后 3 h，患者血压突然下降至 78/40 mmHg，心率 110 次/分，体温 38.4℃，无寒战。查体：神清，全身冷汗，呼吸急促，小便量为 100 mL，色清，肾造瘘 1 500 mL，呈脓性。遂不考虑一期碎石。患者出现感染性休克，转入 SICU 行进一步的监护与治疗。

【既往史】

患者曾因手臂外伤行手术治疗，否认输血史。患者家属自述小时候发现患者智力发育异常，后诊断为"智力低下"。患者自述几年前曾有左腿骨折，后行保守治疗，目前行走不便。

【社会史、家族史、过敏史】

否认青霉素、磺胺类药物、链霉素等药物过敏史。否认食物过敏史。

【实验室检查及其他辅助检查】

1. 实验室检查

（1）血气分析：Lac 1.60 mmol/L，GLU 11.6 mmol/L，SO_2

96.3%，PO$_2$ 10.9 kPa，PCO$_2$ 4.98 kPa，pH 7.25。

（2）血常规：WBC 37.7×10^9/L，NEUT% 98.2%，Hb 100 g/L，PLT 172×10^9/L，HCT 0.315。

（3）心功能：cTnI 0.02 ng/mL。

（4）肾功能：Scr 126.9 μmol/L，BUN 6.5 mmol/L，UA 471.80 μmol/L。

（5）炎性指标：PCT＞100.0 ng/mL，CRP 141 mg/L。

2. 其他辅助检查　无。

【诊断】

（1）右经皮肾造瘘术后。

（2）感染性休克。

【用药记录】

1. 液体复苏　0.9%氯化钠注射液 60 mL+去甲肾上腺素注射液 18 mg 微泵（2 mL/h）stat.（d1）；乳酸钠林格注射液 500 mL iv.gtt stat.（d1）；乳酸钠林格注射液 500 mL+10%氯化钾注射液 10 mL iv.gtt stat.（d1）；琥珀酰明胶注射液 500 mL iv.gtt stat.（d1）；人血白蛋白注射液 20 g iv.gtt stat.（d1）；5%葡萄糖注射液 500 mL+维生素 C 注射液 2 g iv.gtt stat.（d1）。

2. 抗感染　0.9%氯化钠注射液 100 mL+亚胺培南西司他丁钠注射液 1 g iv.gtt q8 h. 维持 2 h（d1）。

3. 其他　0.9%氯化钠注射液 20 mL+乌司他丁注射液 20 万 U i.v. q8 h.（d1）；0.9%氯化钠注射液 80 mL+血必净注射液 100 mL iv.gtt q.d.（d1）；奥美拉唑注射液 40 mg i.v. q.d.（d1）。

【药师记录】

入院第 1 天：患者目前存在感染性休克，为纠正贫血及低血容量，入院后即予大量晶体琥珀酰明胶注射液扩容，补充人血白蛋白注射液 20 g，并予亚胺培南西司他丁钠注射液抗感染治疗。经初期复苏后，患者血压 100/57 mmHg，心率 76 次/分，呼吸 15 次/分，SO$_2$ 100%（双鼻道吸氧 5 mL/min）。患者昨日尿量 400 mL，入量 2 922 mL，右造瘘 1 980 mL。

（二）案例分析

【液体复苏】

推荐对脓毒症诱导的组织低灌注患者进行程序化和量化的复苏（组织低灌注定义为经初始液体复苏后持续存在低血压或血清 Lac$\geqslant$4 mmol/L），最初 6 h 复苏的目标：①中心静脉压 8～12 mmHg；②MAP$\geqslant$65 mmHg；③尿量$\geqslant$0.5 mL/(kg·h)；④中心静脉 SO_2 70%或混合静脉 SO_2 65%。血清 Lac 升高患者的复苏目标是使血清 Lac 正常。进行严重脓毒症和感染性休克复苏时，应初始选择晶体液。反对对严重脓毒症和感染性休克患者使用羟乙基淀粉进行液体复苏。当需要很大量的晶体液时，可使用白蛋白对严重脓毒症和感染性休克患者进行液体复苏。如果低组织灌注解除，但存在循环衰竭（如心肌缺血、严重低氧血症、急性出血或缺血性心脏病等）或者血红蛋白浓度低于 70 g/L 时，可给予红细胞输注。

临床药师观点：患者术后休克，初始液体复苏予乳酸钠林格、琥珀酰明胶及人血白蛋白。琥珀酰明胶能有效地维持血容量，使静脉回流量、心排血量、动脉血压和外周灌注压增加，所产生的渗透性利尿作用有助于维持休克患者的肾功能，即使大剂量输入，也不会影响患者的凝血功能和肾功能。同时，其可减少血细胞比容，胶体渗透压防止和减少组织水肿，有利于对组织的供氧，液体复苏合理。

【血管活性药】

启动缩血管治疗，以达到 MAP 为 65 mmHg 的目标。推荐去甲肾上腺素为首选缩血管治疗药物。仅建议在高度选择的病例中以多巴胺作为去甲肾上腺素的替代缩血管药物。不推荐将低剂量多巴胺用作肾功能保护。推荐在以下情形时使用多巴酚丁胺或与缩血管药物同时使用：①心脏充盈压升高和心排血量低下；②尽管获得了足够的血容量和足够的血压水平，组织低灌注征象依然存在。

临床药师观点：患者术后血压突然下降至 78/40 mmHg，心率 110 次/分，体温 38.4℃，无寒战，全身冷汗，呼吸急促。入 SICU 后给予了常规剂量去甲肾上腺素，选药合理。

【抗感染】

对于识别为感染性休克和无休克的严重脓毒症患者，应于识别后 1 h 内静脉给予有效的抗菌药物。初始经验性抗感染治疗应包括 1 个或多个对所有可能的病原体（包括细菌、真菌或病毒）具有活性、能穿透到假定感染组织形成足够浓度的药物。

临床药师观点：根据《热病：桑福德抗微生物治疗指南（第 45 版）》，感染性休克（发热+低血压）的病原体通常是需氧革兰氏阴性杆菌或革兰氏阳性球菌。结合该患者原发病是肾结石、尿路感染，基本确定其病原体是革兰氏阴性杆菌。《热病：桑福德抗微生物治疗指南（第 45 版）》推荐治疗方案可给予亚胺培南或美罗培南，故初始方案给予亚胺培南西司他丁钠是合理的。另外，患者肾功能不全，Scr 126.9 μmol/L，计算其 Ccr 约为 47.5 mL/min，根据《热病：桑福德抗微生物治疗指南（第 45 版）》，Ccr 在 10～50 mL/min 时，亚胺培南推荐剂量为 0.25 g q8～12 h.，该患者使用 1 g q8 h.，剂量偏大。

【其他】

具有出血危险因素的患者应用 H_2 受体拮抗剂或质子泵抑制剂进行应激性溃疡的预防。在进行应激性溃疡预防时，与使用 H_2 受体拮抗剂相比，更建议使用质子泵抑制剂。无出血危险因素的患者无须进行预防。

营养支持：建议在确诊为严重全身性感染或感染性休克患者治疗的最初 48 h 内根据患者耐受情况采用经口或肠道喂养，建议实施低热量喂养（≤2 093 kJ/d），并根据耐受情况逐渐加量；7 d 内则建议联合应用静脉葡萄糖和肠道营养，而非单纯的全肠外营养（TPN）或肠外营养联合肠道喂养，同时不再推荐添加特异性免疫调节药物。

　　临床药师观点：该患者为术后休克，处于应激状态，予奥美拉唑注射液 40 mg q.d.合理。患者目前未给予营养支持，建议密切观察患者症状，若 48 h 内患者血流动力学稳定，可尝试适当给予肠内营养。

（三）药学监护要点

　　（1）动态监测患者的血压、SaO_2，实时监测患者的血清 Lac 和尿量变化，综合评估患者的低组织灌注解除情况。

　　（2）患者术后出现感染性休克，密切关注患者体温、炎症指标变化，复查血常规、CRP、PCT 等，送检尿培养、血培养。

　　（3）监测患者肝肾功能、电解质。

　　（4）患者系重症感染，易消耗凝血因子，导致凝血功能异常，密切监测患者凝血功能。

　　（5）亚胺培南西司他丁钠会引起血液系统不良反应及中枢神经系统不良反应。

第三节　主要治疗药物

一、常用治疗方案

常用治疗方案参考第二章脓毒症。

二、主要治疗药物

主要治疗药物见表 3-1。

表 3-1　主要治疗药物

治疗原则	使用药物	剂量与用法
抗感染治疗	碳青霉烯类	亚胺培南 500 mg q6 h. 美罗培南 1 g q8 h. 厄他培南 1 g q.d.
	β-内酰胺/β-内酰胺酶抑制剂	哌拉西林钠他唑巴坦钠 4.5 g q6 h. 头孢哌酮钠舒巴坦钠 3 g q6~8 h.
	替加环素	首剂 100 mg，维持 50 mg q12 h.
	万古霉素	1 g q12 h.
	利奈唑胺	0.6 g q12 h.
	达托霉素	4~6 mg/kg q.d.
	甲硝唑	7.5 mg/kg q6 h.

治疗原则	使用药物	剂量与用法
抗感染治疗	三唑类	氟康唑 800 mg/400 mg q.d. 伏立康唑 6 mg/kg q12 h.；4 mg/kg q12 h.
	棘白菌素类	卡泊芬净首剂 70 mg，维持 50 mg q.d. 米卡芬净 100 mg q.d.
血流动力学支持治疗	初始复苏在起始 3 h 内输注至少 30 mL/kg 的晶体液	0.9%氯化钠注射液≥500 mL
		乳酸钠林格注射液≥500 mL
		白蛋白 0.25～1 g/kg
	血管活性药物，首选去甲肾上腺素，可以加用升压素（AVP）或者肾上腺素以达到目标 MAP。只有高选择性的患者群体才将多巴胺作为去甲肾上腺素的替代药物	去甲肾上腺素初始 2 μg/min，逐渐加量
		多巴胺 2～20 μg/(kg·min)
		肾上腺素初始 2 μg/min，逐渐加量
		AVP 最大剂量 0.03 U/min

第四节　案例评述

一、临床药学监护要点

在确定感染性休克治疗方案过程中，药学监护的任务同时产生了，其主要的工作包括治疗方案的选择、剂量和给药途径的确定、药物不良反应的监护。通过医生与药师的沟通协调，制订合理的个体化的抗感染治疗方案，有效控制感染是决定性治疗。

（一）治疗方案的选择

1. 病因治疗　应积极迅速控制感染，在病原菌未明前可根据临床表现、原发病灶等推断最可能的致病菌进行治疗，致病菌明确后根据药敏结果调整用药方案。

2. 补充血容量　给予晶体液和胶体液，需维持 MAP≥65 mmHg 且血清 Lac＞2 mmol/L。

（二）剂量和给药途径的确定

剂量要足，首次可用加倍量，联合用药，静脉给药。

（三）药物不良反应的监护

肾功能受损慎用肾毒性药物，使用万古霉素等药物时，建议监测血药浓度。

二、常见用药错误归纳与要点

频繁换药，感染性休克患者在抗感染治疗后，血液和组织中的敏感细菌被杀死，释放出大量内毒素，加剧患者的临床表现，误以为抗感染无效。

第五节 规范化药学监护路径

感染性休克患者由于生理、病因状态等的不同从而对药物的疗效和副作用也存在个体差异，为了使对症治疗达到最佳效果，并确保患者用药安全，临床药师要按照个体化治疗的要求，依据规范化药学监护路径，开展具体的药学监护工作。

现参照临床路径中的临床治疗模式与程序，建立药学监护路径（表3-2）。意义在于规范临床药师对的药学服务工作，并以其为导向为患者提供个体化的药学服务。

表3-2 感染性休克药学监护路径

适用对象：第一诊断为感染性休克的患者

患者姓名：_____   性别：_____   年龄：_____

门诊号：_____   住院号：_____

住院日期：_____年_____月_____日

出院日期：_____年_____月_____日

标准住院日：7～14 d

发病时间：_____年___月___日___时___分

到达急诊时间：_____年___月___日___时___分（不一定从急诊收治）

时间	住院第 1 天	住院第 2 天	住院第 3 天	住院第 5~6 天	住院第 6~13 天	住院第 14 天（出院日）
主要诊疗工作	□参加医生查房 □药学同诊（附录 1）□医嘱审核 □制订初步药学监护计划	□参加医生查房 □医嘱审核 □用药重整（如需要）□患者用药教育 □药历书写（附录 3）	□参加医生查房 □药学查房 □医嘱审核 □用药重整（如需要）□药历书写	□参加医生查房 □医嘱审核 □用药重整（如需要）□药历书写	□参加医生查房 □药学查房 □医嘱审核 □用药重整（如需要）□药历书写	□参加医生查房 □药学查房 □出院带药医嘱审核 □用药重整（如需要）□药历书写 □出院患者用药教育（如需要）
重点监护内容	针对下列药物制订初步药学监护计划 □抗菌药物 □血管活性药 □纠正水电解质和酸碱平衡紊乱 □抗心律失常 □抑酸、抑酶药 □心肌营养及心肌供能药	□患者病情发生命体征变化 □查看实验室和辅助检查结果及各项指标变化 □患者用药的疗效监测及不良反应监测 效监测 应监测 □检查患者服药情况 □药师记录	□患者病情发生命体征变化 □查看实验室和辅助检查结果及各项指标变化 □患者用药的疗效监测及不良反应监测 效监测 应监测 □检查患者服药情况 □药师记录	□患者病情发生命体征变化 □查看实验室和辅助检查结果及各项指标变化 □患者用药的疗效监测及不良反应监测 效监测 应监测 □检查患者服药情况 □药师记录	□患者病情发生命体征变化 □查看实验室和辅助检查结果及各项指标变化 □患者用药的疗效监测及不良反应监测 效监测 应监测 □检查患者服药情况 □药师记录	

（续表）

时间	住院第1天	住院第2天	住院第3天	住院第5~6天	住院第6~13天	住院第14天（出院日）
病情变异记录	□无 □有，原因: 1. 2.	□无 □有，原因: 1. 2.	□无 □有，原因: 1. 2.	□无 □有，原因: 1. 2.	□无 □有，原因: 1. 2.	□无 □有，原因: 1. 2.
药师签名			陈　燕	李冬洁	何　娟	张在丽　钟　晗

第四章

营养不良

第一节 疾病基础知识

【病因和发病机制】

营养不良（malnutrition）是指因能量、蛋白质及其他营养素缺乏或过度，导致机体功能乃至临床结局发生不良影响。其不仅包括营养不足，还包含肥胖等不良状态。

1. 病因　①饮食习惯不良：饮食不定时、偏食、反刍习惯或神经性呕吐等。②疾病因素：疾病影响食欲，妨碍食物的消化、吸收和利用，并增加机体的消耗。易引起营养不良的常见疾病有迁延性婴儿腹泻、慢性肠炎或痢疾、各种酶缺乏所致的吸收不良综合征、肠寄生虫病、结核病、麻疹、反复呼吸道感染、慢性尿路感染等，某些消化道先天畸形（如唇裂、腭裂、先天性肥大性幽门狭窄或贲门松弛等）和严重的先天性心脏病均可致喂养困难，某些遗传性代谢障碍和免疫缺陷病也可影响食物的消化、吸收和利用。

2. 发病机制　①新陈代谢异常糖原储存不足或消耗过多，易发生低血糖。脂肪大量供能以满足机体需要，故血清胆固醇下降。蛋白质缺乏导致血清总蛋白和白蛋白水平降低，产生低蛋白性水肿。全身总液量相对增多，细胞外液呈低渗状态，当呕吐、腹泻时，易出现低渗性脱水、酸中毒、低血钾、低血镁、低血钙。②器官功能减低及免疫功能下降。

【诊断要点】

1. 临床表现　营养不良的临床表现呈多样化，与蛋白质和能量缺乏的程度、原因、时间有关，也因其他营养素缺乏的性质和程度、患者年龄、并发症和伴发病的存在等因素而异。营养不良可分为三种类型。

（1）蛋白质营养不良综合征：主要表现为淡漠、嗜睡、厌食、动作缓慢、低体温、低血压、低体重，因有全身水肿，有时体重可正常。还可伴有心动过缓、肝大、胸腔积液、腹水、四肢消瘦、水肿、轻度贫血，可同时伴有维生素缺乏的表现。

（2）消瘦症：又称干型营养不良，表现为食欲缺乏、低体重、显著的肌肉消耗、消瘦，但无水肿。皮肤干燥、弹性差、无皮炎；毛发纤细、干燥、无光泽，腹壁薄，无肝大，可有轻度贫血。

（3）继发性营养不良症：此型多见，临床表现不一，很大程度与原发病有关。轻症者可仅表现儿童生长发育障碍，成年患者体重减轻。较重者可表现为面部和四肢皮下脂肪减少，骨骼肌显著消耗，尤其以骨间肌和颞部肌肉消瘦引人注目；皮肤干燥、松弛，毛发纤细易折。如血浆蛋白很低，可引起水肿。此外，患者可有原发病的临床表现。

2. 实验室检查及其他辅助检查　可见轻至中度贫血，有饥饿性酮症时尿酮体试验阳性。血浆总蛋白和白蛋白水平降低；血清淀粉酶和碱性磷酸酶水平降低；血清转铁蛋白降低，如同时有缺铁，则可正常或轻度升高。其他血清运转蛋白如 PAB、维生素 A 结合蛋白可降低；血糖和血脂偏低。常规肝功能试验多属正常。血尿素氮和尿尿素氮降低。24 h 尿肌酐（mg）/身高（cm）降低，这是不发热的患者衡量蛋白质缺乏的一项较敏感的指标，成人男性、女性正常值分别为 10.5 mg/cm 和 5.8 mg/cm。患者也常有水电解质平衡失调，尤其是低钾血症、低磷血症、高氯血症、代谢性酸中毒。

【治疗原则与方法】

1. 治疗原则　营养不良的规范治疗应该遵循五阶梯治疗原则：

首先选择营养教育，然后依次向上晋级选择口服营养补充、全肠内营养、部分肠外营养、全肠外营养。

2. 治疗方法

（1）纠正水电解质平衡失常：如有水电解质紊乱存在，应首先纠正。严重患者用常规方法判断有无失水常很困难，可根据口干、唇、舌干燥，低血压，肢冷等加以考虑。液体补充应保证患者有足够的尿量，儿童患者 24 h 尿量至少 200 mL，成人患者 24 h 尿量 500 mL。轻至中度的代谢性酸中毒经饮食及水电解质补充后有可能得以纠正。世界卫生组织（WHO）推荐口服补盐溶液，每升含氯化钠 3.5 g、枸橼酸钠 2.9 g（或碳酸氢钠 2.5 g）、氯化钾 1.5 g、葡萄糖 20 g（或蔗糖 40 g）。频繁呕吐或腹胀者应静脉输液，密切监护患者，根据病情、化验结果调整液体组成、输液量和速度。

（2）营养治疗：应缓慢向患者提供足够营养素。总热量按实际体重计算，开始时 125.5 kJ(30 kcal)/(kg·d)，其中蛋白质 0.8 g/(kg·d)。病情稳定后总热量逐步增至 167.4～209.2 kJ(40～50 kcal)/(kg·d)，如合并感染、发热，总热量可酌情增加。蛋白质可增加至 1.5～2 g/(kg·d)，其中至少 1/3 为动物蛋白。患者随着体力的恢复，应逐渐增加其活动量。注意避免发生或加重腹胀、腹泻甚至肠穿孔或诱发心力衰竭。应同时给予各种脂溶性和水溶性维生素。电解质和微量元素（如铁、锌等）亦应给予均衡、适当的补充，避免发生低钾血症、低镁血症、低磷血症。

1）口服营养治疗：多数患者可接受口服营养治疗。进食的食物应易于消化吸收。开始进食量和钠盐均不宜过多，少食多餐，重症患者可先用流质或半流质饮食。如无不良反应，逐渐增加进食量，直至恢复普通饮食。

2）经胃管营养治疗：对食欲极度减退、进食困难或神志不清的患者，可经胃管给予营养治疗。直径为 2～3 mm 硅胶管可减少黏膜刺激性和降低合并吸入性肺炎的危险性。此类患者可适当给予流质饮食，并经胃管间歇定时注入或持续滴注。患者如有小肠吸收不良和腹泻，则以持续滴注方式为宜，开始时以 20～30 mL/h 的速度，4 h 后测定胃残留量，如超过 50 mL，应暂停一段时间，恢复滴注时也应从慢滴速开始。患者如胃残留量少于 50 mL，可逐渐加快滴速至 100～125 mL/h。在治疗过程中应注意监测血糖、尿素氮、K^+、Na^+、Ca^{2+}、P 水平的变化。

3）静脉营养治疗：患者若出现食欲极差、小肠吸收不良严重、肠梗阻或不适宜长期留置胃管等情况时，静脉营养治疗可作为营养疗法的补充或唯一方式，后者称为营养 TPN。静脉营养液为 2%～6%氨基酸溶液、葡萄糖溶液和乳化脂肪混悬液［TG、磷脂、甘油混合液］。重症感染和其他重要并发症的患者，每日总热量应为 167.4～188.3 kJ(40～45 kcal)/kg，每日液体量按热量 16.7 kJ(4 kcal)/mL 计算。氨基酸需要量为 0.5～1.0 g/(kg·d)，其余热量由葡萄糖和脂肪供应。但葡萄糖与脂肪供给热量的比例不能小于 1。营养液如由外周静脉输注，不宜滴注高渗溶液，因其能导致静脉血栓形成，引起栓塞并发症，且静脉输注部位须经常更换。营养液如经上腔静脉输注，可采用 25%葡萄糖液，且静脉导管可放置较长时间；但须严格遵守无菌技术，防止感染及避免败血症，而且不应利用导管抽血标本或测中心静脉压。考虑到患者年龄、病情、病程及心、肾功能等不同情况，治疗开始时可先用 1/2～2/3 的量，如无不良反应，数日后逐渐增加营养热量和液体量，并密切观察病情变化的进程。

4）其他营养治疗：重度贫血者（如血红蛋白＜40 g/L）可多次少量输血，重度低白蛋白血症者可少量输注人血浆白蛋白。蛋白质同化激素有助于促进蛋白质合成代谢，但有轻度钠潴留作用，不宜过早使用，以免发生心力衰竭。此外，良好护理同样是重要且必要的，尤其是对于重症和老年患者。

（3）并发症和原发病的治疗：长期营养不良患者常合并感染或其他多种并发症，应及早发现及治疗。继发性营养不良患者应寻找原发病，并予积极治疗。

第二节 经典案例

案例一

（一）案例回顾

【主诉】

胃癌根治术 3 周，嗜睡 1 d。

【现病史】

患者，女性，60 岁。于 2016 年 7 月 5 日全麻下行胆囊切除术+选择性胃迷走神经切断术+根治性远端胃大部切除术，手术过程顺利，术后恢复可。术后病理提示"远端胃癌根治标本"胃窦低分化癌（溃疡型），浸润至浆膜外，侵犯神经；胃小弯侧淋巴结 2/17 枚见癌转移，第 6 组淋巴结 4/6 枚见癌转移。现患者恢复良好，予出院。患者出院后一直存在呃逆，无恶心、呕吐、腹胀、腹泻、发热等不适，肛门排便、排气正常，7 月 24 日患者出现嗜睡表现，遂来上海市某三甲医院就诊，收住入院。入院后完善相关检查，于 7 月 26 日在全麻下行腹腔粘连松解术+腹腔脓肿引流术+空肠造口术。术顺，术后呼吸机辅助通气，转入 EICU 继续治疗。

【既往史】

约 3 周前全麻下行胆囊切除术+选择性胃迷走神经切断术+根治性远端胃大部切除术。

【社会史、家族史、过敏史】

无特殊。

【体格检查】

镇静状态，呼吸机辅助通气，自主呼吸（SPONT）模式，FiO$_2$ 50%，呼气末正压（PEEP）5 cmH$_2$O，全身皮肤巩膜轻度黄染，两肺呼吸音粗，未闻及明显干、湿啰音，心率88次分，律齐，腹部膨隆，切口敷料干燥，冲洗、引流管留置在位、通畅。四肢未见水肿。

【诊断】

（1）胃恶性肿瘤（术后）。

（2）十二指肠残端瘘。

（3）结肠梗阻。

【用药记录】

1. 抑酸　奥美拉唑钠注射液 40 mg i.v. q.d.（d2-10）。

2. 化痰　盐酸氨溴索注射液 90 mg+0.9%氯化钠注射液 20 mL i.v. q.d.（d2-10）。

3. 抗感染　亚胺培南西司他丁钠注射液 500 mg+0.9%氯化钠注射液 100 mL iv.gtt q6 h.（d2-10）。

4. 护肝　注射用还原型谷胱甘肽 180 mg+5%葡萄糖注射液 100 mL iv.gtt q.d.（d3-10）。

5. 补充电解质　门冬氨酸钾镁注射液 20 mL+5%葡萄糖注射液 250 mL iv.gtt stat.（d3）。

6. 镇静　咪达唑仑注射液 50 mg 泵推 q.d.（d2-10）。

7. 补液　乳酸钠林格注射液 500 mL iv.gtt stat.（d2）。

8. 支持　人血白蛋白注射液 25 g iv.gtt stat.（d2）。

9. 抑酶　生长抑素注射液 6 mg+0.9%氯化钠注射液 50 mL 泵推 q.d.（d3-10）。

10. 抗感染　盐酸万古霉素注射液 50 万 U+0.9%氯化钠注射液 50 mL 泵推 q6 h.（d3-10）。

11. 营养支持　维生素 B$_1$ 注射液 50 mg+0.9%氯化钠注射液 10 mL i.m. b.i.d.（d3-9）；20%中/长链脂肪乳注射液 250 mL iv.gtt q.d.（d4-6）；复方氨基酸注射液（15 AA）250 mL iv.gtt q.d.（d4-6）；

丙氨酰谷氨酰胺注射液（20 g）100 mL iv.gtt q.d.（d4-6）；10%葡萄糖注射液 500 mL iv.gtt q.d.（d4-6）；50%葡萄糖注射液 100 mL iv.gtt q.d.（d4-6）；胰岛素注射液 14 U iv.gtt q.d.（d4-6）；脂溶性维生素注射液 10 mL iv.gtt q.d.（d4-6）；复方水溶性维生素注射液 1 支 iv.gtt q.d.（d4-6）；多种微量元素注射液（Ⅱ）10 mL iv.gtt q.d.（d4-6）；10%氯化钾注射液 35 mL iv.gtt q.d.（d4-6）。

12. 化痰　盐酸氨溴索注射液 15 mg+糜蛋白酶注射液 4 000 U 雾化吸入 b.i.d.（d4-10）。

13. 抗感染　卡泊芬注射液净 50 mg+0.9%氯化钠注射液 100 mL iv.gtt q.d.（d4-10）。

14. 保肝　甘草酸二铵氯化钠注射液 250 mL iv.gtt q.d.（d9-10）。

15. 营养支持　肠内营养混悬液（SP）500 mL 胃管内注入 q.d.（d7-10）。

【药师记录】

入院第 2 天：目前，患者处于镇静状态，用经口插管呼吸机辅助通气：SPONT 模式，FiO_2 40%，PEEP 3 cmH_2O，术后无明显发热，昨日最高体温 37.2℃，现体温 37℃，现心电监护示 BP 119/76 mmHg，HR 121 次/分，R 15 次/分，SpO_2 100%，CVP 4 cmH_2O。目前，予亚胺培南西司他丁钠注射液 0.5 g q6 h.抗感染，今建议加用万古霉素注射液加强抗阳性菌治疗，注意监测体温、心率、炎症指标；目前患者心率偏快、蛋白偏低，继续予白蛋白、血浆扩容补液，监测尿量，注意复查电解质；患者存在肠瘘，今加用生长抑素注射液，加贝酯抑酶、奥美拉唑钠注射液护胃，注射用还原型谷胱甘肽保肝，盐酸氨溴索注射液化痰、醒脑静、纳洛酮促醒，维生素 B_1 注射液预防韦尼克脑病（Wernicke 脑病），补钾、利尿、甘油通便、皮下注射胰岛素注射液降低血糖等对症治疗。

入院第 3 天：引流液培养见光滑念珠菌（↑）；脓液培养见光滑念珠菌（↑），大肠杆菌（↑）。停用补钾，加用氯化钙，注意监测电解质；继续予亚胺培南西司他丁钠注射液+万古霉素注射液抗感染治疗，加用醋酸卡泊芬净抗真菌治疗，注意体温、炎症指标变化；继续输注白蛋白、血浆以扩容补液，监测心率、血压；因患者卧床、咳嗽、咳痰，痰不易咳出，加强护理、翻身、叩背、震动排痰、雾化吸入、吸痰等，注意监测呼吸、氧合及血气分析；予肠外营养补液，继续予生长抑素注射液、加贝酯抑酸抑酶，奥美拉唑钠注射液护胃，注射用还原型谷胱甘肽保肝，盐酸氨溴索注射液化痰，维生素 B_1 注射液预防 Wernicke 脑病，甘油灌肠剂通便等对症支持治疗。

入院第 4 天：下午出现呃逆，肌内注射甲氧氯普胺后呃逆缓解，禁食。

入院第 5 天：患者白细胞、CRP 较前升高，但体温较前下降，予行胸部+上腹部+盆腔 CT 检查了解病情，继续予亚胺培南西司他丁钠注射液+万古霉素注射液+醋酸卡泊芬净抗感染，注意监测体温、炎症指标变化；患者禁食，PAB 低，营养状况差，继续肠外营养补液及输注白蛋白，今日予温开水 250 mL 启动肠内营养，注意有无反流，预防误吸；继续予生长抑素注射液抑制腺体分泌、奥美拉唑钠注射液护胃、注射用还原型谷胱甘肽保肝、盐酸氨溴索注射液化痰、维生素 B_1 注射液预防 Wernicke 脑病、10%氯化钾注射液补钾、甘油灌肠剂通便、启动肠内营养治疗［肠内营养混悬液（SP）250 mL 30 mL/h］等对症支持治疗。

入院第 8 天：患者神志清，精神萎，能简单对答，较烦躁，伴咳嗽、咳痰，痰色黄质黏稠，不易咳出。无明显腹胀、腹痛，无气促、胸闷。昨日最高体温 37.8℃，今早体温 37.8℃。肠内营养治疗加量至肠内营养混悬液（SP）1 000 mL 50 mL/h。

入院第 9 天：患者神志清，较烦躁，能沟通，无腹痛、腹胀，无气促，伴咳嗽、咳痰，较前易咳出，痰仍较黏、色黄。昨日最高体温 38.2℃，今早体温 37.0℃。患者在 ICU 时间长后出现烦躁不安、情绪波动较大、行为动作异常，现因病情需要约束双手双脚，加用奋乃静以镇静，效果不明显，加用地西泮注射液。继续肠内营养治疗：肠内营养混悬液（SP）1 000 mL 50 mL/h。

入院第 10 天：患者情绪波动较大，较烦躁，但沟通后可短暂安静，予盐酸右美托咪定后昨夜较前安静，患者目前生命体征平稳，病情较前好转，予今日转科。

（二）案例分析

【营养支持】

早期大量肠液丢失和高分解代谢，可迅速消耗机体储存的营养物质，同时也可消耗机体的结构和功能蛋白，机体脏器实质和肠黏膜萎缩、功能受损、酶和激素的合成受抑，代谢呈低下状态。十二指肠残端瘘病程较长（1～3 个月），长期禁食将使患者营养不良状况恶化，难以维持内稳态，因此应及时给予营养支持，改善患者全身的营养状况，纠正水电解质、酸碱失衡及低蛋白血症，增强机体的免疫力，使感染易于控制，而且促进了合成代谢，减少消化液的分泌从而使瘘流量减少，有利于瘘口愈合。早期的肠外营养具有使胃肠道分泌量减少的作用，水电解质的补充和纠正也简单迅速。营养液的组成应以平衡型为主，即合适的糖、脂和氮比。同时，肠外营养中还可适当补充谷氨酰胺、精氨酸等。谷氨酰胺为非必需氨基酸，在应激反应状况下对谷氨酰胺需要增加。谷氨酰胺也是淋巴细胞的重要代谢燃料，淋巴细胞的增生需要有谷氨酰胺参与。肠外营养溶液中补充谷氨酰胺可改善氮平衡，促进肠黏膜生长。但肠外营养也有不足之处，如导管源性感染、肝内淤胆、肠道黏膜萎缩和细菌易位等。

临床药师观点：早期一般应用肠外营养，在病情稳定后，及时应用肠内营养，可由肠外营养加肠内营养逐步向全肠内营养过渡。因为肠内营养具有促进肠蠕动、增进门静脉系统的血流、促进胃肠激素的释放、改进肠黏膜屏障功能、减少肠道细菌易位和保护宿主免疫功能等优点。

【镇静】

通过镇静治疗使得重症患者处于"休眠"状态，降低代谢和氧耗，以适应受到损害的灌注与供养水平，从而减轻强烈病理因素所造成的损伤，为器官功能的恢复赢得时间并创造条件。ICU 中的治疗是一个整体，任何一个环节的缺陷都可能影响整体疗效。

临床药师观点：镇静治疗与其他各种治疗手段和药物一样重要，不可或缺，需要危重症医生重视并掌握，趋利除弊，合理应用，以达到更好地挽救重症患者生命的目的。

【抗感染】

肠梗阻发生时间长或绞窄时，肠壁和腹膜多有感染，应用抗肠道细菌包括抗厌氧菌的药物。亚胺培南西司他丁钠是碳青霉烯类广谱抗生素，特别适用于多种病原体所致和需氧、厌氧菌引起的混合感染以及在病原菌未确定前的早期治疗。亚胺培南西司他丁钠的广谱抗菌作用是由于其具有强大的抑制细菌细胞壁合成的能力，可杀灭绝大部分革兰氏阳性和革兰氏阴性的需氧和厌氧病原菌。本品有高度的抗菌作用，因此推荐的每日最高总剂量不超过 50 mg/kg 或 4 g。其耐受性良好，副作用大多轻微而短暂，很少需要停药，使用期间观察患者是否有局部红斑、疼痛和硬结，血栓性静脉炎、皮疹、瘙痒，恶心呕吐等不良反应。

万古霉素对多种革兰氏阳性菌有杀菌活性。与 β-内酰胺抗菌药物通过抑制细胞膜上转肽酶（青霉素结合蛋白）活性、影响细菌细胞壁肽聚糖形成交联的抗菌方式不同，万古霉素直接与细胞壁肽聚糖前体五肽侧链末端 D-丙酰胺-D-丙氨酸结合，阻止肽聚糖多糖酶的转肽作用，干扰细菌细胞壁肽聚糖前体的交叉联结，使细胞壁不能形成三维空间结构而发挥杀菌效果。万古霉素也有一定损伤细菌细胞膜和抑制细菌 RNA 合成的作用，此与其抗菌作用有关。根据 2011 年《美国感染病协会耐甲氧西林金黄色葡萄球菌指南》推荐，万古霉素给药剂量为每次 15～20 mg/kg（依据实际体质量计算），每 8～12 h 给药 1 次。单次剂量不超过 2 g，日剂量一般不超过 4 g。为降低相关不良反应(如红人综合征、低血压等),万古霉素的输注速率应维持在 10～15 mg/min(1 000 mg 万古霉素的输注时间应>1 h)。如因输注过快或剂量过大出现红人综合征或发生过敏反应的风险较高,可延长输注时间到 2 h,或采用负荷剂量前给予抗组胺药。肥胖患者因需要剂量更大,输注时间应维持在 2～3 h。建议万古霉素血药谷浓度应保持在 10 mg 以上,以防发生耐药。

临床药师观点:关注患者的肾功能,高剂量给药时应监测肾功能和血药浓度。

【抑酸】

患者治疗期间需禁食,而胃液会对胃肠道黏膜造成损伤。奥美拉唑属于质子泵抑制剂,具有抑制胃黏膜壁细胞的质子泵分泌胃酸的作用,是临床上常用的抑制胃酸分泌的药物。研究发现,人体胃酸的分泌不管是何诱因都是通过刺激胃黏膜壁细胞的质子泵来完成的。因此,奥美拉唑可用于治疗各种原因引起的胃酸分泌过多和需要抑制胃酸分泌的疾病,还可以预防应激性溃疡的发生。奥美拉唑是苯并咪唑类化合物,通过对壁细胞质子泵的特异性作用而降低胃酸的分泌,

临床药师观点:质子泵抑制剂作用强,为防止抑酸过度,不建议大剂量长期应用。

【液体支持,补充水电解质】

纠正电解质紊乱对肠梗阻患者而言是极重要的措施。需制订补液计划:

1. 量入为出 患者在就诊前的失水量一般是根据患者的脱水表现进行估计的,因此不是很准确。患者就诊后,应准确测量并记录失水量,就诊后应该按照记录的失水量进行补充,丢失多少,补充多少。

2. 根据患者的实际情况选用

(1)补充体液常用:血制品、血浆、右旋糖酐、聚明胶肽等;0.9%氯化钠注射液、葡萄糖氯化钠注射液等。

（2）补充热量常用：10%葡萄糖注射液等。

（3）功能性液体纠正酸中毒常用：5%碳酸氢钠或11.2%乳酸钠等。

3. 补液总体原则　先盐后糖，见尿补钾。体液丢失的主要是胃肠液、血浆，而这些液体是等渗的，因此，为了恢复血容量，就应当用等渗的液体来补充。葡萄糖注射液虽然也是等渗的（10%葡萄糖注射液是高渗的），但进入体内后可迅速被代谢为二氧化碳和水，达不到恢复血容量的目的。

（1）补液程序：先扩容（先用晶体液后用胶体液），然后调整电解质和酸碱平衡。

（2）补液速度：先快后慢，通常60滴/分，相当于250 mL/h。需注意的是，心、脑、肾功能障碍者补液应慢，补钾时速度应慢；抢救休克时速度应快，应用甘露醇脱水时速度应快。

《欧洲危重病协会关于危重症患者中胶体应用的共识》中规定了胶体在综合性ICU患者中的应用。一项荟萃分析（Meta分析）提示，白蛋白相较于无蛋白液体或小剂量白蛋白液体，可总体上降低并发症包括死亡的发生率。

临床药师观点：脱水患者钾的总量不足，但在缺水的情况下，血液浓缩，患者的血钾不一定降低；再额外补钾甚至可能使血钾升高，从而引发高钾血症。因此，只有患者尿量达到40 mL/h以上时，补钾才是安全的。在安全性方面，虽然人血白蛋白可能有潜在的导致病毒性疾病和朊病毒传播的风险，但基于大规模药品安全性监控之上的研究结果提示，其副作用和严重不良事件的发生率低。最新的胶体应用安全性综述发现白蛋白是最安全的胶体。

（三）药学监护要点

由于恶性肿瘤是否应进行营养支持存在争议，临床药师为临床医生介绍了美国肠外肠内营养学会2009年发布的《肿瘤病人营养支持治疗新指南》的相关内容，强调了营养支持治疗在肿瘤患者综合治疗中的重要性。肿瘤引起的肠梗阻患者和化疗导致的胃肠道疾病患者，不能摄入营养时，需要肠外营养支持治疗。支持肿瘤营养支持治疗的依据至少表现在两个方面：①肿瘤患者中某些特定人群可以从营养支持治疗中获益；②成分营养对肿瘤患者有治疗价值，相关报道表明，给予精氨酸、谷氨酰胺、核苷酸及 ω-3 脂肪酸等免疫营养物质进行免疫营养治疗，既可改善营养提高免疫功能及生活质量，又能延长患者的生存时间。

采用全合一的方式对各种营养成分同时均匀输注，可优化代谢和利用，降低渗透压，进行外周静脉输注可减少代谢和感染并发症，溶液稳定性好。文献报道高比例的脂肪营养支持有利于抑制肿瘤生长，一般糖与脂肪的比例为 1∶1，该患者糖与脂肪提供热量符合要求。

临床药师与医生、患者及护士面对面的交流，临床药师主动参与到治疗的全过程中，可较早地发现患者治疗过程中的问题并及时进行干预。本例药学监护中，药师参与恶性肿瘤肠梗阻患者的整个治疗过程，通过为临床医生提供循证医学证据，引导临床医生和患者采用高效的营养用药方式。对 TPN 的适应证、个体化给药方案的设计、输液过程中注意事项等问题为临床医生提供了方便和安全的用药措施，对患者提出相应的药学监护和健康教育计划，为临床用药提供了参考，取得了较好的效果。

案例二

（一）案例回顾

【主诉】

中上腹腹痛 4 d。

【现病史】

患者，男性，81 岁。于 4 d 前进食油腻食物后，出现中上腹腹痛，当时无明显恶心、呕吐，无腹胀、腹泻，无黑便、便血，无四肢湿冷，无晕厥、黑矇等不适。患者未予以重视，自测体温 38℃，2 d 前凌晨患者腹痛明显加重，遂至上海市奉贤区中心医院就诊，查 WBC 11.02×10^9/L，中性粒细胞 90.2%，淀粉酶 184 U/L，肝功能正常。行腹部 CT 提示急性胰腺炎，坏死性可能，脂肪肝，胆囊内胆盐沉积可能；腹、盆腔积液。予以补液、抗感染等治疗后，患者症状未见明显好转，建议于上级医院就诊。遂入院急诊就诊，测血糖 20.2 mmol/L，尿酮体（++++），淀粉酶 230 U/L，血气分析提示 pH 7.24，BE –16 mmol/L，WBC 10.07×10^9/L，中性粒细胞 90.0%，HCT 43.4%，TBIL 37.8 μmol/L，DBIL 9.3 μmol/L，予以患者控制血糖、大量补液扩容、抗感染治疗，为求进一步诊治，急诊拟"急性胰腺炎"收治入院。

【既往史】

2 年前有糖尿病病史，否认有高血压、心脏病病史。

【社会史、家族史、过敏史】

父亲有糖尿病病史，否认其他相关家族遗传病史。余无殊。

【体格检查】

神清，精神萎，呼吸平稳，对答切题，全身皮肤巩膜无黄染，浅表淋巴结未及肿大，颈静脉无充盈，体温：37.0℃，两肺呼吸音粗，未闻及干湿啰音，R 29 次/分，BP 138/91 mmHg，外周 SO_2 97%，P 134 次/分，律齐，未闻及杂音，腹稍隆，中上腹有压痛、无反跳痛，肝脾肋下未及，Murphy 征阴性，肝区叩痛（–），肠鸣音未及，双下肢无水肿，神经系统病理征（–）。

【实验室检查及其他辅助检查】

1. 实验室检查

（1）血常规：外院 WBC 11.02×10^9/L，NEUT% 90.2%；3 月 22 日入院 WBC 10.07×10^9/L，NEUT% 90.0%，HCT 43.4%。

（2）生化：外院 AMS 184 U/L，肝功能正常；3 月 22 日入院 AMS 230 U/L，尿酮体（++++），TBIL 37.8 μmol/L，DBIL 9.3 μmol/L，血钙 1.42 mmol/L。

（3）随机血糖：20.2 mmol/L。

（4）血气分析：pH 7.24，BE –16 mmol/L。

2. 其他辅助检查 外院行腹部 CT 提示急性胰腺炎，坏死性可能，脂肪肝，胆囊内胆盐沉积可能；腹水、盆腔积液。

【诊断】

（1）急性重症胰腺炎。

（2）2 型糖尿病酮症酸中毒。

（3）电解质代谢紊乱。

【用药记录】

1. 抑酸抑酶 奥美拉唑钠注射液 40 mg i.v. q.d.（d1-26）。乌司他丁注射液 30 万 U+0.9%氯化钠注射液 50 mL 微量泵推注 q.d.（d1-14）；注射用生长抑素 6 mg+0.9%氯化钠注射液 50 mL 微量泵推注（2.1 mL/h）q.d.（d1-7）。维生素 C 注射液 5 g 微量泵推注 q.d.（d1-6）。

2. 护肝 注射用还原型谷胱甘肽 1 800 mg+0.9%氯化钠注射液 100 mL iv.gtt q.d.（d1-26）。

3. 抗感染 盐酸左氧氟沙星注射液 500 mg iv.gtt q.d.（d1-2）；亚胺培南西司他丁钠注射液 500 mg+5%葡糖糖注射液 100 mL 微量泵推注 q6 h.（d2-26）。

4. 液体支持 乳酸钠林格注射液 1 500 mL iv.gtt stat.（d1）；乳酸钠林格注射液 1 000 mL iv.gtt stat.（d2）；乳酸钠林格注射液 500 mL iv.gtt stat.（d3）。

5. 通便 大承气汤 1 包胃管内注入 b.i.d.（d2-14）。

6. 外用 芒硝外敷 q.d.（d2-26）。

7. 降脂 非诺贝特胶囊 200 mg 胃管内注入 q.n.（d3-26）。

8. 降压 赖诺普利片 5 mg p.o. q.d.（d7-26）。

9. 营养 肠内营养混悬液 SP 1 000 mL 胃管内注入 q.d.（d4-15）；肠内营养乳剂（TPF-D）1 500 mL 胃管内注入 q.d.（d16-26）。

【药师记录】

入院第 1 天：患者明确诊断为重症急性胰腺炎，高脂血症型可能，2 型糖尿病酮症酸中毒，电解质代谢紊乱（高钠血症、高氯血症），给予吸氧、禁食、胃肠减压，采取抗感染、降糖、护胃、保肝及蛋白扩容、补液等治疗，监护患者病情变化。

入院第 2 天：患者一般情况可，目前仍有腹痛，较前略好转。昨日入院后 17 h 入量 4 027 mL，出量 2 750 mL，解便 200 mL。患者血糖仍偏高，继续给予胰岛素泵降糖治疗，停用盐酸左氧氟沙星注射液，改用亚胺培南西司他丁钠注射液抗感染，增加生长抑素、乌司他丁注射液及维生素 C 注射液抑酸抑酶治疗。今予温开水 500 mL 开放肠内营养。预约胸腹盆 CT 检查评估病情，继续予禁食禁水、胃肠减压、疏通肠道、补液支持等对症处理。

入院第 3 天：患者目前腹痛较前好转，仍有低热，昨日 T_{max} 38℃，今晨 T 37.6℃。昨日入量 4 570 mL，出量 4 150 mL，解便 500 mL。昨日查患者血脂升高，今加用非诺贝特胶囊降脂；患者血糖控制较前有改善，继续胰岛素泵降糖治疗；继续予温开水 500 mL，今加用肠内营养混悬液（SP）500 mL；继续予以禁食禁水、胃肠减压、抑酸抑酶、亚胺培南西司他丁钠注射液抗感染、降血脂、疏通肠道、补液支持等对症处理。

入院第 4 天：患者目前腹痛较前好转，仍有低热，昨日 T_{max} 38℃，今晨 T 37.5℃，昨日入量 2 986 mL，出量 3 400 mL，解便 200 mL。今予胃管接袋，择期拔除胃管；予导尿管夹管，择期拔除尿管；患者血钠偏高，继续予温开水 500 mL 纠正高钠血症，患者昨日予肠内营养混悬液（SP）500 mL 肠内营养，无腹痛等不适，今加用肠内营养混悬液（SP）1 000 mL 肠内营养，注意有无腹痛、腹胀；予白蛋白补充胶体渗透压；继续予禁食禁水、胃肠减压、抑酸抑酶、亚胺培南西司他丁钠注射液抗感染、降血脂、疏通肠道、补液支持等对症处理。

入院第 7 天：患者目前腹痛较前好转，仍有低热，昨日 T_{max} 37.9℃，今晨 T 36.8℃，昨日入量 2 535 mL，出量 950 mL，解便 200 mL。停用生长抑素；患者血钠仍偏高，继续予温开水 500 mL、加用赖诺普利片纠正高钠血症；患者昨日予肠内营养混悬液（SP）1 000 mL 肠内营养，无腹痛等不适，今继续肠内营养混悬液（SP）1 000 mL 肠内营养，注意有无腹痛、腹胀；继续予禁食禁水、胃肠减压、抗感染、降血脂、疏通肠道、补液支持等对症处理。

入院第 14 天：目前无明显腹痛，无发热，BP 137/100 mmHg，昨日入量 2 220 mL，出量 1 700 mL，解便 300 mL。停大承气汤，停乌司他丁注射液。使用大承气汤导泻治疗已 2 周，现已无须导泻治疗。患者 TG 及 TC 指标较前明显下降，降脂治疗有效；继续肠内营养支持治疗，注意有无腹痛、腹胀；继续予禁食禁水、控制血糖、抗感染、降血脂、疏通肠道、补液支持等对症处理；加强控制血糖，注意监测血糖。

入院第 16 天：患者目前无明显腹痛，无发热，BP 96/60 mmHg，昨日入量 2 697 mL，出量 1 500 mL，解便 400 mL。患者目前血糖控制不佳，将肠内营养混悬液（SP）改为肠内营养乳剂（TPF-D）进行营养支持治疗，注意有无腹痛、腹胀；患者腹部 CT 示胰周渗出较前吸收好转，继续予禁食禁水、控制血糖、抑酸抑酶、抗感染、降血脂、疏通肠道、补液支持等对症处理。

入院第 26 天：患者目前无明显腹痛，无发热，BP 100/59 mmHg，昨日入量 2 002 mL，出量 1 100 mL，解便 500 mL。现患者无发热、腹痛、腹胀等不适，体温、心率等生命体征平稳，复查 CT 较前吸收，考虑患者病情好转，感染较前减轻，今日转入普通病房继续治疗。

（二）案例分析

【营养支持】

该患者入院第 2 天予以温开水 500 mL 开放肠道，患者无不适主诉。第 3 天启动肠内营养混悬液（SP）500 mL 治疗。肠内营养混悬液（SP）是短肽型肠内营养混悬液，其主要成分为水、麦芽糊精、乳清蛋白水解物、植物油、维生素、矿物质和微量元素等人体必需的营养要素，不能经静脉输注，严重糖代谢异常的患者和严重肝肾功能不全的患者慎用，可用于糖尿病患者，但会使血糖升高，因此使用期间应调整胰岛素泵泵速，控制血糖水平。使用期间应观察患者的耐受性，监测是否出现腹泻、腹痛等胃肠道不适反应。入院第 15 天患者因血糖控制不佳，停用对血糖影响较大的肠内营养混悬液（SP），改为血糖控制专用配方肠内营养乳剂（TPF-D），继续肠内营养支持治疗。与肠内营养混悬液（SP）相比，肠内营养乳剂（TPF-D）的营养成分更加接近生理，属于整蛋白型的肠内营养，其最大的特点在于适用于血糖控制不佳者尤其是糖尿病患者，但该营养制剂对患者胃肠道功能要求较高，因此，在急性胰腺炎发病初期，患者有严重的胃肠功能障碍，不宜用肠内营养乳剂（TPF-D），而宜用短肽型的肠内营养混悬液（SP）。使用肠内营养乳剂（TPF-D）期间，应监护患者胃肠道反应，如恶心、呕吐或腹泻等。

临床药师观点：由于胰腺炎早期是肠道衰竭阶段，出现严重的应激和炎症反应从而导致机体血流动力学紊乱，肠道血供减少，肠黏膜免疫屏障功能下降，为保护胰腺炎患者的肠黏膜屏障及维持肠道菌群的正常功能、防止菌群移位，胰腺炎发病后经初期液体复苏、肠道疏通、腹腔减压后，于 48 h 内开始肠内营养支持最佳，发病 5 d 内必须启动肠内营养。该患者早期及时启动肠内营养支持治疗，且肠内营养应用过程中密切监护其不良反应，及时调整肠内营养品种及剂量，这是非常合理的。

【抗感染】

入院第 1 天，根据重症胰腺炎的相关指南，重症胰腺炎患者，特别是部分易感人群（如胆道梗阻、高龄、免疫力低下等）可能发生肠源性细菌移位，可选择喹诺酮类、头孢菌素、碳青霉烯类及甲硝唑等预防感染。胰腺感染的致病菌主要为革兰氏阴性菌和厌氧菌等肠道常驻菌，抗菌药物的应用应遵循抗菌谱以革兰氏阴性菌和厌氧菌为主、脂溶性强、有效通过血胰屏障等三大原则。该患者血常规白细胞及中性粒细胞水平偏高，提示有炎症反应，为了预防细菌感染，采用左氧氟沙星注射液抗感染治疗。左氧氟沙星为喹诺酮类抗菌药物，其作用机制为抑制细菌 DNA 复制、转录、修复和重组所需的拓扑异构酶Ⅳ和 DNA 旋转酶（为拓扑异构酶Ⅱ）。其化学结构和作用方式与氨基糖苷类、大环内酯类及 β-内酰胺类抗菌药物（包括青霉素）均不同，因此对上述抗菌药物耐药的细菌仍可能有效。左氧氟沙星对多种革兰氏阳性和革兰氏阴性的需氧菌有抗菌作用。为减少耐药菌的产生，保证左氧氟沙星及其他抗菌药物的有效性，左氧氟沙星只用于治疗或预防已证明或高度怀疑由敏感菌引起的感染。该患者使用左氧氟沙星抗感染治疗方案可接受，但其抗菌谱不包含厌氧菌，可考虑联合甲硝唑治疗，待药敏结果再行调整。入院第 2 天停用左氧氟沙星注射液改用盐酸亚胺培南西司他丁钠注射液抗感染，亚胺培南是一种广谱的 β-内酰胺类抗生素，西司他丁钠是一种特异性酶抑制剂，它能阻断亚胺培南在肾脏内的代谢，从而提高泌尿道中亚胺培南原形药物的浓度。亚胺培南西司他丁钠的广谱抗菌作用是由于其具有强大的抑制细菌细胞壁合成的能力，可杀灭绝大部分革兰氏阳性和革兰氏阴性的需氧和厌氧病原菌。将其替代左氧氟沙星可覆盖厌氧菌的防治。其耐受性良好，副作用大多轻微而短暂，很少需要停药，使用期间观察患者是否有局部红斑、疼痛和硬结，血栓性静脉炎、皮疹、瘙痒、恶心、呕吐等不良反应。

临床药师观点：急性胰腺炎患者病死率常与其感染程度有关，尽早地应用抗菌药物可以降低胰腺感染的发生率。

【抑酸抑酶】

急性胰腺炎的患者应特别注意维护肠道功能，肠道黏膜屏障的稳定对于减少全身并发症有重要作用。通常在急性胰腺炎初期使用生长抑素联合质子泵抑制剂和乌司他丁抑酸抑酶治疗。生长抑素可抑制胃酸分泌，抑制胰腺的外分泌，降低门脉压和脾血流量等，对胰腺细胞有保护作用，在急性胰腺炎患者中早期应用，能迅速控制病情，缓解临床症状，减少并发症，缩短住院时间，提高治愈率；质子泵抑制剂可通过抑制胃酸分泌而间接抑制胰腺分泌，还可以预防应激性溃疡的发生；乌司他丁属蛋白酶抑制剂，能够广泛抑制与急性胰腺炎发展有关的胰蛋白酶、弹性蛋白酶、磷脂酶 A 等的释放及其活性，还可稳定溶酶体膜，抑制溶酶体酶的释放，改善胰腺微循环，减少急性胰腺炎并发症。该患者采用奥美拉唑抑制胃酸，奥美拉唑是苯并咪唑类化合物，通过对壁细胞质子泵的特异性作用降低胃酸的分泌，作用强，时间长，为防止抑酸过度，不建议大剂量长期应用，该患者采用 40 mg q.d.用量合理。有研究表明，质子泵抑制剂联用生长抑素治疗胰腺炎的临床效果明显优于单用质子泵抑制剂，两药联用有利于迅速控制病情。方案中可考虑加入生长抑素和乌司他丁酸抑酶治疗。该患者入院第 2 天加用生长抑素、乌司他丁注射液及维生素 C 注射液抑酸抑酶治疗。生长抑素可抑制胰岛素及胰高血糖素的分泌，可与胰岛素联合用于糖尿病酮症酸中毒的辅助治疗。患者入院血糖高，故应监测血糖水平的变化，在降糖和使用生长抑素的过程中应防止低血糖反应的发生（血糖控制在 8.3～11.1 mmol/L 即可）。用药期间宜观察患者有无恶心、呕吐、便秘、皮疹等不适症状，监测血常规和肝肾功能，若出现过敏或消化道症状等不良反应可停药并给予适当处理，生长抑素在静脉注射给药后，显示出非常短的血浆半衰期，一般为 1.1～3 min，因此生长抑素宜使用微量泵持续注入方式给药。乌司他丁的不良反应包括血液系统（偶见白细胞减少或嗜酸性粒细胞增多）、消化系统（偶见恶心、呕吐、腹泻，AST、ALT 上升）、注射部位的发红、瘙痒、皮疹等过敏反应等，用药期间需观察患者是否出现上述不适症状。患者维生素 C 用量为每日5 g，为超剂量使用，可能会引起血管内溶血或凝血、泌尿系统结石、深静脉血栓等，应监测患者凝血功能，注意是否有牙龈、消化道等部位的出血或血栓形成。

临床药师观点：胃酸是刺激胰腺分泌胰液的主要因素，正常成年人每日分泌大量胰液，其中主要是分泌到小肠内的胰蛋白酶。

当十二指肠内压增高，或壶腹部因结石、肿瘤、炎症引起狭窄、梗阻时，致使胰液外排障碍，胰管压力升高，同时又因产生活化了的胰酶致胰腺自身消化，更加重了胰腺的损伤。若胰腺分泌旺盛，可使病情日趋加重，有的可从单纯水肿型胰腺炎发展成出血坏死型重症胰腺炎，并可导致心、肝、脑、肾等多脏器的损伤。此时的治疗原则就是抑制胰腺的分泌，减轻胰腺组织的负荷与损伤。因为酸性胃液是刺激胰腺分泌胰液的重要物质，所以，减少胃酸的分泌也就等于减少胰液的分泌。

【降压降脂】

患者于入院第 3 天查血脂升高，加用非诺贝特胶囊降脂。患者可能为高脂血症胰腺炎，加用非诺贝特胶囊降脂。非诺贝特是氯贝丁酸衍生物类血脂调节药，通过抑制极低密度脂蛋白和 TG 的生成并同时使其分解代谢增多，降低血 LDL-C、胆固醇和 TG；还使载脂蛋白生成增加，从而增高 HDL-C，尚有降低正常人及高尿酸血症患者的血尿酸作用。肝肾功能不全者及对其过敏者禁用非诺贝特，患者在用药期间应监护血常规和肝肾功能，并观察有无过敏反应发生。患者在入院第 7 天加用赖诺普利片纠正高钠血症。

临床药师观点：应根据患者的血脂和血压情况，加用降血脂药和降压药，进行针对性治疗。

（三）药学监护要点

1. 疗效监护 该患者经过营养支持、抗感染、抑酸抑酶、补液和降压降脂等治疗后，患者无发热、腹痛、腹胀等不适，体温、心率等生命体征平稳，复查 CT 示炎症较前吸收，考虑患者病情好转，感染较前减轻，转入普通病房继续治疗。

2. 不良反应监护 整个治疗过程未见明显的不良反应。

第三节 主要治疗药物

一、常用治疗方案

　　营养支持的途径分为肠内营养支持（EN）和肠外营养支持（PN）。只要胃肠道有功能并安全，应尽量给予肠内营养。任何原因导致胃肠道不能使用或应用不足时，应考虑肠外营养或联合肠内营养。具体方案按患者个体情况执行营养治疗五阶梯模式，当下一阶梯不能满足60%目标能量需求3～5 d时，应该选择上一阶梯。

二、主要治疗药物

　　主要治疗药物见表4-1。

表 4-1 肠内营养治疗主要药物

药名	能量(kcal/mL)	有无膳食纤维	营养	推荐剂量	适应证	蛋白(每100 mL)	脂肪(每100 mL)	碳水化合物(每100 mL)
肠内营养乳剂(TP)	1	不含	33种(少纤维素)	30 mL/kg,平均每日2 000 mL(唯一)500~1 000 mL(补充)	适用于代谢正常或轻度增高的重症患者,特别适用于有脂肪吸收功能受损的重症患者	3.8 g	3.4 g	13.8 g,含乳糖
肠内营养乳剂(TPF-T)	1.3	含1.3 g/100 mL	全部34种	20~30 mL/kg,平均每日1 500 mL(唯一),400~1 200 mL(补充)	适合肿瘤患者的能量供应	5.85 g	7.2 g	10.4 g,乳糖小于0.1 g
肠内营养乳剂(TPF-D)	0.9	含量丰富,1.5 g/100 mL	全部34种	30 mL/kg,每日2 000 mL(唯一),500 mL(补充)	适用于糖尿病患者	3.4 g	3.2 g	12 g,不含乳糖
肠内营养乳剂(TP-HE)	1.5	不含	33种(少纤维素)	20~30 mL/kg(唯一),500 mL(补充)	适用于低蛋白血症、液体入量受限的高代谢营养不良患者	7.5 g	5.8 g	17 g,乳糖仅为0.06 g

（续表）

药名	能量（kcal/mL）	有无膳食纤维	营养	推荐剂量	适应证	蛋白（每100 mL）	脂肪（每100 mL）	碳水化合物（每100 mL）
肠内营养乳剂（TPF）	1.5	含量丰富，2 g/100 mL	全部34种	20～30 mL/kg（唯一），500 mL（补充）	浓缩型制剂，适用于轻中度代谢增高的营养不良患者的专门长期营养支持的患者	5.6 g	5.8 g	18.8 g
肠内营养混悬液（TPF）	1	含1.5 g/mL	全营养	2 000 mL	不包括要求低渣膳食的患者	6 g	5.84 g	18.5 g，乳糖少于0.037 g
短肽型肠内营养混悬液（SP）	1	不含	可作为唯一的营养来源	一般2 000 mL	非整蛋白型，适用于有胃肠道功能或部分胃肠道功能的患者	3.98 g	3.92 g	74.48 g，几乎不含乳糖，以麦芽糖为主，糖尿病患者可用

第四节 案例评述

一、临床药学监护要点

（一）营养支持

在营养不良治疗方案确定过程中，药学监护的任务同时产生了，主要的工作包括适应证和禁忌证的审核、营养支持的选择及剂量和给药途径的确定。通过医生与药师的沟通协调，制订合理的个体化的营养支持治疗方案。

1. 适应证和禁忌证的审核

（1）肠外营养适应证：①长时间（＞7 d）不能进食或经肠内途径摄入每日所需热量、蛋白质或其他营养素者；②由于严重胃肠道功能障碍或不能耐受肠内营养而需营养支持者；③通过肠内营养无法达到机体需要的目标量时应该补充肠外营养。其具体适应证：①由于以下情况无法进食或通过消化道吸收营养物质，广泛小肠切除、小肠疾病、放射性肠炎、严重腹泻、顽固性呕吐等；②接受大剂量放、化疗的营养不良患者；③进行骨髓移植患者；④无法进行或不能耐受肠内营养的重症胰腺炎患者；⑤消化道功能障碍的严重营养不良患者；⑥营养不良的获得性免疫缺陷性疾病患者或存在并发症（如顽固性腹泻、并发其他感染、接受化疗等）的获得性免疫缺陷性疾病患者；⑦严重分解代谢状态下（如颅脑外伤、严重创伤、严重烧伤等）的患者，在5～7 d无法利用其胃肠道的患者。

（2）肠外营养禁忌证：①胃肠道功能正常，能获得足量营养的患者；②估计需肠外营养支持少于 5 d 的患者；③心血管功能紊乱或严重代谢紊乱尚未控制或纠正期患者；④预计发生肠外营养并发症的风险大于其可能带来的益处的患者；⑤需急诊手术者，术前不宜强求肠外营养；⑥临终或不可逆昏迷患者。

（3）肠内营养适应证：胃肠道功能存在或部分存在，但不能经口正常摄食的重症患者。

（4）肠内营养禁忌证：当患者出现肠梗阻、肠缺血时，肠内营养往往造成肠管过度扩张，肠道血运恶化甚至肠坏死、肠穿孔；严重腹胀或腹腔间室综合征时，肠内营养增加腹腔内压力，高腹压将增加反流及吸入性肺炎的发生率，并使呼吸循环等功能进一步恶化，因此，在这些情况下应避免使用肠内营养。对于严重腹胀、腹泻，经一般处理无改善的患者，建议暂时停用肠内营养。

2. 营养支持的选择　根据肠外营养适应证和肠内营养适应证选择适合患者的营养支持。

3. 剂量和给药途径的确定　肠外营养途径可选择经中心静脉和经外周静脉营养支持，如提供完整充分营养供给，ICU 患者多选择经中心静脉途径。营养液容量、浓度不高和接受部分肠外营养支持的患者，可采取经外周静脉途径。

肠内营养途径根据患者的情况可采用鼻胃管、鼻空肠、经皮内镜下胃造口术、经皮内镜下空肠造口术、术中胃/空肠造口或经肠瘘口等途径进行肠内营养。

剂量确定：①能量，间接测热法可提供机体能量消耗最准确的数据，但不易获得，临床常采用一些公式估算患者的总能量消耗，以指导制订热量目标。②氨基酸，供给量应根据患者体重和临床情况而定，健康成人的氨基酸需要量为 0.8～1 g/kg。③非蛋白热量供给，葡萄糖和脂肪是营养支持中最主要的两种能量底物，70%～85%的葡萄糖与 15%～30%的脂肪是健康成人非蛋白热量供能的最佳比例，可根据患者的耐受情况调整糖脂比，脂肪占比一般不超过60%。此外，也可根据患者体重估算非蛋白质热量（NPC）供给，一般推荐成人每日葡萄糖供给量<7 g/kg、脂肪供给量<2.5 g/kg。④液体量，根据患者每日情况计算提供。综合评估患者心脏、肾脏功能，密切关注体重变化、出入量平衡（包括经口或经静脉补充的液体和尿量、其他途径液体丢失等情况）、监护患者是否存在脱水、水肿或腔内液体积聚。⑤电解质，电解质平衡的管理需根据动态监测的患者的症状体征、液体出入量及血电解质指标（即血钠、血钾、血钙、血镁、血磷等）而定。⑥维生素和微量元素使用基本需要量的复合制剂。

（二）预处理与支持治疗

在营养不良的综合治疗中，关键是保护和改善全身与各器官的氧输送并使之与氧消耗相适应，即灌注与氧合。其目的是维持与改善全身与各器官组织的新陈代谢，而代谢的底物及部分代谢过程的调理以营养支持为重要手段。

早期的临床营养支持多侧重于对热卡和多种基本营养素的补充；现代临床营养支持已经超越了以往提供能量、恢复正氮平衡的范畴，而通过代谢调理和免疫功能调节，从结构支持向功能支持发展，发挥着"药理学营养"的重要作用，成为现代危重症治疗的重要组成部分。

（三）并发症的对因及对症治疗

（1）脓毒症与MODS患者营养支持中非蛋白质热量与蛋白质的补充应参照重症患者营养支持的原则。

（2）严重烧伤对胃肠屏障功能的损害十分严重，肠外营养对维护患者的胃肠黏膜屏障功能具有特殊意义和重要性。

（3）急性肾衰竭患者营养支持的基本目标和其他代谢性疾病是一致的，营养支持不应该受到肾功能异常的限制，但对于未接受肾脏替代治疗的急性肾衰竭患者，应注意血清必需氨基酸/非必需氨基酸比例是否失衡，肾替代治疗对营养支持没有显著的不良影响。

二、常见用药错误归纳与要点

（一）营养支持治疗不规范

未按照营养支持的升阶原则，直接给予胃肠道功能正常的患者全肠外营养支持治疗。

（二）各组分比例不合理

热氮比不合理或者肾功能不全患者蛋白质给予过多。

（三）营养支持的时机不合适

合理的营养给予时机应根据患者的营养风险大小而决定。营养风险筛查（NRS）≥5分的患者，如果肠内营养支持在48～72 h无法达到目标能量及蛋白质需要量的60%时，推荐早期给予短期肠外营养（SPN）支持治疗。应对患者正确评估，及时给予营养支持。围手术期营养支持并非所有手术患者的常规治疗，存在中、重度营养不足的大手术患者，术前7～14 d的营养治疗或可使患者获益。

第五节　规范化药学监护路径

营养不良可通过多种机制产生脏器功能障碍，且患者由于生理、疾病状态等的不同从而对药物的疗效和副作用存在个体差异，因此，为了使化疗和对症治疗达到最佳效果，并确保患者用药安全，临床药师要按照个体化治疗的要求，依据规范化药学监护路径，开展具体的药学监护工作。

现参照临床路径中的临床治疗模式与程序，建立药学监护路径（表 4-2）。意义在于规范临床药师对营养不良患者开展有序的、适当的临床药学服务工作，并以其为导向为患者提供个体化的药学服务。

2017 年广东省药学会印发了《肠外营养临床药学共识（第二版）》，详细介绍了药师在营养支持方面的工作要求。

表 4-2　营养不良药学监护路径

患者姓名：_____　　性别：_____　　年龄：_____

门诊号：_____　　　　住院号：_____

住院日期：_____年_____月_____日

出院日期：_____年_____月_____日

标准住院日：_____d 内

常见疾病临床药学监护案例分析——危重症分册

时间	住院第 1 天	住院第 2 天	住院第 3 天	住院第 4～14 天	住院第 15 天（出院日）
主要诊疗工作	□药学问诊（附录 1） □用药重整	□药学评估（附录 2） □药历书写（附录 3）	□药物治疗方案分析 □完善药学评估 □制订监护计划 □用药宣教	□医嘱审核 □疗效评价 □不良反应监测 □用药注意事项	□药学查房 □完成药历书写 □出院用药教育
重点监护内容	□一般患者信息 □药物相互作用审查 □其他药物治疗相关问题	□体力状况评估 □既往病史评估 □用药依从性评估 □治疗风险评估和矛盾 □肝肾功能 □胃肠功能 □其他	营养支持方案 □肠内营养方案 短肽型肠内营养混悬液（SP）1 000 mL 胃管内注入 q.d.（d4-13） 肠内营养剂（TPF-D）1 500 mL 胃管内注入 q.d.（d13-25）	病情观察 □参加医生查房，注意病情变化 □药学独立查房，观察患者药物反应，检查药物治疗相关问题 □查看检查、检验结果报告告指标变化 □检查患者服药情况 □药师记录 监测指标 □症状 □注意观察体温、血压、体重等 □血常规 □肝肾功能	治疗评估 □药物不良反应 □支持治疗 □并发症 □既往疾病 出院教育 □正确用药 □患者自我管理 □定期门诊随访 □监测血常规，肝肾功能、电解质

（续表）

时间	住院第 1 天	住院第 2 天	住院第 3 天	住院第 4~14 天	住院第 15 天（出院日）
病情变异记录	□无 □有，原因： 1. 2.	□无 □有，原因： 1. 2.	□无 □有，原因： 1. 2.	□无 □有，原因： 1. 2.	□无 □有，原因： 1. 2.
药师签名					

何 娟　周海峰

第五章

急性肝衰竭

第一节　疾病基础知识

急性肝衰竭（acute liver failure，ALF）是指既往肝功能正常的患者在短期内出现肝脏功能急剧恶化，导致进行性神志改变直至昏迷和凝血功能障碍的症候群。急性肝衰竭多发生于中青年，病死率极高。在肝移植技术推广之前，生存率不足 15%。由于该病发展迅速，因而难以进行深入的临床诊疗研究，目前发表的对照治疗试验报道也很少，从而影响了规范化诊疗方案的制订。在临床实际工作中，医生大多根据以往较少的工作经验对急性肝衰竭患者进行判断和治疗，而往往缺乏循证医学证据。美国肝病研究学会定义急性肝衰竭为"在没有肝硬化的情况下，26 周以内出现凝血异常（INR≥1.5）和不同程度的意识障碍"。我国《肝衰竭诊疗指南》中定义为"肝衰竭是多种因素引起的严重肝脏损害，导致其合成、解毒、排泄和生物转化等功能发生严重障碍或失代偿，出现以凝血机制障碍和黄疸、肝性脑病、腹水等为主要表现的一组临床症候群"。

【病因和发病机制】

1. 病因　我国引起肝衰竭的主要病因是肝炎病毒（主要是乙肝病毒），其次是药物及肝毒性物质（如乙醇、化学制剂等），自身免疫性肝病、休克或低灌注也可引起肝衰竭。儿童肝衰竭还可见于遗传代谢性疾病，另外有近 15% 的急性肝衰竭无明确病因。

2. 发病机制　在肝衰竭发生发展过程中，最核心的事件是大量的肝细胞死亡。但是，在肝组织病理切片中，除了可见大量的肝细胞死亡，还可见到另外两种典型的重要改变：炎症细胞浸润与微循环障碍。免疫损伤、缺血缺氧和内毒素血症无疑都在肝衰竭发生发展的过程中起重要作用：①第一步，病毒、药物、肝毒性物质等病因诱发免疫损伤，直接导致肝细胞死亡；免疫损伤及局部肝细胞的死亡介导了局部炎症反应。局部炎症反应是一个重要的环节，一方面导致了微循环障碍，造成了缺血缺氧性损伤；另一方面在诱发内毒素血症中也起到关键作用。②第二步，缺血缺氧性损伤既能够直接导致肝细胞死亡，也能够促进内毒素血症的发生。③第三步，肝脏解毒能力降低、肠道屏障功能障碍、免疫抑制等促进了内毒素血症的发生，内毒素血症加速了肝细胞的死亡。

【诊断要点】

肝衰竭的临床诊断需要依据病史、临床表现和辅助检查等综合分析而确定。

1. 临床表现　急性起病，2 周内出现 II 度及以上肝性脑病（按 IV 度分类法划分）并有以下表现者：①极度乏力，并有明显厌食、腹胀、恶心、呕吐等严重消化道症状。②短期内黄疸进行性加重。③出血倾向明显，凝血酶原活动度（PTA）≤40%，且排除其他原因。④肝脏进行性缩小。

2. 实验室检查及其他辅助检查　组织病理学检查在肝衰竭的诊断、分类及预后判定上具有重要价值，但由于肝衰竭患者的凝血功能严重降低，实施肝穿刺具有一定的风险，在临床工作中应特别注意。肝衰竭时，肝脏组织学可观察到广泛的肝细胞坏死，坏死的部位和范围因病因和病程的不同而不同。按照坏死的范围及程度，可分为大块坏死（坏死范围超过肝实质的 2/3）、亚大块坏死（占肝实质的 1/2～2/3）、融合性坏死（相邻成片的肝细胞坏死）及桥接坏死（较广泛的融合性坏死并破坏肝实质结构）。在不同病程肝衰竭肝组织中，可观察到一次性或多次性的新旧不一肝细胞坏死的病变情况。目前，肝衰竭的病因、分类和分期与肝组织学改变的关联性尚未取得共识。急性肝衰竭表现为肝细胞呈一次性坏死，或大块坏死，或亚大块坏死，或桥接坏死，并伴随活肝细胞严重变性、肝窦网状支架不塌陷或非完全性塌陷。

【治疗】

1. 治疗原则　目前，肝衰竭的内科治疗尚缺乏特效药物和手段。原则上强调早期诊断、早期治疗，针对不同病因采取相应的综合治疗措施，并积极防治各种并发症。

2. 治疗方法

（1）一般治疗：①卧床休息，减少体力消耗，减轻肝脏负担。②加强病情监护。③高糖、低脂、适量蛋白质饮食；进食不足者，每日静脉补给足够的液体和维生素，保证每日 1 500 kcal 以上总热量。④积极纠正低蛋白血症，补充白蛋白或新鲜血浆，并酌情补充凝血因子。⑤注意纠正水电解质及酸碱平衡紊乱，特别要注意纠正低钠血症、低氯血症、低钾血症和碱中毒。⑥注意消毒隔离，加强口腔护理，预防发生医院内感染。

（2）针对病因和发病机制的治疗

1）对乙肝病毒阳性的肝衰竭患者，在知情同意的基础上可尽早酌情使用核苷类似物如拉米夫定、阿德福韦酯、恩替卡韦等，但应注意后续治疗中病毒变异和停药后病情加重的可能。

2）对于药物性肝衰竭患者，应首先停用可能导致肝损害的药物；对乙酰氨基酚中毒所致者，给予 N-乙酰半胱氨酸治疗，最好在肝衰竭出现前即口服活性炭加 N-乙酰半胱氨酸静脉滴注。

3）毒蕈中毒患者可根据欧美的临床经验应用水飞蓟宾或青霉素。

4）目前，对于肾上腺皮质激素在肝衰竭治疗中的应用尚存在不同意见。非病毒感染性肝衰竭如自身免疫性肝病及急性酒精中毒（严重酒精性肝炎）等是其适应证。

5）为减少肝细胞坏死，促进肝细胞再生，可酌情使用促肝细胞生长素和前列腺素 E1 脂质体等药物，但疗效尚需进一步确认。

6）可应用肠道微生态调节剂、乳果糖或拉克替醇，以减少肠道细菌易位或内毒素血症。

（3）并发症治疗

1）肝性脑病：①去除诱因，如严重感染、出血及电解质紊乱等。②限制蛋白质饮食。③应用乳果糖或拉克替醇，口服或高位灌肠，可酸化肠道，促进氨的排出，减少肠源性毒素吸收。④视患者的电解质和酸碱平衡情况酌情选择精氨酸、门冬氨酸、鸟氨酸等降氨药物。⑤酌情使用支链氨基酸或支链氨基酸、精氨酸混合制剂以纠正氨基酸失衡。⑥人工肝支持治疗。

2）脑水肿：①有颅内压增高者，给予高渗性脱水剂，如20%甘露醇或甘油果糖，但肝肾综合征患者慎用。②袢利尿剂，一般选用呋塞米，可与渗透性脱水剂交替使用。③人工肝支持治疗。

3）肝肾综合征：①大剂量袢利尿剂冲击治疗，可用呋塞米持续泵入。②限制液体入量，24 h 总入量不超过尿量+（500～700）mL。③肾灌注压不足者可应用白蛋白扩容或加用特利加压素等药物，但急性肝衰竭患者慎用特利加压素，以免因脑血流量增加而加重脑水肿。④人工肝支持治疗。

4）感染：①肝衰竭患者容易合并感染，常见原因是机体免疫功能低下、肠道微生态失衡、肠黏膜屏障功能降低及侵袭性操作较多等。②肝衰竭患者常见感染包括自发性腹膜炎、肺部感染和败血症等。③感染的常见病原体为大肠杆菌等革兰氏阴性杆菌和葡萄球菌、肺炎链球菌、厌氧菌、肠球菌等细菌及念珠菌等真菌。④一旦出现感染，应首先根据经验用药，选用强效抗生素或联合应用抗生素，同时可加服微生态调节剂。尽可能在应用抗生素前进行病原体分离及药敏试验，并根据药敏试验结果调整用药。同时，注意防治二重感染。

5）出血：①对门静脉高压性出血患者，为降低门静脉压力，首选生长抑素类似物，也可使用垂体后叶素；可用三腔管压迫止血；或行内镜下硬化剂注射或套扎治疗止血。内科保守治疗无效时，可急诊手术治疗。②对 DIC 患者，可给予新鲜血浆、凝血酶原复合物和 FIB 等补充凝血因子，血小板显著减少者可输注血小板，酌情给予小剂量低分子量肝素或普通肝素，有纤溶亢进证据者可应用氨甲环酸或氨甲苯酸等抗纤溶药物。

【预后】

肝衰竭病情进展快，很容易导致 MODS，死亡率高，肝移植是治疗最有效的手段，由于肝源紧缺，大部分患者不易获得供体。

第二节 经典案例

案例一

（一）案例回顾

【主诉】

确诊肝硬化 14 年，反应迟钝伴双下肢水肿 1 周。

【现病史】

患者，女性，82 岁。14 年前因反复食欲缺乏、乏力入院检查发现肝硬化，诊断为"肝硬化失代偿期、门静脉高压、脾大、脾功能亢进、食管胃底静脉曲张"。10 年来反复因腹水、肝性脑病发作入院治疗，利尿、通便、降氨等对症支持治疗后症状可缓解。有反复解黑便史，2005 年 7～12 月反复多次因黑便、反应迟钝或双下肢水肿住院治疗，予以降氨、抑酸、止血、降门静脉压等治疗后好转。平时长期服用双歧杆菌三联活菌调节肠道菌群、乳果糖通便、精蛋白生物合成人胰岛素注射液（预混 30R）控制血糖、利尿剂（口服呋塞米、螺内酯）利尿等治疗。近 1 年反复因反应迟钝伴大小便失禁入院住院治疗，予灌肠、门冬氨酸鸟氨酸等治疗后症状可缓解，长期双下肢水肿。1 周前，患者再次无明显诱因下出现反应迟钝、嗜睡，伴大小便失禁，平素一直有乏力不适、计算能力减退、认知能力减退（定位）、记忆力减退（人物及年龄等），大便 1 次/（1～2）d，伴排便困难，长期乳果糖、开塞露等通便治疗，伴双下肢水肿，无明显腹痛、腹胀，无反酸、嗳气，无呕血、黑便，无恶心、呕吐，无人格改变，无咳嗽、咳痰，无胸闷、气促，无黑矇、晕厥等情况。现为进一步诊治收入院。

【既往史】

发现血糖升高 10 余年，目前给予精蛋白生物合成人胰岛素注射液（预混 30R）（早 22 U 晚 20 U）皮下注射，未监测血糖。否认高血压、慢性支气管炎、冠心病等病史。

【社会史、家族史、过敏史】

否认肝炎、结核、伤寒等其他传染病史。预防接种史不详。否认药物及食物过敏史。

【体格检查】

良好，发育正常，营养中等，轮椅入室，言语不利，慢性病容，神志欠清，合作，问答不切题。

【实验室检查及其他辅助检查】

1. 实验室检查　无。

2. 其他辅助检查　无。

【诊断】

（1）肝硬化失代偿期，门静脉高压，脾大，脾功能亢进，食管胃底静脉曲张，肝性脑病（昏迷前期）。

（2）2 型糖尿病。

（3）糖尿病肾病 CKD3 期。

【用药记录】

1. 排氨　5%葡萄糖注射液 250 mL+门冬氨酸鸟氨酸注射液 2.5 g+人胰岛素注射液 3 U i.v. q.d.（d1-7）；8.5%复方氨基酸注射液（18AA）250 mL+丙氨酰谷氨酰胺注射液 5 g i.v. b.i.d.（d1-2）；呋塞米片 80 mg p.o. q.d.（d1-3）；螺内酯片 160 mg p.o. q.d.（d1-2）；乳果糖口服液 90 mL p.o. q.d.（d1-4）；呋塞米片 40 mg p.o. q.d.（d3-6）；螺内酯片 80 mg p.o. q.d.（d3-12）；乳果糖口服液 30 mL p.o. t.i.d.（d5-16）；呋塞米注射液 20 mg i.v. q.d.（d8）；托拉塞米注射液 10 mg i.v. q.d.（d9-11）；呋塞米片 40 mg p.o. q.d.（d14-16）；螺

内酯片 60 mg p.o. q.d.（d14-16）；聚磺苯乙烯钠散 15 g p.o. q.d.（d14）；呋塞米注射液 20 mg i.v. q.d.。

2. **营养支持** 双歧杆菌三联活菌胶囊 420 mg p.o. t.i.d.（d1-6）；8.5%复方氨基酸注射液（18AA）250 mL i.v. q.d.（d2-3）；5%葡萄糖注射液 100 mL+醒脑静脉注射液 10 mL i.v. q.d.（d2-12）；丁苯酞氯化钠注射液 100 mL i.v. b.i.d.（d3-9）；5%葡萄糖注射液 250 mL+门冬氨酸鸟氨酸注射液 7.5 g+人胰岛素注射液 3 U i.v. q.d.（d7-16）；8.5%复方氨基酸注射液（18AA）250 mL+丙氨酰谷氨酰胺注射液 5 g i.v. b.i.d.（d8-9）；20%中/长链脂肪乳注射液 250 mL i.v. q.d.（d8-9）；0.9%氯化钠注射液 100 mL+蔗糖铁注射液 100 mg i.v. q.d.（d8-16）；肠内营养混悬液（SP 短肽型）500 mL 胃管内注入 q.d.（d10-11）；肠内营养混悬液（SP 短肽型）1 000 mL 胃管内注入（d10-14）；肠内营养混悬液（SP 短肽型）500 mL 胃管内注入 q.d.（d15-16）；脂肪乳（10%）氨基酸（15%）葡萄糖（20%）注射液 1 000 mL+脂溶性维生素Ⅱ注射液 1 瓶+丙氨酰谷氨酰胺注射液 10 g+人胰岛素注射液 14 U i.v. q.d.（d2-6，d16）；人血白蛋白注射液 10 g i.v. q.d.（d16）。

3. **抗感染** 莫西沙星氯化钠注射液 0.4 g i.v. q.d.（d10-16）；0.9%氯化钠注射液 100 mL+亚胺培南西司他丁钠注射液 1 g b.i.d. i.v.（d16）。

4. **其他治疗** 0.9%氯化钠注射液 100 mg+泮托拉唑钠注射液 40 mg i.v. q.d.（d1-10）；人胰岛素注射液 22 U 皮下注射 早餐，22 U 皮下注射晚餐（d1-8）；人胰岛素注射液 16～18 U 皮下注射 早餐（d10-14）；人胰岛素注射液皮下注射 10～16 U 晚餐（d10-16）；0.9%氯化钠注射液 100 mL+埃索美拉唑注射液 40 mg i.v. q8 h.（d16）。

【药师记录】

入院第 1 天：患者酸碱平衡紊乱，给予门冬氨酸鸟氨酸注射液、丙氨酰谷氨酰胺注射液，促进体内氨的代谢。减少或拮抗假神经递质给予支链氨基酸、复方氨基酸注射液。给予螺内酯片减轻水肿。调节肠道菌群给予双歧杆菌三联活菌胶囊。

入院第 2 天：给予营养支持治疗，肠外营养给予脂肪乳（10%）氨基酸（15%）葡萄糖（20%）注射液。肠内营养给予肠内营养混悬液（SP 短肽型）。

入院第 3 天：减轻水肿调整方案，给予呋塞米片。

入院第 5 天：给予乳果糖口服液减少肠道氨的生成和吸收。

入院第 10 天：给予莫西沙星氯化钠注射液抗感染治疗。

（二）案例分析

【促进氨的排出，纠正氨基酸失衡】

患者因肝性脑病（昏迷前期）3 月 15 日入院，Child-Pugh 分级= [TBIL<34.2 μmol/L（31.4）] 1 分+ [血清白蛋白<28 g/L（26）] 3 分+ [PT 延长 1～3 s（14.4 s）] 1 分+ [腹水（少量易控制）] 2 分+ [肝性脑病（中度以上）] 3 分=10 分，属于 C 级。入院后予 8.5% 复方氨基酸注射液 250 mL+丙氨酰谷氨酰胺注射液 5 g i.v. b.i.d.（d1-2，d8-9），8.5%复方氨基酸注射液 250 mL i.v. q.d.（d2-3），脂肪乳（10%）氨基酸（15%）葡萄糖（20%）注射液 1 000 mL+注射用脂溶性维生素Ⅱ 1 瓶+丙氨酰谷氨酰胺注射液 10 g+生物合成人胰岛素注射液 14 U i.v. q.d.（d2-6，d16）。

氨中毒是肝性脑病的重要发病机制，消化道是产生氨的重要部位，除了肠道细菌对蛋白质或尿素的分解产生氨外，谷氨酰胺在肠上皮细胞代谢后产生氨是重要来源（谷氨酰胺→谷氨酸）。首先，氨可透过血脑屏障干扰脑细胞三羧酸循环，使大脑细胞的能量供应不足。其次，氨也可增加对脑功能有抑制作用的酪氨酸、苯丙氨酸、色氨酸的摄取。最后，氨还促进脑内合成谷氨酰胺，谷氨酰胺为很强的细胞渗透剂，它的增加会造成脑水肿。酪氨酸和苯丙氨酸可在脑内形成假性神经递质，使神经传导发生障碍；色氨酸可在脑内形成 5-羟色胺，5-羟色胺为抑制性递质，参与肝性脑病的发生。

肝功能不全患者禁用丙氨酰谷氨酰胺注射液，代偿性肝功能不全的患者使用时建议定期监测肝功能（见海南灵康制药有限公司药品说明书）。患者为82岁高龄女性，Scr 188 μmol/L，体重60 kg，可计算出肌酐清除率为20 mL/min，而肌酐清除率<25 mL/min 患者禁用丙氨酰谷氨酰胺（见海南灵康制药有限公司药品说明书）。

支链氨基酸包括亮氨酸、异亮氨酸、缬氨酸，可竞争性地抑制芳香族氨基酸进入大脑，减少假性神经递质的形成。鸟氨酸可促进尿素合成而降低血氨，门冬氨酸可增加谷氨酰胺合成酶活性，促进谷氨酰胺合成而降低血氨。

8.5%复方氨基酸注射液（18AAⅡ）1000 mL 包含酪氨酸0.2 g、苯丙氨酸5.9 g、色氨酸1.4 g、亮氨酸5.9 g、异亮氨酸4.2 g、缬氨酸5.5 g、门冬氨酸2.5 g、鸟氨酸0。因此，肝昏迷患者禁用（见华瑞制药有限公司药品说明书）。

脂肪乳（10%）氨基酸（15%）葡萄糖（20%）注射液1 000 mL 包含酪氨酸0.22 g、苯丙氨酸3.08 g、色氨酸0.99 g、亮氨酸4.02 g、异亮氨酸3.3 g、缬氨酸3.19 g、门冬氨酸0、鸟氨酸0。严重肝脏功能不全患者禁用本药，另外因其渗透压为810 mOsm/L，故失代偿的心功能不全、肺水肿和水肿患者也禁用本药（见BAXTERS.A 药品说明书）。

复方氨基酸注射液（20AA）1000 mL 包含酪氨酸0、苯丙氨酸1.6 g、色氨酸1.5 g、亮氨酸13.6 g、异亮氨酸8.8 g、缬氨酸10.6 g、门冬氨酸2.5 g、鸟氨酸1.66 g，用于预防和治疗肝性脑病（见辰欣药业股份有限公司药品说明书）（表5-1）。

表5-1 三种氨基酸注射液所含氨基酸含量对比

	酪氨酸（g）	苯丙氨酸（g）	色氨酸（g）	亮氨酸（g）	异亮氨酸（g）	缬氨酸（g）	门冬氨酸（g）	鸟氨酸（g）
复方氨基酸注射液（18AAⅡ）1 000 mL	0.2	5.9	1.4	5.9	4.2	5.5	2.5	0

	酪氨酸(g)	苯丙氨酸(g)	色氨酸(g)	亮氨酸(g)	异亮氨酸(g)	缬氨酸(g)	门冬氨酸(g)	鸟氨酸(g)
脂肪乳（10%）氨基酸（15%）葡萄糖（20%）注射液1 000 mL	0.22	3.08	0.99	4.02	3.3	3.19	0	0
复方氨基酸注射液（20AA）1 000 mL	0	1.6	1.5	13.6	8.8	10.6	2.5	1.66

复方氨基酸注射液（18AAⅡ）、脂肪乳（10%）氨基酸（15%）葡萄糖（20%）注射液与复方氨基酸注射液（20AA）比较，芳香族氨基酸含量较多而支链氨基酸含量较少，降氨氨基酸几乎为0。患者已有肝性脑病，因此予复方氨基酸注射液（18AA-Ⅱ）和脂肪乳（10%）氨基酸（15%）葡萄糖（20%）注射液静脉滴注可能会加重肝性脑病。

临床药师观点：早期肝衰竭患者可应用乳果糖或拉克替醇口服或高位灌肠，乳果糖或克拉替醇可酸化肠道，促进氨的排出，调节肠道微生态，减少肠源性毒素吸收。使用支链氨基酸来纠正氨基酸失衡，视患者电解质和酸碱平衡情况酌情选择精氨酸、门冬氨酸鸟氨酸等降氨药。

【营养支持】

肝功能不全和肝硬化患者丧失了部分单核吞噬细胞系统功能，经肠外输注大剂量脂肪乳将导致该系统功能障碍。游离脂肪酸和甘油有堆积的倾向，与肝病的严重程度成正比。脂肪乳（10%）氨基酸（15%）葡萄糖（20%）注射液 1 000 mL 包含精制大豆油20 g、卵磷脂1.2 g、甘油2.5 g（见巴克斯特有限公司（BAXTERS.A）药品说明书）。20%中/长链脂肪乳注射液 250 mL 包含大豆油25 g、卵磷脂3 g、甘油6.25 g、中链甘油三酸酯25 g（见广州百特侨光医疗用品有限公司药品说明书）。静脉滴注中/长链脂肪乳可引发脂肪浸润、肝大、胆汁淤积性黄疸，肝功能不全或者严重肝损伤患者禁用本药（见广州百特侨光医疗用品有限公司药品说明书）。

临床药师观点：肝衰竭患者应限制蛋白质摄入，严重肝功能不全患者可考虑予肠内营养粉剂（TP）和肠内营养混悬液（SP短肽型）。

【纠正电解质平衡】

3月28日患者血钾升至 6.5 mmol/L，主要原因：①呋塞米片80 mg p.o. q.d.（d1-3），40 mg p.o. q.d.（d3-6），螺内酯片160 mg p.o. q.d.（d1-3），80 mg p.o. q.d.（d3-12）。3月20日之后停呋塞米片而仍予螺内酯片80 mg p.o. q.d.。3月21日未用排钾利尿剂，3月22日予呋塞米注射液20 mg，3月23日予托拉塞米注射液10 mg i.v. q.d.（d9-11），3月26日2:20血钾5.5 mmol/L，予呋塞米注射液20 mg，但3月27日未予托拉塞米注射液或呋塞米注射液。②患者存在肾功能不全并有加重，GFR减少，肾小管排钾功能障碍；缺氧使ATP生成不足，使细胞膜上 Na^+-K^+ 泵转运障碍，再加上酸中毒而导致钾不能进入细胞内。

临床药师观点：对肾功能正常的肝硬化腹水患者，饮食正常且无额外补钾的情况下，呋塞米∶螺内酯为1∶（2～3）对钾的影响最小。该患者呋塞米∶螺内酯为1∶2时血钾处于正常范围，予托拉塞米注射液10 mg i.v. q.d.（d9-11），相当于呋塞米20～30 mg，并且相对于呋塞米，托拉塞米排钾作用小。

【抗感染治疗】

3月23日 NEUT% 83.9%，3月24日9:00，患者痰咳不出，两肺底可闻及少许哮鸣音，提示可能存在肺部感染。

患者82岁高龄，合并肝硬化失代偿期、门静脉高压、脾功能亢进、食管胃底静脉曲张、肝性脑病（昏迷前期）、糖尿病肾病CKD3期、2型糖尿病等多种严重基础疾病。病原菌可能来自腹腔内或肠道内，可能是革兰氏阳性球菌、革兰氏阴性需氧杆菌和厌氧菌。在细菌培养+药敏结果出来之前，首选 β-内酰胺类/β-内酰胺酶抑制剂或碳青霉烯类，可联合抗耐甲氧西林金黄色葡萄球菌（MASA）的万古霉素、利奈唑胺等。备选方案为第三、四代头孢菌素+克林霉素（或甲硝唑），还有氟喹诺酮类+克林霉素。另外，不能除外自发性腹膜炎等感染，病原体通常为肠杆菌、肠球菌、拟杆菌等。在细菌培养+药敏结果出来之前，按经验用药应首选 β-内酰胺类/β-内酰胺酶抑制剂、碳青霉烯类。备选方案为第三代头孢菌素+克林霉素（或甲硝唑）、莫西沙星+甲硝唑等。如感染可能危及生命，则应首选碳青霉烯类，并且应加用万古霉素以覆盖革兰氏阳性菌。

临床药师观点：实际予莫西沙星氯化钠注射液 0.4 g i.v. q.d.（d10-16）。由于缺乏 Child-Pugh C 级患者和 GPT 升高大于 5 倍正常值上限患者使用莫西沙星的临床数据，加上莫西沙星常见不良反应为 GPT 升高，从而可能加重肝功能损害，故规定上述患者禁用莫西沙星（见拜耳医药保健有限公司药品说明书）。故该患者可选用哌拉西林钠他唑巴坦钠、头孢哌酮钠舒巴坦钠、亚胺培南西司他丁钠等。

（三）药学监护要点

（1）患者体征监护，监测血氨等指标有无变化。

（2）患者严重肝肾功能不全，密切监测肝肾功能变化，避免选用肝功能不全或肾功能不全禁用药物。

（3）患者肝性脑病，作为肠外营养的氨基酸注射液应选择支链氨基酸含量较高的氨基酸注射液，同时给予肠内营养。

（4）患者使用呋塞米、螺内酯、托拉塞米等利尿剂，应注意监测患者电解质，根据电解质监测结果及患者体征，优化利尿剂给药方案。

案例二

（一）案例回顾

【主诉】

发现乙肝标志物阳性 10 余年，乏力、食欲下降、尿黄 20 d 余。

【现病史】

患者，男性，38 岁。20 d 余前出现无诱因的乏力、食欲下降、尿黄，未行规范诊治，后渐出现皮肤巩膜黄染，就诊于滨海县中医院，查 TB 327.7 μmol/L、ALT 153 U/L、AST 196 U/L，B 超示慢性肝病表现，胆囊呈继发性改变，轻度脾大，腹水（少量）。今为进一步治疗来院就诊，门诊以"CHB，慢加急肝衰竭"收入院。自发病以来，患者精神状态良好，体力情况良好，食欲、食量良好，睡眠情况良好，体重无明显变化，大便正常，小便正常。

【既往史】

患者于 10 余年前入伍前体检发现 HBeAg 阳性，肝功能正常，未予以重视，未行系统监测和治疗。既往一般健康状况良好，否认"伤寒、结核、肝炎"等传染病史，否认高血压、冠心病、糖尿病病史，否认手术、外伤史，否认输血史。

【社会史、家族史、过敏史】

（1）生于江苏省滨海县，久居本地，无疫源接触史，无粉尘及有毒化学物品、放射性物质接触史，无吸烟、饮酒、药物史，无冶游史。

（2）已婚，育有 1 子，父母健在，兄弟 3 人，均无相似病史，否认家族性、遗传性及感染病史。

（3）否认食物、药物过敏史，预防接种史不详。

【体格检查】

肝病面容，全身皮肤巩膜深度黄染，腹平坦，无腹壁静脉曲张，腹部柔软，无压痛、反跳痛，腹部无包块。肝脾肋下未触及，Murphy 征阴性，肾区无叩击痛，移动性浊音可疑。

【实验室检查及其他辅助检查】

1. 实验室检查

（1）肝肾功能：2017-7-27 DBIL 183.9 μmol/L、TBIL 261.5 μmol/L、ALB 34 g/L、GLB 49 g/L、A/B 0.69、ALT 156 U/L、AST 210 U/L、

Scr 60 μmol/L、ApoA 10.38 g/L、LDH 1.05 mmol/L、HDH 0.27 mmol/L、TG 2.21 mmol/L、γ谷氨酰转移酶（γ-GT）50 U/L、PAB 77 mg/L、IBIL 77.6 μmol/L、GFR 139.8 mL/min、TBA 248.1 μmol/L。

（2）免疫功能：IgM 1.55 g/L、IgA 7.96 g/L、IgG 34.60 g/L；抗线粒体 M2 抗体阴性、抗线粒体 BPO 抗体阴性、抗可溶性酸性核蛋白抗体阴性、抗早幼粒细胞白血病蛋白抗体阴性、抗核膜糖蛋白 gp210 抗体阴性、抗 RO-52 蛋白抗体阴性、抗肝肾微粒体抗体阴性、抗肝细胞溶质抗原Ⅰ抗体阴性、抗可溶性肝抗原/肝胰抗原抗体阴性。

（3）肝炎指标：HBsAg 精确定量（+）2 128.37 U/mL、HBeAb（+）0.02S/CO（S/CO 为乙肝抗原表现正常值的表示方法）、HBcAb（+）9.33S/CO；HEV IgG（+）(已复查）；HBV-DNA 2.12×10² U/mL。

（4）肿瘤指标：AFP 194.62 ng/mL、CA 125 116.40 U/mL。

（5）血常规：WBC 6.58×10⁹/L、PLT 157×10⁹/L、NEUT% 54.1%、Hb 133 g/L。

（6）凝血功能：APTT 43.6 s、PT 20.7 s。

（7）尿常规：WBC 0 个/HP、RBC 1.3 个/HP、管型细胞 0.68 个/HP、上皮细胞 0.1 个/HP。

2. 其他辅助检查　B 超示慢性肝病表现，胆囊呈继发性改变，轻度脾大，腹水（少量）。

【诊断】

（1）慢性乙肝，HBeAg（+），重型。

（2）慢加急性肝衰竭。

（3）乙肝肝硬化（失代偿期）。

【用药记录】

1. 抗病毒治疗　马来酸恩替卡韦片 0.5 mg 晚 p.o. q.d.（d3-33）。

2. 保肝、降酶、退黄治疗　注射用还原型谷胱甘肽 2.7g+0.9% 氯化钠注射液 100 mL iv.gtt q.d.（d1-2）；复方甘草酸苷注射液 160 mL+0.9%氯化钠注射液 250 mL iv.gtt q.d.（d1-6）；丁二磺酸腺苷蛋氨酸注射液 2 000 mg+0.9%氯化钠注射液 100 mL iv.gtt q.d.（d1-21，d23-33）；异甘草酸镁注射液 200 mg+0.9%氯化钠注射液 250 mL iv.gtt q.d.（d6-33）；熊去氧胆酸软胶囊 200 mg p.o. t.i.d.（d6-21）、300 mg p.o. t.i.d.（d25-33）、25 mg 早 p.o. q.d.（d7-33）；促肝细胞生长素注射液 60 mg+10%葡萄糖注射液 100 mL iv.gtt q.d.（d1-33）；门冬氨酸鸟氨酸注射液 10 g+0.9%氯化钠注射液 250 mL iv.gtt q.d.（d21-33）；甲硫氨酸维 B_1 注射液 2 瓶+0.9%氯化钠注射液 250 mL iv.gtt q.d.（d21）；八宝丹胶囊 0.6 g p.o. t.i.d.（d21）。

3. 利尿、防腹水　螺内酯片 20 mg p.o. b.i.d.（d1-33）；氢氯噻嗪片 25 mg p.o. b.i.d.（d1-6）。

4. 其他对症治疗　兰索拉唑注射液 30 mg+0.9%氯化钠注射液 100 mL iv.gtt q.d.（d1-33）；西帕依固龈液 100 mL 漱口（d3、d7、d26）；复方替硝唑溶液（自制）200 mL 漱口（d9）；乳果糖口服液 15 mL p.o. q.d.（d12）、30 mL p.o. q.d.（d28-33）；酪酸梭菌活菌片 20 mg p.o. t.i.d.（d12-33）；20%人血白蛋白 50 mL+0.9%氯化钠注射液 100 mL iv.gtt q.d.（d16、d18、d21、d23-25、d27）；复方枣仁胶囊 0.4 g p.o. q.d.（d23-33）；前列地尔注射液 10 μg+0.9%氯化钠注射液 100 mL 早 iv.gtt q.d.（d25-33）、14：04 iv.gtt q.d.（d26）；感冒胺颗粒（自制）26 g p.o. t.i.d.（d25-27）；开塞露 20 mL 纳肛（d29）。

【药师记录】

入院第 1 天：患者肝病面容，皮肤巩膜黄染，DBIL 183.9 μmol/L、TBIL 261.5 μmol/L、ALT 156 U/L、AST 210 U/L，给予注射用还原型谷胱甘肽、复方甘草酸苷注射液、丁二磺酸腺苷蛋氨酸注射液、促肝细胞生长素注射液保肝降酶治疗。质子泵抑制剂兰索拉唑注射液护胃治疗。患者少量腹水，给予螺内酯片 20 mg p.o. b.i.d.（d1-33）；氢氯噻嗪片 25 mg p.o. b.i.d.（d1-6）。

入院第 3 天：给予西帕依固龈液 100 mL 漱口，马来酸恩替卡韦片抗病毒治疗。

入院第 9 天：复方替硝唑溶液（自制）200 mL 漱口（d9）。

入院第 12 天：给予患者乳果糖口服液、酪酸梭菌活菌片，通过口服乳果糖抑制肠菌产氨及减少肠道黏膜对氨的吸收，切断尿素氮肝肠循环，降低血氨水平。

入院第 16 天：患者白蛋白低，有少量腹水，给予 20%人血白蛋白。

入院第 21 天：给予甲硫氨酸维 B_1 注射液、门冬氨酸鸟氨酸注射液、八宝甘胶囊、复方枣仁胶囊，中西医结合治疗。

入院第 25 天：患者自诉有感冒症状，给予感冒胺颗粒（自制）。

入院第 29 天：有几日未排便给予开塞露纳肛。

出院带药：马来酸恩替卡韦片 0.5 mg p.o. q.d.；复方枣仁胶囊 0.4 g p.o. q.d.；复方甘草酸苷片 75 mg p.o. t.i.d.；谷胱甘肽片 0.4 g p.o. t.i.d.；乳果糖口服液 15 mL p.o. q.d.；熊去氧胆酸软胶囊 500 mg p.o. t.i.d.；西帕依固龈液 15 mL 漱口。

（二）案例分析

【对症支持治疗】

根据《肝衰竭诊疗指南》的建议，一般支持治疗应该：①卧床休息，减少体力消耗，减轻肝脏负荷。②加强病情监护。③高糖、低脂、适量蛋白质饮食；进食不足者，每日静脉补给足够的液体和维生素，保证每日 6 272 kJ（1 500 kcal）以上总热量。④积极纠正低蛋白血症，补充白蛋白或新鲜血浆，并酌情补充凝血因子。⑤注意纠正水电解质及酸碱平衡紊乱，特别要注意纠正低钠血症、低氯血症、低钾血症或碱中毒。⑥注意消毒隔离，加强口腔护理，预防医院内感染的发生。

临床药师观点：患者一般状况良好，予人血白蛋白治疗，缓解脑水肿及损伤引起的颅压升高和肝硬化引起的水肿或腹水的症状，并且防治低蛋白血症。使用西帕依固龈液和复方替硝唑溶液漱口可预防口腔感染，加强护理，预防院内感染。

【抗病毒治疗】

根据《肝衰竭诊疗指南》的建议，对 HBV-DNA 阳性的肝衰竭患者，在知情同意的基础上可尽早酌情使用核苷类似物如拉米夫定、阿德福韦酯、恩替卡韦等，但应注意后续治疗中病毒变异和停药后病情加重的可能。

临床药师观点：对患者予马来酸恩替卡韦片抗病毒治疗。马来酸恩替卡韦片适用于病毒复制活跃、血清转氨酶 ALT 持续升高或肝脏组织学显示有活动性病变的慢性成人乙肝的治疗。成人和 16 岁以上青年口服马来酸恩替卡韦片，每日 1 次，每次 0.5 mg（1 片）。

【保肝、降酶、退黄治疗】

为减少肝细胞坏死，促进肝细胞再生，患者可酌情使用促肝细胞生长素。谷胱甘肽本身的解毒和抗氧化能力使得其具有重要的保肝、护肝作用。复方甘草酸苷适用于慢性肝病，可改善肝功能异常。异甘草酸镁是一种肝细胞保护剂，具有抗炎、保护肝细胞膜及改善肝功能的作用。患者予丁二磺酸腺苷蛋氨酸治疗。在肝内，腺苷蛋氨酸通过使质膜磷脂甲基化而调节肝脏细胞膜的流动性，而且通过转硫基反应可以促进解毒过程中硫化产物的合成。这些反应有助于防止肝内胆汁淤积。甲硫氨酸维 B_1 注射液可改善肝脏功能，对多数的肝脏疾病有效，特别是急慢性肝炎、肝硬化。甲硫氨酸维 B_1 注射液为甲硫氨酸和维生素 B_1 的复合制剂。甲硫氨酸为人体 8 种必需氨基酸之一，其在人体内与 ATP 结合生成的 S-腺苷氨酸可以促进肝细胞膜磷脂甲基化，减少肝内胆汁淤积，转硫基作用加强，有利于肝细胞恢复正常生理功能，促进黄疸消退和肝功能恢复，也可供给甲基，促进胆碱的合成，后者与肝脏的脂肪结合涉及保肝、解毒等作用。八宝丹胶囊适用于湿热蕴结所致发热、黄疸、小便黄赤等患者。

临床药师观点：我国肝衰竭主要病因是乙肝病毒感染，中西医结合治疗常常是有效的。

【利尿、防腹水治疗】

螺内酯与氢氯噻嗪合用，有助于利尿，防止产生腹水。螺内酯作用慢、弱和持久，而为氢氯噻嗪较快、较强所弥补；而氢氯噻嗪的排钾作用为螺内酯所抵消，故合用后不仅可增加疗效，还可减轻不良反应。

【其他对症治疗】

根据《肝衰竭诊疗指南》的建议，此类患者可应用肠道微生态调节剂、乳果糖或拉克替醇，以减少肠道细菌易位或内毒素血症，应酌情选用改善微循环药物及抗氧化剂，如还原型谷胱甘肽等治疗。

<u>临床药师观点</u>：患者使用乳果糖口服液、酪酸梭菌活菌片和兰索拉唑注射液进行治疗。乳果糖口服液通过抑制肠菌产氨及减少肠道黏膜对氨的吸收，切断了尿素氮的肠肝循环，降低血氨水平，使提供给肝脏合成尿素的原料减少，从而起到降低血中尿素氮的浓度及减轻尿毒症症状的作用。酪酸梭菌活菌片适用于因肠道菌群紊乱引起的各种消化道症状及相关的急、慢性腹泻和消化不良等，是肝硬化、慢性肝炎等肝胆疾病的辅助治疗。兰索拉唑注射液抑酸，可防止上消化道出血。

（三）药学监护要点

（1）密切观察患者的精神面貌，警惕皮疹、血尿和黑便等症状的发生。

（2）注意腹泻、腹胀、呕吐、便秘等胃肠道反应的发生。

（3）应定期监测体温、心率、呼吸、血压、血糖、血常规、尿常规、肝肾功能、凝血功能、血钾和血钠浓度。

（4）该患者在使用兰索拉唑注射液时，由于肝损伤，药物的代谢、排泄延迟。

（5）服用马来酸恩替卡韦片时，应注意后续治疗中病毒变异和停药后病情加重的可能。

（6）严重肝病患者禁用熊去氧胆酸软胶囊。

案例三

（一）案例回顾

【主诉】

腹痛 2 个月，加重 1 d。

【现病史】

患者，男性，50 岁。2 个月前起开始大量饮酒、吃夜宵，平均每日啤酒 2~3 瓶及黄酒 2 瓶，之后出现上腹部胀痛，暂停饮酒后可好转，未予以重视。2017 年 6 月 10 日晚上患者再次饮用黄酒及啤酒，6 月 11 日 2：00 患者出现中上腹痛并加重，伴恶心、呕吐，无发热，无皮疹，无头晕、头痛等其他特殊不适。患者遂至上海市浦东医院就诊，查血淀粉酶 176 U/L，尿淀粉酶 4 115 U/L。腹部 CT 示胰腺炎可能。肝功能：ALT 185 U/L，AST 150 U/L，GGT 701 U/L，AKP 108 U/L，TBIL 24 μmol/L，DBIL 10 μmol/L。血脂：TG 2.94 mmol/L，LDL 5.67 mmol/L。弥散性血管内凝血功能、肾功能、电解质等均未见明显异常，予以抗炎抑酶、护肝护肾、营养补液等处理。之后复查 CT 提示胰腺水肿加重，渗出较前明显，且患者 6 月 12 日起出现腹胀加重，伴呼吸短促，遂于 6 月 12 日 18：00 入急诊 ICU 就诊。

自发病以来，患者神清、精神可，目前禁食状态，体重无明显变化。

【既往史】

高血压 2 年，未治疗，血压（140~150）/(90~100)mmHg。糖尿病 1 年，未治疗。7 岁头骨骨折史。

【社会史、家族史、过敏史】

无特殊。

【体格检查】

T 39℃；HR 160 次/分；R 28 次/分；BP 105/88 mmHg。

神清，气稍促，精神稍萎，对答切题，查体合作，皮肤巩膜黄染，皮肤未见瘀斑、瘀点。双肺呼吸音粗，未及干、湿啰音。心律齐，各瓣膜听诊区未闻及病理性杂音，腹膨隆，腹胀明显，中上腹部压痛，无反跳痛，肝脾肋下未触及，肝肾区叩击痛阴性，未闻及肠鸣音，双下肢无水肿。

【实验室检查及其他辅助检查】

1. 实验室检查

（1）血常规：WBC 5.73×10^9/L，NEUT% 87.1%（↑），LYM% 9.1%（↓），Hb 189 g/L（↑），HCT 0.520（↑），MCH 34.6 pg（↑），MCHC 363 g/L（↑）。

（2）凝血功能：TT 21.60 s（↑），FIB 3.6 g/L（↑），FDP 10.5 mg/L（↑），D-dimer 2.18 mg/L（↑）。

（3）其他指标：GLU 27.78 mmol/L（↑）；CRP 162.7 mg/L（↑），Mb 75.5 ng/mL（↑），PCT 1.54 ng/mL（↑）；Ca^{2+} 1.92 mmol/L（↓），P 0.73 mmol/L（↓）；Lac 6.46 mmol/L（↑）。

2. 其他辅助检查

（1）胸部 CT：两肺透亮度减低，两下肺索条状、小斑片影，局部胸膜增厚粘连；两侧少量胸腔积液，两下肺部分膨胀不全。

（2）上腹部及腹部 CT：重症胰腺炎、胰周渗出，少量腹水；肝脏脂肪浸润。

（3）盆腔 CT：盆腔积液。

【诊断】

（1）重症急性胰腺炎（酒精型，高脂血症型，胆源型）。

（2）肝功能不全。

（3）酒精性肝病。

（4）电解质紊乱。

（5）高血压病。

（6）2 型糖尿病。

【用药记录】

1. 维持血流动力学稳定　乳酸钠林格注射液 1 000 mL 灌肠 b.i.d.

（d1）；人血白蛋白 12.5 g+0.9%氯化钠注射液 450 mL iv.gtt stat.（d1）；盐酸多巴胺注射液 400 mg+0.9%氯化钠注射液 50 mL 微量泵推注（17.4 mg/h）ONCE（d1）；重酒石酸去甲肾上腺素注射液 20 mg+0.9%氯化钠注射液 40 mL 微量泵推注（0.8 mg/h）ONCE（d1）。

2. 抗感染治疗 亚胺培南西司他丁钠注射液 1 000 mg+0.9%氯化钠注射液 250 mL iv.gtt q8 h.滴注 2 h（d1-21）；万古霉素注射液 500 mg+0.9%氯化钠注射液 50 mL iv.gtt q6 h.（d2-6），万古霉素注射液 2 000 mg+0.9%氯化钠注射液 50 mL 微量泵推注（83 mg/h）q.d.（d7-10），万古霉素注射液 1 000 mg+0.9%氯化钠注射液 20 mL 胃管内注入 q12 h.（d28-37）；注射用替加环素首剂 100 mg，维持剂量 50 mg+0.9%氯化钠注射液 100 mL iv.gtt q12 h.（d21-25）；氟康唑氯化钠注射液首剂 800 mg（d18-25），维持剂量 400 mg iv.gtt q.d.（d18-25）；注射用替考拉宁负荷剂量 800 mg+0.9%氯化钠注射液 100 mL iv.gtt q12 h.（d21-29），注射用替考拉宁维持剂量 400 mg+0.9%氯化钠注射液 100 mL iv.gtt q12 h.（d18-21），注射用替考拉宁维持剂量 400 mg+0.9%氯化钠注射液 100 mL iv.gtt q.d.（d22-25）；注射用醋酸卡泊芬净 50 mg+0.9%氯化钠注射液 100 mL iv.gtt q.d.（d26-41）。

3. 抑制胰腺分泌 大承气汤 1 包胃管内注入 b.i.d.（d1-17）；硫酸镁注射液 10 g 胃管内注入 q12 h.（d1-3）；轻质液状石蜡 50 mL 胃管内注入 t.i.d.（d1-16）；甘油灌肠剂 110 mL 纳肛 ONCE（d1），奥美拉唑注射液 40 mg iv.gtt t.i.d.（d1）；生长抑素注射液 6 mg+0.9%氯化钠注射液 50 mL 微量泵推注（0.24 mg/h）q.d.（d1）。

4. 镇痛镇静 枸橼酸芬太尼注射液 1 000 μg+0.9%氯化钠注射液 50 mL 微量泵推注（57 mg/h）ONCE（d1）；咪达唑仑注射液 50 mg 微量泵推注（103 mL/h）ONCE（d1）。

5. 保肝利胆 注射用还原型谷胱甘肽 1 800 mg+0.9%氯化钠注射液 50 mL iv.gtt q.d.（d1-17）；甘草酸二铵氯化钠注射液 150 mg（250 mL）iv.gtt q.d.（d1-17）；熊去氧胆酸胶囊 2 000 mg 胃管内注

入 b.i.d.（d1-2），熊去氧胆酸胶囊 500 mg 胃管内注入 t.i.d.（d3），熊去氧胆酸胶囊 1 000 mg 胃管内注入 b.i.d.（d4-13）；水飞蓟宾胶囊 140 mg 胃管内注入 t.i.d.（d3-27）；美他多辛胶囊 500 mg 胃管内注入 b.i.d.（d3-27）。

6. 其他治疗　维生素 C 注射液 20 g 微量泵推注（2 g/h）q.d.（d1-27）；乌司他丁注射液 90 万 U 微量泵推注 q.d.+0.9%氯化钠注射液 50 mL 泵入 q.d.（d1-14，d29-36），乌司他丁注射液 30 万 U+0.9%氯化钠注射液 50 mL q.d.（d15-17）；甲泼尼龙琥珀酸钠注射液 40 mg+5%葡萄糖注射液 100 mL iv.gtt q.d.（d3-17）；肠内营养混悬液（SP）500 mL 胃管内注入 q.d.（d4-44）。

【药师记录】

入院第 2 天：T 39.4℃，R 35 次/分，CRP 162.1 mg/L，PCT 1.27 ng/mL，腹腔广泛渗出，感染较重，加用万古霉素注射液。

入院第 3 天：患者胆红素进行性升高，TBIL 338.7 μmol/L，DBIL 235.0 μmol/L，考虑毛细胆管水肿，导致胆道阻塞，予以甲泼尼龙琥珀酸钠注射液 40 mg 抗炎治疗；加用水飞蓟素胶囊加强保肝治疗，并加用美他多辛胶囊，加速乙醇从血清中清除，有助于改善酒精中毒症状和行为异常。

入院第 4 天：PAB 107 mg/L，营养差，考虑患者腹内压较前有所下降，在 17 cmH$_2$O 左右，但未及肠鸣音，因此选择预消化型含短肽的肠内营养混悬液（SP）500 mL q.d.先进行滋养性喂养以行营养支持。

入院第 7 天：WBC 19.08 × 10^9/L（↑），患者万古霉素血药谷浓度监测结果为 7.4 μg/mL，将万古霉素注射液剂量调整为 2 000 mg+0.9%氯化钠注射液 50 mL 微量泵推注（83 mg/h）q.d.。

入院第 12 天：患者仍有发热，T 38.8℃，HR 90～120 次/分，WBC 19.11×10^9/L，超敏 CRP 31.0 mg/L，PCT 0.56 ng/mL，感染未控制，今日痰液培养结果为肺炎克雷伯菌（++++），鲍曼不动杆菌（++++），加用注射用替加环素联合亚胺培南西司他丁钠注射液治疗。

入院第 17 天：停用注射用替加环素、万古霉素注射液。

入院第 18 天：昨日 T_{max} 39.9℃，重症胰腺炎、胰周渗出、腹水，较入院第 2 天渗出积液略有增加。2 次中段尿培养均为白念珠菌，加用氟康唑氯化钠注射液。

入院第 21 天：停用亚胺培南西司他丁钠注射液，加用注射用替考拉宁、注射用替加环素。

入院第 26 天：仍然有发热，昨日 T_{max} 38.2℃，中段尿再次培养结果过白念珠菌，首先考虑为氟康唑氯化钠注射液抗真菌治疗效果不佳，调整为注射用醋酸卡泊芬净。

入院第 29 天：停用注射用替考拉宁，更换为万古霉素注射液。

入院第 44 天：病情危重，患者家属要求出院。

（二）案例分析

【液体复苏】

重症急性胰腺炎的典型表现是早期容量不足，禁食、禁水导致摄入减少，加上大量液体因呕吐，渗漏到胸腔、腹腔或肠腔等第三间隙内及微循环瘀滞等因素导致的绝对或相对丢失，造成有效循环血量骤减，血液浓缩，器官灌注急剧下降。早期液体复苏对临床上预防重症胰腺炎并发症非常有意义，发病早期积极、有效的液体复苏可改善全身组织细胞灌注，从而避免全身多脏器功能不全及胰腺继发感染等并发症。

临床药师观点：要动态监测评估 CVP、PWCP 及 HCT 等进行扩容，观察尿量和腹内压的变化，每 4 h 评估 1 次。

【血管活性药物】

除了液体复苏、调整患者的血容量外，还需使用血管活性药物保证心脏的输出量和足够的灌注压力，同时还需提高微循环的灌注量，血管活性药物的使用遵循以下原则：①容量不足时，补充容量是第一步；②容量足够的前提下，判断是否存在心排血量不足；③存在心功能障碍时，使用正性肌力药提高心排血量；④心排血量达标，了解外周阻力是否有所下降，使用缩血管药物提高外周阻力以维持足够的灌注压；⑤有了足够的血容量和灌注压后大循环已经达标，还需关注微循环是否改善，否则应当使用舒血管药物改善微循环障碍，以最终改善组织灌注和细胞缺氧。

临床药师观点：使用血管活性药物，需要监测客观指标，如肺动脉楔压、CVP等。

【抗感染治疗】

根据《中国急性胰腺炎诊治指南》(2013)，胆源性轻度急性胰腺炎或伴有感染的中度急性胰腺炎和重度急性胰腺炎的患者应常规使用抗生素。胆源性胰腺炎的致病菌与胆道感染常见菌一致，主要为革兰氏阴性菌和厌氧菌等肠道常驻菌，抗生素的应用应遵循"降阶梯"策略。另外，正常胰腺的血流灌注很丰富，血液中的抗生素必先依次透过腺泡周围的毛细血管内皮细胞层和基底层，然后透过胰腺腺泡细胞层、泡心细胞层、闰管等结构而进入胰液，随后渗透入胰腺组织，即血胰屏障。重症急性胰腺炎时，胰腺的血流量明显减少，坏死组织的功能性毛细血管密度降低。此外，重症急性胰腺炎时炎症导致细胞膜通透性改变，亦在很大程度上影响了抗生素向胰液的渗透。能透过血胰屏障的抗生素有氟喹诺酮类及环丙沙星；碳青霉烯类；青霉素类如哌拉西林、美洛西林；头孢菌素如头孢曲松、头孢哌酮、头孢他啶；甲硝唑；氨曲南。《中国急性胰腺炎诊治指南》(2013)推荐选择抗菌谱为以针对革兰氏阴性菌和厌氧菌为主、脂溶性强、有效通过血胰屏障的药物。推荐方案为碳青霉烯类；青霉素+内酰胺酶抑制剂；第三代头孢菌素+抗厌氧菌抗菌药物；喹诺酮+抗厌氧菌抗菌药物。亚胺培南西司他丁钠为碳青霉烯类抗生素，阻止细菌细胞壁肽聚糖合成，导致细胞壁结构缺陷和渗透性不稳定，从而对细胞溶菌易感。西司他丁无抗菌作用，是脱氢肽酶-1抑制酶。脱氢肽酶存在于近端肾小管细胞刷状缘，可通过水解 β-内酰胺酶环使亚胺培南失活。亚胺培南西司他丁钠具有非常广的抗菌谱，包括所有厌氧菌、大部分革兰氏阴性菌（包括铜绿假单胞菌、诱导 β-内酰胺酶、产 ESBL 菌），剂量一般以亚胺培南的使用量表示，对大多数感染的推荐治疗剂量为每日 1～2 g，分 3～4 次滴注；对中度感染也可用每次 1 g，每日 2 次的方案。对不敏感病原菌引起的感染，其剂量最多可增至每日 4 g。另外，亚胺培南为亲水性抗生素，多分布于血浆和细胞外液，主要经过肾脏排泄，蛋白结合率为 20%，表观分布容积为 0.23 L/kg，连续性肾脏替代治疗（CRRT）时，可被清除，需要调整剂量。一般推荐为 MIC≤2 μg/mL，2 g/d；MIC 4～8 μg/mL，3～4 g/d。

临床药师观点：患者诊断为重症急性胰腺炎，长期大量饮酒，考虑酒精性可能大，但结合患者生化指标：TG 1.94 mmol/L，AST 87 U/L，γ-GT 165 U/L，TBIL 181.4 μmol/L，DBIL 120.7 μmol/L，不能排除高脂血症及胆源性因素，患者目前发病 2 d 余，在院外使用抗感染、抗炎、抑酶等治疗后效果欠佳，腹部 CT 提示重症胰腺炎，腹腔大量渗出液、腹水、盆腔积液，结合患者目前仍有腹痛、高热，T 39.4℃，R 28 次/分，HR 160 次/分，CRP 151.3 mg/L，PCT 2.27 ng/mL，全身炎症反应明确，以上均提示患者感染重，应"重锤猛击广覆盖"，尽快控制感染，入科后使用亚胺培南西司他丁钠注射液覆盖肠杆菌、厌氧菌等可能致病的病原体进行抗感染治疗。

【保肝治疗】

根据病史、症状、体征及各项辅助检查，患者酒精性肝病诊断明确，按照《酒精性肝病诊疗指南（2010 年修订版）》，甘草酸制剂、水飞蓟宾类、多烯磷脂酰胆碱和还原型谷胱甘肽等药物有不同程度的抗氧化、抗炎、保护肝细胞膜及细胞器等作用，临床应用可改善酒精性肝病患者的临床症状和生物化学指标。该患者使用甘草酸二铵氯化钠注射液联合注射用还原型谷胱甘肽进行保肝对症处理及熊去氧胆酸胶囊促进胆汁酸排泄。

临床药师观点：指导保肝药物选择和使用的指南较少，通常基于药物作用机制和临床经验选用，使用上也存在争议。各类保肝药物作用机制不明确，但显示一定的临床疗效，有的药物兼有多种保肝作用。在使用保肝药时有几点需要注意：①不宜同时采用多种同一类别保肝药，避免加重肝脏负担，以 2～3 种为佳；②建议肝衰竭时以静脉给药为主，对肝炎突发患者常用静脉滴注后改口服的序贯疗法；③使用过程中应逐渐减量、缓慢停药，以免病情反复，尤其是应用甘草酸类药物时。

【镇痛镇静】

重症患者救治的目的在于保护支持多器官功能，恢复机体内环境稳定；救治手段则可以大致区分为祛除致病因素和保护器官功能。机体器官功能的维护有赖于循环（组织灌注）和通气氧合功能的正常。当重症患者的病理损伤来势迅猛时，致病因素一时难以立即去除，器官功能若强行代偿则有可能因为增加代谢氧耗做功而进一步受到损害。

临床药师观点：通过镇痛、镇静的治疗手段使得重症患者处于"休眠"状态，降低代谢和氧需氧耗，以适应受到损害的灌注与氧供水平，从而减轻强烈病理因素所造成的损伤，为器官功能的恢复赢得时间、创造条件。ICU 中的治疗是一个整体，任何一个环节的缺陷都可能影响整体疗效。因此，镇痛镇静治疗与其他各种治疗手段和药物一样重要，不可或缺。

（三）药学监护要点

（1）使用肠内营养混悬液时，严密观察患者有无肠胀气、梗阻现象，防止误吸，引发吸入性肺炎，应逐步增加肠内营养。

（2）加用氟康唑后，监测患者的体温、血常规、PCT、CRP 变化，并注意复查痰、血、胆汁培养结果。氟康唑不宜与葡萄糖酸钙、地西泮及亚胺培南西司他丁钠同时输注。

（3）替考拉宁须严格按照说明书的配制步骤进行配制。

（4）使用卡泊芬净后，监测患者的体温及感染指标变化，观察感染是否控制，一旦患者肝功能进一步恶化，及时调整卡泊芬净的剂量。

（5）使用亚胺培南西司他丁钠抗菌药物治疗后，监测患者的体温、血常规、PCT、CRP 变化，并注意复查痰、血、胆汁、引流液培养，并定期复查胸腹部 CT 等检查，观察感染是否控制。

第三节 主要治疗药物

一、常用治疗方案

目前尚无针对急性肝衰竭的特异性治疗，主要治疗仍着重针对器官支持及相关并发症。当急性肝衰竭有明确诱因如病毒性肝炎复发、细菌感染、酗酒及肝毒性药物的使用时，早期识别并祛除相关诱因十分重要，但其仍可能无法阻止急性肝衰竭的进展，且高达 40%的患者无诱因可循。酒精导致的急性肝衰竭早期使用糖皮质激素可阻止病情加重，但激素的使用与急性肝衰竭患者的高感染发生率间的关系尚未明确。对于乙型病毒性肝炎复发导致的急性肝衰竭患者，使用抗病毒药物可改善预后。重症患者需尽早转移至 ICU 或肝移植中心，一旦出现器官功能障碍，应及时给予支持治疗。肝移植作为治疗急性肝衰竭的有效手段，如果无禁忌证，所有急性肝衰竭患者均可进行肝移植评估。人工肝作为重症肝病患者等待肝移植的重要过渡性治疗，主要包括分子吸附再循环系统及部分血浆分离、重吸收系统，但对于预后的改善仍存在争议。

二、主要治疗药物

主要治疗药物见表 5-2。

表5-2 主要治疗药物

名称	适应证	用法用量	禁忌证	注意事项
N-乙酰半胱氨酸	用于降低胆红素，提高凝血酶血原活动度	本品口服140 mg/kg负荷剂量，然后每4 h以70 mg/kg持续给药；也可用8 g（40 mL）本品于10%葡萄糖注射液250 mL稀释滴注，每日1次	对本品过敏者或处方中其他任何成分过敏或当出现过敏样反应的患者禁用。支气管哮喘或有支气管痉挛史、胃质疡、胃炎患者应慎用	（1）本品未经稀释不得进行注射 （2）本品不得与氧化性药物包括金属离子、抗生素等配伍 （3）参照《马丁代尔药物大典》及临床应用文献，本品可根据体重适当调整剂量，一般以50~150 mg/kg给药 （4）支气管哮喘患者或有支气管痉挛史患者在使用本品期间应严密监控，如发生支气管痉挛须立即停药 （5）本品开口后会由无色变成微紫色，属正常现象，不影响药品使用。本品应临用现配
谷胱甘肽	抗氧化。用于病毒性、药物毒性、酒精毒性（包括酒精性脂肪肝、酒精性肝纤维化、酒精性肝硬化）	1.2~2.4 g，静脉滴注	对本品有过敏反应者禁用	（1）在医生的监护下，医院内使用本品 （2）注射前必须完全溶解，外观澄清、无色；本品溶解后在室温下可保存2 h；在0~5℃于生理盐水中可保存8 h

名称	适应证	用法用量	禁忌证	注意事项
合胺甘肽	化、急性酒精性肝炎）及其他化学物质毒性引起的肝脏损害			（3）如在用药过程中出现皮疹、面色苍白、血压下降、胸搁异常等症状，应立即停药 （4）肌内注射仅限于需要此途径给药时使用，并避免同一部位反复注射
甘草酸胺	用于降低合丙氨基转移酶	静脉滴注，每次1瓶（250 mL），每日1次	对本品过敏者禁用；严重低钾血症、高钠血症、高血压、心力衰竭、肾衰竭的患者忌用	（1）治疗过程中，如条件许可，应定期测血压和血清钾、血清钠浓度 （2）本品可引起表观醛固酮增多，在治疗过程中如出现发热、皮疹、高血压、血钠潴留、低血钾等情况，应予停药
双环醇	用于降低氨基转移酶	口服，成人常用剂量每次25 mg（1片），必要时可增至50 mg（2片），每日3次	对本品和本品中其他成分过敏者禁用	（1）用药期间应密切观察患者临床症状、体征和肝功能变化，疗程结束后也应加强随访 （2）有肝功能失代偿征象如胆红素明显升高、低白蛋白血症、肝硬化腹水、食管静脉曲张出血、肝性脑病及肝肾综合征者慎用或遵医嘱

（续表）

名称	适应证	用法用量	禁忌证	注意事项
熊去氧胆酸	用于胆汁郁积性肝病	口服，每日2～4粒	急性胆囊炎和胆管炎、胆道阻塞（胆总管和胆囊管）者禁用；胆囊不能在X线下被看到，胆结石钙化，胆囊不能正常收缩及经常性的胆绞痛等患者禁用	使用本品时应监测肝功能指标如AST（SGOT）、ALT（SGPT）和γ-GT等
水飞蓟素	用于中毒性肝脏损害、慢性肝炎及肝硬化的支持治疗	(1) 重症病例的起始治疗剂量：每次1粒，每日3次 (2) 维持剂量：每次1粒，每日2次	对本品过敏者禁用	(1) 药物治疗不能替代对导致肝损伤（如酒精）因素的排除 (2) 此药不适用于治疗急性中毒
促肝细胞生长素	用于亚急性重症肝炎（病毒性：肝衰竭早期或中期）的辅助治疗	静脉点滴，每次120 μg加入10%葡萄糖液中，每日1次或分2次静脉点滴，疗程一般为4～8周	对本品过敏者禁用	(1) 本品使用时应以同身支持疗法和综合治疗为基础 (2) 过敏体质者慎用

名称	适应证	用法用量	禁忌证	注意事项
多烯磷脂 酰胆碱	用于各种类型的 肝病	（1）静脉注射：成人和青少年 一般每日缓慢静注1~2安瓿。 严重病例每日注射2~4安瓿。 每次可同时注射2安瓿的量 （2）静脉输注：严重病例每 日输注2~4安瓿，如需要， 每日剂量可增加至6~8安瓿	由于本品中含有苯甲醇， 新生儿和早产儿禁用	（1）只可使用澄清的溶液 （2）缓慢静脉注射 （3）严禁用电解质溶液（生理氯化 钠溶液、林格液等）稀释
鸟氨酸-门 冬氨酸	用于治疗血氨升高 及肝性脑病，尤其 适用于治疗肝昏迷 甲期或肝昏迷期间的 意识模糊状态	每日至少4安瓿，至多20安瓿	严重肾功能不全的患者 （诊断标准是血清中肌酐 水平超过3 mg/100 mL） 禁用本品	（1）使用大剂量的本品时，应该监 测患者血清和尿中的药物水平 （2）如果患者的肝功能已经完全受 损，输液速度必须根据患者的个体情 况来调整，以免引起恶心和呕吐
精氨酸	用于肝性脑病， 适用于忌钠的患 者，也适用于其 他原因引起血氨 增高所致的精神 症状治疗	用5%葡萄糖注射液1 000 mL 稀释后应用。静脉滴注，每 次15~20 g（3~4支）于4 h 内滴完	高氯性酸中毒、肾功能 不全及无尿患者禁用	用药期间宜进行血气监测，注意患者 的酸碱平衡

（续表）

名称	适应证	用法用量	禁忌证	注意事项
肝素	抗凝血药,用于预防血栓形成	(1) 深部皮下注射,首次5 000～10 000 U,以后每8 h 5 000～10 000 U 或每12 h 5 000～20 000 U,或根据凝血试验监测结果调整 (2) 静脉注射,首次5 000～10 000 U,以后按体重每4 h 50～100 U/kg,或根据凝血试验监测结果确定,用前先以氯化钠注射液50～100 mL 稀释 (3) 静脉滴注,每日20 000～40 000 U,加至氯化钠注射液1 000 mL 中24 h 持续点滴,之前常先以5 000 U 静脉注射作为初始剂量 (4) 预防性应用,术前2 h 深部皮下注射5 000 U,之后每8～12 h 重复上述剂量,持续7 d	(1) 对本品任何成分过敏者禁用 (2) 有普通肝素或低分子量肝素诱发的严重Ⅱ型肝素诱导血小板减少症(HIT)病史者禁用 (3) 自发出血倾向者、产后出血者、凝血功能不全者(如血友病、紫癜、血小板减少)及严重肝功能不全者禁用	(1) 轻中度肝肾功能不全、视网膜血管疾患、妊娠期妇女、服用抗凝血药者及老年人应慎用 (2) 肝素可诱导血小板不可逆聚集,继而导致与血小板相关的新的血栓形成,即可引起肝素相关性血栓形成或血小板减少症,亦称为白色凝块综合征(white clot syndrome),可引起严重的血栓性并发症,如皮肤坏死、需要截肢的肢端坏死,心肌梗死、卒中甚至死亡。一旦出现与肝素诱导的血小板减少相关的血栓,应立即停药 (3) 发热、血栓、血栓性静脉炎、有血栓形成趋势的感染、心肌梗死、肿瘤及术后患者常可出现肝素抵抗 (4) 60 岁以上患者出血的发生率高,在女性尤为常见

（续表）

名称	适应证	用法用量	禁忌证	注意事项
低分子量肝素	用于预防静脉血栓栓塞性疾病，治疗已形成的血栓	使用的剂量应该随患者的体重进行调节	（1）对低分子量肝素或低分子量肝素注射液中任何赋形剂过敏者禁用（2）有使用低分子量肝素发生血小板减少症病史者禁用（3）与止血异常有关的活动性出血和出血风险的增加，除外不是由肝素引起的弥散性血管内凝血，可能引起出血的器质性损伤（如活动性消化性溃疡）的患者禁用（4）出血性脑血管意外、急性细菌性心内膜炎、血栓栓塞性疾病、不稳定心绞痛及肝Q波心肌梗塞治疗的严重肾功能损害（肌酐清除率小于30 mL/min）的患者禁用	不同浓度的低分子量肝素可能用不同的单位系统（非标准单位或抗Ⅹa）表示，使用前要特别注意。治疗剂量要个体化，在整个肝素治疗期间，必须监测血小板计数

155

（续表）

名称	适应证	用法用量	禁忌证	注意事项
生长抑素	用于预防出血	静脉给药，通过慢速冲击注射（3～5 min）250μg 或以每小时250μg的速度连续滴注；约相当于每千克体重，每小时3.5μg）给药。对于连续滴注给药，须用1支3mg的本品配制足够使用12h的约约液。溶剂则可以是生理盐水，也可以是5%的葡萄糖溶液。输液量应调节为每小时250μg。并建议使用腔液注射器	已证实对于本品过敏的患者，不得使用此药。妊娠期妇女不得使用本品，除非无其他安全替代措施	由于本品抑制胰岛素及胰高血糖素的分泌，在治疗初期会引起短暂的血糖水平下降。更应注意的是，胰岛素依赖型糖尿病患者使用本品后，每隔3～4 h应测试1次血糖浓度。同时，如果可能，应避免给予胰岛素所需的葡萄糖，如果必须给予，应同时给予胰岛素
氨甲环酸	用于预防出血	静脉滴注，一般成年人每次0.25～0.5 g，必要时可每日1～2 g，分1～2次给药。根据年龄和症状可适当增减剂量，或遵医嘱。为防止手术前后出血，可参考上述剂量，为治疗原发性纤维蛋白溶解所致出血，剂量可酌情加大	对本品中任何成分过敏者禁用	（1）患者应用本品时要监护血栓形成并发症的可能性，有血栓形成倾向者（如急性心肌梗死）宜慎用 （2）本品可致继发性肾盂肾炎和输尿管凝血块阻塞，故血友病或肾实质病变发生大量血尿时要慎用 （3）与其他凝血因子（如因子Ⅸ）等合用，应警惕血栓形成，一般认为在疑血因子使用后8 h再用本品较为妥当

（续表）

名称	适应证	用法用量	禁忌证	注意事项
氨甲环酸				（4）本品一般不单独用于纤溶性出血，以防进一步血栓形成。影响脏器功能，特别是肾衰竭时，如有必要，应在肝素化的基础上才应用本品 （5）宫内死胎所致的低纤维蛋白原血症出血，肝素治疗较本品安全 （6）慢性肾功能不全时，用量应酌减，因给药后尿液中药物浓度常较高 （7）治疗前列腺手术出血时，本品用量也应减少
止血芳酸	用于预防出血	静脉注射或滴注，每次 $0.1\sim0.3\,g$，每日不超过 $0.6\,g$	无可靠参考文献介绍相关内容	（1）有血栓形成倾向者（如急性心肌梗死）慎用 （2）由于本品可导致继发性肾盂肾炎和输尿管凝血块阻塞，故血友病或肾盂实质病变发生大量血尿时要慎用 （3）本品与其他凝血因子（如因子Ⅸ）等合用，应警惕血栓形成。一般认为在凝血因子使用后 $8\,h$ 再用本品

（续表）

名称	适应证	用法用量	禁忌证	注意事项
止血芳酸				较为妥当 （4）本品一般不单独用于弥散性血管内凝血所致的继发性纤溶性出血，以防进一步血栓形成，影响脏器功能，特别是急性肾衰竭时。如有必要，应在肝素化的基础上才应用本品 （5）宫内死胎所致的低纤维蛋白原血症出血，肝素治疗较本品安全 （6）慢性肾功能不全时，本品用量应酌减，因给药后尿症中药物浓度常较高 （7）治疗前列腺手术出血时，本品用量也应减少 （8）本品与青霉素或输注血液有配伍禁忌 （9）必须持续应用本品较久者，应做眼科检查或测验，视力测验（如视力测验、视野和眼底）

（续表）

名称	适应证	用法用量	禁忌证	注意事项
特利加压素	用于预防出血	每 4～6 h 给药 1 次，静脉给药，每次剂量为 1.0 mg	（1）除有生命危险，在妊娠 3 个月内禁用本品，否则会引起妊娠中毒和癫痫。 （2）如在妊娠后期使用本品，谨遵医嘱。 （3）老人、心肌局部缺血者、严重高血压者、心律失常者、支气管哮喘者需在密切临床监控下使用本品	（1）临床应用本品时，需密切观察患者的血压、心率和体液平衡，尤其在 0.8 mg 或以上的高剂量范围时。 （2）患者为高血压、心功能不全和老年人时需特别注意。 （3）本品不能作为血液替代品应用于血容量不足的患者中。 （4）曾有使用特利加压素治疗中出现给药部位坏死的病例报道。因此，建议给药剂量为 0.5 mg 以上时不采用肌内注射给药
呋塞米	用于水肿性疾病	静脉注射时，开始 20～40 mg，必须时每 2 h 追加剂量，直至出现满意疗效	尚不明确	（1）交叉过敏。对磺胺类药和噻嗪类利尿药物过敏者对本药可能亦过敏。 （2）对诊断的干扰：可致血糖升高、尿糖阳性，尤其是糖尿病或糖尿病前期患者。过度脱水可使血尿酸和尿素氮水平骤升性升高。血 Na^+、Cl^-、K^+、Ca^{2+} 和 Mg^{2+} 浓度下降

（续表）

名称	适应证	用法用量	禁忌证	注意事项
呋塞米				（3）下列情况慎用：①无尿或严重肾功能损害者，后者因需加大剂量，故用药间隔时间应适当延长，以免出现耳毒性等副作用；②糖尿病患者；③高尿酸血症或有痛风病史者；④严重肝功能损害者，因水电解质紊乱可诱发肝昏迷；⑤急性心肌梗死者，过度利尿可促发休克；⑥胰腺炎或有此病史者；⑦有低钾血症倾向者，尤其是应用洋地黄类药物或有室性心律失常者；⑧红斑狼疮，本药可加重病情或诱发活动；⑨前列腺肥大者。 （4）随访检查：①血电解质，尤其是合用洋地黄药物或皮质激素类药物，肝肾功能损害者；②血压，尤其是用于降压，大剂量应用或用于老年人时；③肾功能；④肝功能；⑤血糖；⑥血尿酸；⑦酸碱平衡情况；⑧听力

（续表）

名称	适应证	用法用量	禁忌证	注意事项
呋塞米				（5）药物剂量应从最小有效剂量开始，然后根据利尿反应调整剂量，以减少水、电解质紊乱等副作用的发生 （6）肠道外用药宜静脉给药；不主张肌内注射。常规剂量静脉注射时间应超过 1～2 min，大剂量静脉注射时每分钟不超过 4 mg。静脉用药剂量的 1/2 时即可达到同样疗效 （7）本药为加碱制成的钠盐注射液，碱性较高，故静脉注射时宜用氯化钠注射液稀释，而不宜用葡萄糖注射液稀释 （8）**存在低钾血症或低钾血症倾向时，应注意补充钾盐** （9）与降压药合用时，后者剂量应酌情调整 （10）少尿或无尿患者应用最大剂量后 24 h 仍无效时应停药

名称	适应证	用法用量	禁忌证	注意事项
甘油果糖	用于急慢性颅内压增高、脑水肿等症	静脉滴注，成人一般每次250～500 mL（1～2瓶），每日1～2次，每500 mL需滴注2～3 h,250 mL需滴注1～1.5 h。用量可根据年龄、症状适当增减	（1）对有遗传性果糖不耐症的患者禁用（2）对本品任一成分过敏者禁用（3）高钠血症、无尿和严重脱水者	（1）对严重循环系统功能障碍、肾脏功能障碍、尿崩症、糖尿病和溶血性贫血患者慎用（2）严重活动性颅内出血患者术无手术条件时慎用（3）本品含0.9%氯化钠，用药时须注意患者食盐摄入量（4）怀疑有急性硬膜下、硬膜外血肿时，应先处理出血源并确认不再有出血后方可应用本品（5）滴注过快可发生溶血、血红蛋白尿（6）在伴有严重肾功能不全的患者，因排泄减少使本品在体内积蓄，可因血容量明显增加，加重心脏负荷，诱发或加重心力衰竭（7）使用前必须认真检查。如发现容器渗漏、药液浑浊切勿使用（8）在外界温度较低时，使用本品前应将其加热至体温

（续表）

名称	适应证	用法用量	禁忌证	注意事项
乳果糖	用于治疗和预防肝昏迷或昏迷前状态	每日剂量可根据个人需要进行调节	（1）禁用于半乳糖血症、肠梗阻、急腹痛患者（2）禁与其他导泻剂同时使用（3）对乳果糖及本组分过敏者禁用	（1）如果在治疗两三天后，便秘症状无改善或者反复出现，需咨询医生（2）本品如用于乳糖缺乏症患者，需注意本品中乳糖的含量（3）本品在便秘治疗剂量下，不会对糖尿病患者带来任何问题（4）本品用于治疗肝昏迷或昏迷前期的剂量较高，糖尿病患者应慎用
甘露醇	用于利尿脱水	静脉滴注，每次100~250 mL，每日1~4次	（1）已确诊为急性肾小管坏死的无尿患者（2）严重失水者（3）活动性颅内出血者，颅内手术除外（4）急性肺水肿或严重脑充血（5）糖尿病患者（6）过敏体质者（7）肾病患者、肌酐值大于正常者	（1）滴注速度不宜过快，滴速为5~10 mL/min，以免出现局部坏死（2）若出现过敏现象，应立即停药，并给予对症处理（3）若出现少尿、无尿等肾功能功能损伤的表现，应复查K⁺、Na⁺、Cl⁻、BUN、Cr等，并采取相应措施，以免造成肾衰竭（4）使用12 h后无尿者应停用（5）心功能不全者应慎用（6）用药期间应监测：①血压；②肾功能；③电解质浓度；④尿量

第四节 案 例 评 述

一、临床药学监护要点

（一）治疗方案的确定

在肝衰竭治疗方案确定过程中，药学监护的任务同时产生了，主要的工作包括肝衰竭的分类及病因，肝衰竭的分级及肝性脑病的治疗。通过医生与药师的沟通协调，制订合理的个体化的肝衰竭治疗方案。而肝性脑病是急性肝衰竭最突出并具有诊断意义的早期临床表现。

1. 肝衰竭的病因及分类

根据我国《肝衰竭诊治指南（2012 年版）》，肝衰竭是指多种因素引起的严重肝脏损害，导致其合成、解毒、排泄和生物转化等功能发生严重障碍或失代偿，出现以凝血功能障碍、黄疸、肝性脑病、腹水等为主要表现的一组临床症候群。肝衰竭不是一个独立的临床疾病，而是一种功能性诊断。

（1）病因：在我国，引起肝衰竭的首要病因是肝炎病毒（主要是乙肝病毒），其次是药物及肝毒性物质（如乙醇、化学制剂等）。在欧美国家，药物是引起急性、亚急性肝衰竭（subacute liver failure，SALF）的主要原因；酒精性肝损害常引起慢性肝衰竭（chronic liver failure，CLF）或慢加急性肝衰竭（acute-on-chronic liver failure，ACLF）。儿童肝衰竭还可见于遗传代谢性疾病。

（2）分类：根据病理组织学特征和病情发展速度，肝衰竭可分为四类（表 5-3），即急性肝衰竭、亚急性肝衰竭、慢加急性肝衰竭和慢性肝衰竭。

表 5-3　肝衰竭的分类及定义

分类	定义
急性肝衰竭	急性起病，无基础肝病史，2 周以内出现以 II 度以上肝性脑病为特征的肝衰竭临床表现
亚急性肝衰竭	起病较急，无基础肝病史，2～26 周出现肝衰竭的临床表现
慢加急性肝衰竭	在慢性肝病基础上，出现急性（通常在 4 周内）肝功能失代偿的临床表现
慢性肝衰竭	在肝硬化基础上，出现肝功能进行性减退引起的以腹水或肝性脑病等为主要表现的慢性肝功能失代偿的临床表现

2. 肝衰竭的分级　肝衰竭尚缺乏敏感、可靠的临床评估指标或体系。多因素预后评价模型如英国国王学院医院（King's College Hospital, KCH）标准、终末期肝病模型（MELD）、SOFA、Child-Pugh 分级等以及单因素指标如 TBIL、PT、Scr、胆碱酯酶、血脂、血钠等对肝衰竭预后评估均有一定价值，可在临床参考应用。Child-Pugh 分级在临床上较为常用（表 5-4）。

表 5-4　Child-Pugh 分级标准

临床生化指标	1 分	2 分	3 分
肝性脑病（期）	无	1～2	3～4
腹水	无	轻度	中、重度
TBIL（μmol/L）	<34	34～51	>51
白蛋白（g/L）	>35	28～35	<28
PT 延长（s）	<4	4～6	>6

根据分值可将肝硬化分为 A（5～6 分）、B（7～9 分）、C（≥ 10 分）三级。通常情况下，代偿期肝硬化一般属于 Child-Pugh A 级，而失代偿期肝硬化则属于 Child-Pugh B～C 级。有研究提示，肝硬化患者 Child-Pugh A、B、C 级的 1 年生存率分别为 100%、80%、45%。

3. 肝性脑病的治疗　①去除诱因，如严重感染、出血及电解质紊乱等；②限制蛋白饮食；③口服或高位灌肠乳果糖或拉克替醇，可酸化肠道，促进氨的排出，调节微生态，减少肠源性毒素吸收；④视患者的电解质和酸碱平衡情况酌情选用精氨酸、门冬氨酸鸟氨酸等降氨药物；⑤慢性肝衰竭或慢加急性肝衰竭患者可酌情使用支链氨基酸或支链氨基酸、精氨酸混合制剂以纠正氨基酸失衡；⑥对Ⅲ度以上的肝性脑病建议气管插管；⑦抽搐患者可酌情使用半衰期短的苯妥英钠或苯二氮䓬类镇静药物，但不推荐预防用药；⑧人工肝支持治疗。

合并细菌或真菌感染：①推荐常规进行血液和其他体液的病原学检测；②除了慢性肝衰竭时可酌情口服喹诺酮类作为肠道感染的预防以外，一般不推荐常规预防性使用抗菌药物；③一旦出现感染，应首先根据经验选择抗菌药物，并及时根据培养及药敏试验结果调整用药。使用强效或联合抗菌药物、激素等治疗时，应同时注意防治真菌二重感染。

（二）预处理与支持治疗

（1）卧床休息，减少体力消耗，减轻肝脏负担。

（2）对病毒性肝炎、肝衰竭的病因治疗，目前主要针对 HBV 感染所致的患者，建议使用抗病毒药物。

（3）如果考虑为药物性肝损伤所致急性肝衰竭，应停用所有可疑的药物，追溯过去 6 个月服用的药物、膳食补充剂等的详细信息。

（4）推荐肠道内营养，包括高糖、低脂、适量蛋白饮食，提供 35～40 kcal/kg 的总热量，肝性脑病患者需限制经肠道蛋白摄入，进食不足者每日应静脉补给足够的热量、液体和维生素。

（5）积极纠正低蛋白血症，补充白蛋白或新鲜血浆，并酌情补充凝血因子。

（6）注意消毒隔离，加强口腔护理及肠道管理，预防医院感染发生。

（三）并发症的对因及对症治疗

（1）低钠血症是失代偿肝硬化的常见并发症，而低钠血症、顽固性腹水与急性肾损伤（AKI）等并发症常见相互关联及连续发展。

（2）肝衰竭患者存在肠道微生态失衡，肠道益生菌减少，肠道有害菌增加，而应用肠道微生态制剂可改善肝衰竭患者预后。

（3）颅内压增高者可给予甘露醇、袢利尿剂、低温疗法等治疗。

（4）肝肾功能不全者应密切监测肝肾功能变化，避免选用肝功能不全或肾功能不全禁用的药物，药物使用需根据肝肾功能进行剂量调整。

二、常见用药错误归纳与要点

（1）抗生素选择不合理，未考虑药物代谢途径，肝衰竭患者尽量避免选用肝脏代谢的抗菌药物。

（2）脂肪乳、氨基酸的选用不合理，应选用中/长链脂肪乳和支链氨基酸。

（3）利尿剂的使用不规范，肝衰竭常伴有腹水，应根据生化指标规范使用利尿剂。

第五节　规范化药学监护路径

　　急性肝衰竭并非独立的疾病，患者由于疾病状态等的不同从而对药物的疗效和副作用存在个体差异，为了使药物治疗达到最佳效果，并确保患者用药安全，临床药师要按照个体化治疗的要求，依据规范化药学监护路径，开展具体的药学监护工作。现参照临床路径中的临床治疗模式与程序，建立药学监护路径（表 5-5）。意义在于规范临床药师对急性肝衰竭患者开展有序的、适当的临床药学服务工作，并以其为导向为患者提供个体化的药学服务。

表 5-5　急性肝衰竭药学监护路径

适用对象：第一诊断为急性肝衰竭的患者

患者姓名：_____　　性别：_____　　年龄：_____

门诊号：_____　　　住院号：_____

住院日期：_____年_____月_____日

出院日期：_____年_____月_____日

标准住院日：7～14 d

发病时间：_____年____月____日____时____分

到达急诊时间：_____年____月____日____时____分（不一定从急诊收治）

时间	住院第 1 天	住院第 2 天	住院第 3 天	住院第 5~6 天	住院第 6~13 天	住院第 14 天（出院日）
主要诊疗工作	□参加医生查房 □药学同诊（附录 1） □医嘱审核 □制订初步药学监护计划	□参加医生查房 □医嘱审核 □用药重整（如需要） □患者用药教育 □药历书写（附录 3）	□参加医生查房 □药学查房 □医嘱审核 □用药重整（如需要） □药历书写	□参加医生查房 □医嘱审核 □用药重整（如需要） □药历书写	□参加医生查房 □药学查房 □医嘱审核 □用药重整（如需要） □药历书写	□参加医生查房 □药学查房 □出院带药医嘱审核 □用药重整（如需要） □药历书写
重点监护内容	针对下列药物制订初步药学监护计划 □解毒保肝药 □抗炎保肝药：甘草制剂 □利胆保肝药 □生物制剂 □降酶药 □肝细胞膜保护剂 □中药制剂	□患者病情及命体征变化 □查看实验室和辅助检查结果及各项指标变化 □患者用药的疗效监测及不良反应监测 □检查患者服药情况 □药师记录	□患者病情及命体征变化 □查看实验室和辅助检查结果及各项指标变化 □患者用药的疗效监测及不良反应监测 □检查患者服药情况 □药师记录	□患者病情及命体征变化 □查看实验室和辅助检查结果及各项指标变化 □患者用药的疗效监测及不良反应监测 □检查患者服药情况 □药师记录	□患者病情及发生命体征变化 □查看实验室和辅助检查结果及各项指标变化 □患者用药的疗效监测及不良反应监测 □检查患者服药情况 □药师记录	出院患者用药教育（如需要）

（续表）

时间	住院第1天	住院第2天	住院第3天	住院第5～6天	住院第6～13天	住院第14天 （出院日）
病情变异记录	□无 □有，原因： 1. 2.	□无 □有，原因： 1. 2.	□无 □有，原因： 1. 2.	□无 □有，原因： 1. 2.	□无 □有，原因： 1. 2.	□无 □有，原因： 1. 2.
药师签名						

杨全军　鲍思蔚　王学彬　何娟

第六章

急性肾衰竭

第一节 疾病基础知识

急性肾衰竭（acute renal failure, ARF）是指肾小球滤过率（glomerular filtration rate, GFR）突然或持续下降，引发氮质废物体内潴留，水、电解质和酸碱平衡紊乱，从而导致各系统并发症的临床综合征。

【病因和发病机制】

1. 病因

（1）肾前性急性肾衰竭：急诊肾前性急性肾衰竭或氮质血症的原因有恶心、呕吐、腹泻等液体摄入不足或丢失过多；发热、心力衰竭、利尿剂使用不当、消化道出血等。老年动脉硬化或本身存在缺血性肾脏疾病，也极易发生缺血性肾前性急性肾衰竭。

（2）肾后性急性肾衰竭：常见的原因有前列腺肥大、宫颈癌、前列腺癌或腹膜后疾病；神经源性膀胱、输尿管以外压迫性梗阻（如腹膜后纤维化、肿物压迫造成梗阻）；有些药物结晶体在肾内可造成肾小管梗阻，如尿酸结晶、草酸结晶及阿昔洛韦、磺胺类药物、甲氨蝶呤、多发性骨髓瘤的轻链蛋白结晶等。

（3）肾源性急性肾衰竭：按损害部位不同，可分为肾小管性、肾间质血管性或肾小球性肾功能不全。肾小管损伤最常见原因是缺血和中毒，肾前性氮质血症持续存在，也可造成急性肾小管缺血性坏死。如果缺血严重，特别是发生了微血管内凝血，如羊水栓塞、毒蛇咬伤或溶血性尿毒症时，持续的肾缺血将使肾皮质发生不可逆损伤。引起肾脏毒性最常见原因是氨基糖苷类抗生素、造影剂、亚铁血红蛋白及一些化疗药物。急性间质性肾损害引起急性肾衰竭常见原因有药物过敏反应、自身免疫性疾病、浸润性疾病，感染性因素如链球菌感染后造成的急性肾小球肾炎也可造成亚急性或急性肾衰竭。

2. 发病机制　肾小球毛细血管通透性降低多由毛细血管上皮细胞水肿所致，肾脏血流动力学变化产生肾小球滤过时回漏中毒、缺血造成的肾小管损害可致肾小管梗阻及血流动力学异常。

【诊断要点】

1. 临床表现　表现为氮质血症、水电解质和酸碱平衡紊乱及全身各系统症状，可伴有少尿（＜400 mL/24 h 或 17 mL/h）或无尿（＜100 mL/24 h）

2. 诊断标准

（1）既往无肾脏病史，发病前有明确病因（如肾缺血或肾中毒）

（2）短期内 GFR 进行性下降，Scr 和尿素氮迅速明显上升，升幅为每日 44.2～88.4 μmol/L（0.5～1.0 mg/dL）和 3.6～7.l mmol/L（10～20 mg/dL），Scr 较前升高＞50%；肾功能在 48 h 内突然减退，Scr 绝对值突然升高＞25 mmol/L。

（3）高分解代谢病者 Scr 和尿素氮的升幅更高。

（4）尿量＜0.5 mL/(kg·h)，且持续＞6 h。补液扩容或控制心力衰竭、纠正心律失常后，尿量仍不增多。

（5）尿比重低而固定，等渗尿，尿钠＞30 mmol/L，肾衰指数＞2。

（6）排除肾前性、肾后性因素。

【治疗】

1. 治疗原则　病因和发病机制不同，急性肾衰竭的处理方法也有所不同，但总的治疗原则是早期诊断、去除原发病因或加重因素。这是恢复肾功能的关键；而保持内环境稳定，纠正水电解质及酸碱平衡紊乱，清除尿毒症毒素，预防和治疗并发症（如感染和营养不良）才能保障患者度过急性肾衰竭的危险期，提高存活率。

2. 治疗

（1）治疗细则

1）肾前性急性肾衰竭是由于肾血流量下降、肾脏灌注不足导致的功能性 GFR 下降，肾组织结构并无损害，尿检正常，因此治疗的重点是改善肾脏灌注。

2）支持治疗是处理肾源性急性肾衰竭的基础。不论是否需要血液净化，都必须给予支持治疗，以维持内环境、容量和电解质、酸碱平衡，保持营养供给；血液净化治疗是维持内环境稳定的重要手段；同时应寻找病因，积极治疗原发病：如肾血管血栓性疾病应给予抗凝和溶栓治疗；急进性肾小球肾炎应给予大量激素、细胞毒药物治疗，必要时行血浆置换或免疫吸附；急性间质性肾炎应停用有关药物、给予激素治疗；溶血性尿毒症综合征/血栓性血小板减少性紫癜可给予血浆置换；恶性高血压给予降压治疗等。

3）处理肾后性急性肾衰竭的关键是解除梗阻。一旦明确有梗阻伴肾功能异常，应首先并尽快解除梗阻，以增加肾功能改善的机会，防止肾组织病变进展。同时，明确病因，对因治疗，对于严重肾衰竭且解除梗阻后肾功能仍不能恢复者，应行肾脏替代治疗。因此，梗阻性肾病的治疗由泌尿外科和肾脏内科医生协作处理，才能尽最大可能挽救患者的肾功能。

（2）治疗方法

1）一般治疗：主要包括补液支持和升血压治疗、利尿、血糖控制和营养支持、透析治疗及对症治疗。

2）并发症的治疗：包括容量超负荷、高钾血症、代谢性酸中毒、低钙血症及高磷血症等对症治疗。

第二节 经典案例

案例一

（一）案例回顾

【主诉】

间歇性左腰部疼痛 10 余年。

【现病史】

患者，男性，50 岁。10 余年前无明显诱因下出现左腰部剧烈疼痛，呈阵发性，疼痛不放射，无恶心、呕吐，无尿频、尿急、尿痛，无发热、寒战，至当地医院就诊，检查示左肾结石（具体不详），此后症状减轻，仅偶发左腰部酸痛，故患者未予重视。患者于 3 月余前行体检时发现左肾结石增大，遂入院就诊，现为求进一步治疗，拟"左肾结石"收治入院。

患者自发病以来，精神可，胃纳欠佳，夜间睡眠一般，二便如常，体重无明显减轻。

【既往史】

无特殊。

【社会史、家族史、过敏史】

无特殊。

【体格检查】

HR 80 次/分；BP 108/56 mmHg；R 16 次/分；SO_2 99%。

神清，气平，心肺功能正常，腹平软，局部未隆起、无凹陷，无压痛、反跳痛，无肌卫，未触及包块。叩诊呈鼓音，移动性浊音（−）。肠鸣音可闻及，3 次/分。左肾区叩击痛（＋），右肾区叩击痛（−），双侧输尿管起始区域无压痛及叩击痛。双下肢无水肿，神经系统病理征（−）。

【实验室检查及其他辅助检查】

1. 实验室检查

（1）血常规：WBC $20.80×10^9$/L，NEUT% 98.6%，WBC $3.28×10^{12}$/L，Hb 101 g/L，PLT $83.00×10^9$/L。PCT＞100.00 ng/mL。

（2）血气分析：Cl^- 110.0 mmol/L，pH 7.40，PO_2 19.60 kPa，Lac 3.50 mmol/L，CaO 92 mmol/L，K^+ 3.70 mmol/L，Na^+ 140.0 mmol/L，ctHb 12.70 g/L，SO_2 99.20%，HCO_3^- 19.80 mmol/l，BE −3.7 mmol/L，HCT 0.390，PCO_2 4.37 kPa。

（3）尿常规：颜色 粉红色，透明度 微浑，尿比重 1.015，尿酸碱度 6.50，U-Pro 150.00 mg/dL，血红蛋白 250 g/μL，白细胞酯酶 500 Leu/μL，红细胞（镜检）40～60 个/HP，白细胞（镜检）40 个/HP。

（4）凝血功能：PT 15.20 s，INR 1.41，APTT 53.2 s，FIB 2.04 g/L，TT 25.20 s，D-dimer 5.52 mg/L。

（5）肝肾功能：ALT 270 U/L，AST 361 U/L，ALP 52 U/L，r-GGT 52 U/L，ALB 28.6 g/L；BUN 7.0 mmol/L，Scr 480.2 μmol/L。

2. 其他辅助检查

（1）胸片：两肺纹理增多，首先考虑两肺炎症，左侧胸腔积液，请结合临床。

（2）外院 B 超：双肾多发结石伴左肾轻度积水；膀胱未见明显异常，双侧输尿管未见扩张。

（3）外院肾-输尿管-膀胱造影（KUB）：左肾结石。

（4）外院 CT：左肾铸型结石。

【诊断】

（1）左肾结石。

（2）经皮肾镜取石+造瘘术后。

（3）左肾动脉栓塞术后。

（4）肾衰竭。

（5）感染性休克。

（6）急性呼吸窘迫综合征。

【用药记录】

1. 抗感染　亚胺培南西司他丁钠注射液 0.5 g iv.gtt q6 h.（d1-6）、0.5 g iv.gtt q12 h.（d7-12）；利奈唑胺注射液 600 mg iv.gtt q12 h.（d2）；注射用替考拉宁 200 mg i.v. q.d.（d3-6，d9-10）；氟康唑注射液 100 mg iv.gtt q.d.（d8-12）、200 mg p.o. q.d.（d13-14）；利福平胶囊 0.45 g p.o. q.d.（d8-10）；阿莫西林钠舒巴坦钠注射液 3 g iv.gtt q8 h.（d13-14）；利奈唑胺片 0.6 g p.o. q12 h.（d11-14）；氟康唑注射液 100 mg iv.gtt q.d.（d8-12）。

2. 保肝退黄　注射用还原型谷胱甘肽 2 400 mg iv.gtt q.d.（d1-7）；异甘草酸镁注射液 200 mg iv.gtt q.d.（d3-9）；乙酰半胱氨酸注射液 8 g iv.gtt q.d.（d8-14）；丁二磺酸腺苷蛋氨酸注射液 500 mg iv.gtt q12 h.（d6-14）。

3. 利尿　呋塞米注射液 200 mL iv.gtt（20 mg/h）ONCE（d3）。

4. 升血小板　重组人白细胞介素-11 注射液 3 mg i.h. q.d.（d3-10）。

5. 抗炎　乌司他丁注射液 20 万 U i.v. q6 h.（d2-7）。

【药师记录】

入院第 1 天：患者入 SICU，因血液高凝，Scr 值高，8 月 21～23 日行 CRRT［连续静脉-静脉血液滤过（CVVH）］模式，每次 6 h，持续透析 3 d，尿量 2 450 mL，入水量 5 880 mL，超滤液 450 mL，左肾造瘘引流（1）20 mL，左肾造瘘引流（2）40 mL。查体：镇静中，气管插管机械通气中，皮肤巩膜无明显黄染，肺部呼吸音弱，腹胀，肠鸣音弱，肢体无水肿。

入院第 14 天：患者肝肾功能好转，病情稳定，转出。

（二）案例分析

【利尿治疗】

急性肾衰竭患者早期进行预防性透析不但可以减少心力衰竭、高钾血症、感染和消化道出血等并发症的发生，而且有利于原发病的治疗和康复。CRRT 是近年透析治疗的进展之一，它可以最大限度地模拟肾脏对水和溶质的清除方式，持续、大量、缓慢地清除体内的水分和溶质，同时又可通过滤过膜吸附清除炎性介质和细胞因子。该患者采用 CRRT 3 d，Scr 值较前下降，尿量正常，电解质稳定，炎症指标如 WBC、CRP 和 PCT 均较前下降，选择 CRRT 合理且效果显著。利尿剂可减轻肾小管阻塞、扩张肾血管、抑制肾反馈、增加肾排泄量，可缩短少尿期急性肾衰竭病程。呋塞米为袢利尿剂，可抑制 Na^+、K^+、Cl^- 的主动重吸收，使 Na^+、K^+、Cl^- 大量排出而产生强大的利尿作用，降低肾小管细胞的代谢从而降低氧耗量。从理论上提高肾组织对缺血、缺氧的耐受力；由于尿流增加而冲刷肾小管，减少阻塞及尿液反流。一些研究表明，在少尿期的头 24 h 使用袢利尿剂可以起到利尿的作用，降低患有急性肾小管坏死患者的病死率。也有学者认为，使用袢利尿剂将少尿型急性肾衰竭转化为多尿型急性肾衰竭不利于急性肾衰竭的及时诊断和治疗，因此急性肾衰竭患者必须慎用利尿剂。该患者使用大剂量的呋塞米持续静脉滴注，与传统的间断静脉注射呋塞米相比较，连续静脉滴注呋塞米可明显增加其药效，并可避免其峰-谷效应，从而降低生理干扰程度及大剂量呋塞米所致的副作用。有研究报道，持续性静脉滴注同剂量呋塞米 24 h 后，统计尿量明显高于一次性注射，说明连续静脉滴注呋塞米药效高，优于一次性注射。

临床药师观点：该患者持续静脉滴注呋塞米注射液 1 d，尿量正常，选药和治疗方案合理，利尿效果佳。治疗原发病是治疗急性肾衰竭的主要措施，该患者因感染性休克导致急性肾衰竭，应给予积极的抗感染治疗，这是纠正急性肾衰竭的关键措施。

【抗感染治疗】

患者因左肾结石行左经皮肾镜取石术（Ⅱ期），术后肾衰竭、感染性休克。经皮肾镜取石术后引起的感染性休克是由于结石中包含大量细菌及内毒素，碎石过程中释放入灌注液，而灌注液带来肾盂内压力升高，经皮肾镜取石术中损伤肾盂、肾盏黏膜或经皮肾通道中的静脉开放，最终引起灌注液反流或吸收，细菌及内毒素进入机体，出现不同的感染征象，严重者表现为感染性休克。根据《尿路感染诊断与治疗中国专家共识（2015版）——复杂性尿路感染》，轻中度患者或初始经验治疗者可选择氟喹诺酮类、头孢菌素、磷霉素氨丁三醇；重症患者或初始经验性治疗失败患者可选择氟喹诺酮类、脲基青霉素+β-内酰胺酶抑制剂、头孢菌素、碳青霉烯类；病情严重且尿培养提示革兰氏阳性球菌者应经验性选择万古霉素。有研究报道，住院患者尿路感染以革兰氏阴性菌为主，最常见的是大肠杆菌，其次是革兰氏阳性菌，其中最常见的是肠球菌，真菌感染最常见的是白念珠菌。有报道，上尿路结石患者行内镜碎石术后泌尿系统感染率较高，感染病原菌主要为大肠杆菌。有研究证实，行经皮肾镜取石术后患者感染多重耐药病原菌有明显升高趋势，尽管术前使用抗菌药物预防，多重耐药病原菌仍然是术后并发感染的高危因素。

临床药师观点：泌尿系统结石引起的复杂性尿路感染，病原菌耐药比例高，治疗难度大，并发症多，疗程长。产 ESBL 大肠杆菌是复杂尿路感染的主要致病菌，早期应用足量、广谱、高效抗生素经验治疗，保证血、尿中抗生素达到有效浓度是关键。该患者病情危重，尿培养和血培养细菌阴性，早期经验性治疗，选用亚胺培南西司他丁钠合理。利奈唑胺和替考拉宁都对革兰氏阳性球菌有强大抗菌作用，药师认为本患者联合使用过早，如使用亚胺培南西司他丁钠 72 h 感染未能控制或者尿培养有肠球菌阳性结果时可考虑联合使用。

【CRRT 和非 CRRT 药物方案调整】

CRRT 不仅可有效清除细胞因子和炎症介质及血液中的内毒素

和超负荷水分，还可清除抗感染药物。故行 CRRT 时，抗菌药物的清除速率有较大的可变性。若药物剂量不足将导致治疗失败和细菌耐药的产生，而使用过量的药物将导致不良反应的发生，这对危重症患者都是致命的。有研究报道，在 CVVH 情况下，1 g/d 亚胺培南的剂量可以达到多数常见革兰氏阴性菌感染的有效血药浓度，MIC 达到 2 μg/mL。但预防和治疗耐药病原菌则需要更高的 MIC，即 MIC 为 4～8 μg/mL，此时亚胺培南的剂量应增加至 2 g/d 或以上。该患者 8 月 21～23 日行 CRRT 时，亚胺培南西司他丁钠注射液使用的剂量是 0.5 g iv.gtt q6 h.，每日 2 g 可达到有效的高浓度。8 月 24 日未行 CRRT，应该根据当前的肌酐清除率调整亚胺培南西司他丁钠的使用剂量。8 月 24 日干片法测 Scr 为 389.9 μmol/L，肌酐清除率（CrCl）为 21 mL/min，说明书推荐 CrCl 为 21～40 mL/min，给予的剂量应是 0.25 g iv.gtt q6 h.。8 月 27 日干片法测 Scr 为 201.2 μmol/L，CrCl 为 41 mL/min，给予的剂量应是 0.5 g iv.gtt q8 h.，该患者未及时根据 Scr 值或肌酐清除率的动态变化调整亚胺培南西司他丁钠的给药方案。肾功能受损患者使用的替考拉宁也需要根据患者实际的肌酐清除率进行剂量调整，前 3 d 仍然按常规剂量，第 4 天轻度肾功能不全者（肌酐清除率在 40～60 mL/min），剂量减半，方法是按常规剂量，隔日 1 次；或剂量减半，每日 1 次。严重肾功能不全（肌酐清除率小于 40 mL/min 或血液透析者），剂量为常规剂量的 1/3。按常规剂量给药，3 次/d；或按常规剂量 1/3 给药，每日 1 次。该患者替考拉宁注射液剂量偏大，可调整为 200 mg iv.gtt q12 h. 或者 100 mg iv.gtt q.d.。

　　临床药师观点：该患者术后并发急性肾衰竭，给予积极对症治疗和抗感染治疗。通过 CRRT、利尿和抗感染治疗，患者肾功能好转，感染控制，电解质正常，病情稳定。尿路感染常见的病原菌主要以革兰氏阴性菌为主，无肠球菌感染证据联合利奈唑胺和替考拉宁，联合用药时机过早；在治疗过程中，患者的 Scr 值为动态变化，使用经肾脏排泄药物如亚胺培南西司他丁钠和替考拉宁应及时根据肾功能的变化及时调整方案。

（三）药学监护要点

（1）监测肾功能变化，该患者肾功能差，使用经肾脏排泄的药物需要及时根据肌酐清除率调整治疗方案。

（2）关注神经系统反应，亚胺培南西司他丁钠最常见的不良反应是癫痫，需要监护患者发生中枢神经系统不良反应。该患者无神经系统反应发生。

（3）关注血小板变化及有无出血倾向，利奈唑胺长期使用能引起血小板减少，因患者血小板低，利奈唑胺使用1 d停用，无出血倾向，经对症治疗及有效抗感染治疗，患者血小板恢复正常。

（4）监测肝功能变化，氟康唑和利福平都会引起肝脏毒性，需密切监测肝功能，经积极保肝治疗，患者肝功能好转。

（5）关注电解质变化，如血钠、血钾变化。异甘草酸镁可能引起假性醛固酮增多症，血钠潴留、低钾血症等情况，故需要密切监测电解质水平，治疗期间电解质基本平稳。

案例二

（一）案例回顾

【主诉】

无尿2 d，发热1 d。

【现病史】

患者，男性，73岁。2016年4月6日入院，于2016年3月10～23日因"反复活动后气促4 d，加重伴无尿2 d"于肾脏内科住院治疗，入院后查Scr 959.5 μmol/L，故予血液透析治疗，完善腹部CT提示双肾积水、输尿管梗阻，泌尿外科会诊后于3月12日行输尿管镜下DJ管置入术，予右侧输尿管留置导尿管1根，后经对症支持治疗好转出院。出院后至本次发病期间无特殊。本次入院前2 d患者无明显诱因下再次出现突然无尿，24 h尿量约100 mL，有胸闷、气促，夜间尚可平睡，患者自觉减少水摄入量，于第二军医大学附属长海医院急诊就诊。查肾功能 Scr 596 μmol/L。血常规：WBC 10.4×10^9/L，NEUT% 94.5%，Hb、PLT 无特殊；血气分析（–）。查腹部 CT 示右肾盂输尿管镜下 DJ 管置入术后；双肾囊肿；双肾肾盂、肾盏及输尿管扩张积水，未予特殊处理。入院前 1 d 患者出现发热，最高体温 39℃，入急诊就诊，予以左氧氟沙星抗感染处理。病程中患者无咳嗽、咳痰，无粉红色泡沫痰，无腹泻，无呼吸困难等症状，目前患者仍有低热，精神可，为求进一步诊治，肾脏内科拟"急性肾衰竭（肾后性）"收治入院。

自发病以来，患者神清，精神可，胃纳可，夜眠一般，小便如前述，大便可，近期体重无明显减轻。

【既往病史及用药史】

2016 年 3 月 12 日行输尿管镜下 DJ 管置入术。

【社会史、家族史、过敏史】

否认青霉素、磺胺类药物、链霉素等药物过敏史。否认食物过敏史。家人身体健康，否认结核、肝炎、性病，否认家族性疾病、遗传性疾病、家族精神性疾病，否认糖尿病、血友病病史。生于原籍，在当地生活与工作，否认有疫水接触史；否认烟酒不良嗜好，否认冶游史。

【体格检查】

T 38.5℃；P 100 次/分；R 20 次/分；HR 75 次/分；BP 113/64 mmHg。

神清，气平，双瞳孔等大等圆，对光反射（+），心律齐，未及杂音。两肺呼吸音粗，未闻及明显干、湿啰音。腹软无压痛，见横结肠造瘘袋，造瘘口皮肤黏膜红润，无红肿及异常渗出，肝脾肋下未及，肠鸣音正常。双下肢轻度水肿。四肢肌力、肌张力正常，病理征（–）。

【实验室检查及其他辅助检查】

1. 实验室检查

（1）炎症指标：CRP>160 mg/L，PCT>100.0 ng/mL。

（2）血气分析：pH 7.31，PCO_2 3.73 kPa，PO_2 13.4 kPa，BE −8.1 mmol/L。

（3）血常规：WBC 10.4×10^9/L，NEUT% 89.8%，Hb 89 g/L，PLT 218.0×10^9/L。

（4）尿常规：白细胞酯酶 500 Leu/μL，WBC 28 个/HP，RBC 12 个/HP。

（5）电解质：Na^+ 133.0 mmol/L，K^+ 4.20 mmol/L，Cl^- 96.0 mmol/L。

（6）肝功能：ALT 52.0 U/L，AST 62.0 U/L，ALP 352 U/L，TBIL 15.8 μmol/L，DBIL 11.6 μmol/L，ALB 31.7 g/L。

（7）肾功能：BUN 31.9 mmol/L，Scr 875.8 μmol/L，GFR 4.10 mL/(min·1.75 m²)。

（8）凝血功能：PT 16.50 s，INR 1.51，APTT 36.2 s，TT 13.1 s，D-dimer 0.77 mg/L。

2. 其他辅助检查

（1）心电图：正常。

（2）腹部 CT：右肾盂输尿管镜下 DJ 管置入术后；双肾囊肿；双肾肾盂、肾盏及输尿管扩张积水。

【诊断】

（1）急性肾衰竭（肾后性）。

（2）双肾积水。

（3）右侧输尿管镜下 DJ 管置入术后。

【治疗方案】

（1）行 CRRT，连续静脉-静脉血液透析滤过（CVVHDF）模式。

（2）拟行输尿管支架引流术。

【用药记录】

1. 抗感染　0.9%氯化钠注射液 100 mL+美罗培南注射液 0.5 g iv.gtt q.d.（d1-3）。

2. 抑酸　0.9%氯化钠注射液 250 mL+泮托拉唑注射液 40 mg iv.gtt q.d.（d1-3）。

3. 改善微循环 0.9%氯化钠注射液 100 mL+前列地尔注射液 10 μg iv.gtt q.d.（d1-3）。

4. 其他治疗 氯化钠注射液 500 mL iv.gtt stat.（d1-3）。

【药师记录】

入院第 3 天：患者无尿 2 d，血气示酸中毒，予 CRRT（CVVHDF 模式）治疗共 8 h，共超滤 440 mL，24 h 尿量 90 mL，电解质均正常，双下肢无水肿。心电监护：P 106 次/分，BP 109/60 mmHg，SpO$_2$ 99%，R 12 次/分。泌尿科会诊拟行输尿管支架引流术。

患者入院后高热、寒战，静脉补液共 950 mL（包括急诊用药），感染指标如 CRP、PCT 等显著升高，予美罗培南注射液抗感染。予病房饮食。患者入院后查心电图未见特殊异常，心室率 96 次/分，患者无特殊不适，查电解质无特殊。

（二）案例分析

【病因治疗】

纠正可逆的病因，对所有的急性肾衰竭患者来说，应停用影响肾灌注或直接肾毒性的药物，避免应用造影剂。疑有血浆容量不足的患者可静脉予适当液体（一般为等渗盐水 500～1 000 mL）。梗阻患者需排除梗阻原因。

临床药师观点：患者为 73 岁老年男性，急性肾衰竭（肾后性），双肾积水，右侧输尿管镜下 DJ 管置入术后，无尿 2 d，24 h 尿量约 100 mL，发热 1 d。考虑患者存在泌尿系梗阻，需解除梗阻原因，泌尿科会诊拟行输尿管支架引流术。

【液体治疗】

未能控制急性肾衰竭引起的相关并发症，需保证液体平衡，每日大致的液体摄入量可按前一日 24 h 排尿量加 500 mL 来计算。发热患者可适当增加液体入量，并关注患者体重增减。除食物摄入外，急性肾衰竭患者无须补给钠、钾、氯。若血钾轻度升高（<6.0 mmol/L），可通过限制钾的摄入及停用各种导致钾升高的药物；当血钾升高到>6.5 mmol/L，特别是当出现心电图改变如 QRS 波增宽等时应紧急处理，包括葡萄糖、胰岛素、钙剂、碳酸氢钠及离子交换树脂治疗，必要时进行透析治疗并供给足够的营养。急性肾衰竭病死率高的一个原因是其引起的分解代谢，急性肾衰竭患者营养不良的原因包括尿毒症或引起急性肾衰竭疾病的代谢缺陷、蛋白质的摄入减少、必需氨基酸氧化过度及蛋白质分解过度。因此，可针对抑制分解代谢旁路或给予重组生长因子等，减少分解代谢。

临床药师观点：积极预防及治疗可能出现的并发症，在急性肾衰竭患者发生高血压、充血性心力衰竭或水肿提示容量过度扩张时，应给予治疗。

【透析治疗】

急性肾衰竭中非少尿型和非分解代谢型可不用或很少用透析治疗。透析治疗的指征是症状性尿毒症（症状或体征）；难治性血管容量过多；高钾血症或严重的代谢性酸中毒一般治疗方法无效。此外，有研究者倾向早期预防性应用透析治疗以减少并发症。血流动力学不稳定如脓毒症患者不适合传统的血液透析，即间歇性血液透析（IHD），而比较适合 CRRT，后者包括连续性动静脉血液滤过（CAVH）、静脉-静脉血液滤过、血液透析或血液滤过 [连续静脉-静脉血液滤过（CVVH），连续的静脉血液透析（CAVHD），连续静脉-静脉血液透析（CVVHD），连续的静脉血液透析滤过（CAVHDF），连续静脉-静脉血液透析滤过（CVVHDF）] 或缓慢持续超滤（SCUF）。

临床药师观点：该患者右侧输尿管镜下 DJ 管置入术后，无尿 2 d，24 h 尿量约 100 mL，有透析治疗指征。另患者入院时高热伴寒战，感染指标均较高，心率偏快，P 106 次/分，BP 109/60 mmHg，选用 CRRT（CVVHDF 模式）合理。患者入院后予静脉补液共 950 mL（包括急诊用药），行 CRRT（CVVHDF 模式）共 8 h，共超滤 440 mL，24 h 尿量 90 mL，电解质均正常，双下肢无水肿。

【抗感染治疗】

根据《尿路感染诊断与治疗中国专家共识（2015 版）——复杂性尿路感染》，复杂性尿路感染是指尿路感染同时伴有获得感染或者治疗失败风险的合并疾病，如泌尿生殖道的结构或功能异常，或其他潜在疾病。诊断复杂性尿路感染有 2 条标准，尿培养阳性以及包括以下至少 1 条合并因素：①留置导尿管、支架管或间歇性膀胱导尿；②残余尿＞100 mL；③任何原因引起的梗阻性尿路疾病，如膀胱出口梗阻、神经源性膀胱、结石或肿瘤；④膀胱输尿管反流或其他功能异常；⑤尿流改道；⑥化疗或放疗损伤尿路上皮；⑦围手术期和术后尿路感染、肾功能不全、移植肾、糖尿病和免疫缺陷等。推荐根据尿培养和药敏试验结果选择敏感抗菌药物。有症状复杂尿路感染的经验治疗需要了解可能的病原菌谱和当地的耐药情况，还要对基础泌尿系统疾病的严重程度进行评估（包括对肾功能的评估）。抗菌药物的经验性治疗需根据临床反应和尿培养结果及时进行修正。轻中度患者或初始经验治疗可选用氟喹诺酮类、头孢菌素（2 代或 3a 代）、磷霉素氨丁三醇；重症患者或初始经验性治疗失败患者，可选用氟喹诺酮类（如果未被用于初始治疗）、脲基青霉素（哌拉西林）+β-内酰胺酶抑制剂、头孢菌素（3b 代）、碳青霉烯类。如果患者病情严重且尿培养提示为革兰氏阳性球菌，可经验性选择万古霉素注射液（1 g iv.gtt 12 h/次），但应检测血药浓度，肾功能不全者根据肌酐清除率调整给药剂量。一旦培养结果及药敏结果回报，应尽可能改为窄谱敏感抗菌药物。治疗至体温正常或合并症（如尿路导管或结石）清除后 3～5 d。

临床药师观点：患者右肾盂输尿管镜下 DJ 管置入术后，入院后高热、寒战，尿常规阳性，感染指标如 CRP、PCT 等显著升高，腹部 CT 示双肾肾盂、肾盏及输尿管扩张积水。考虑为复杂性尿路感染，并予送检中段尿培养。结合患者状态及检查指标，选用美罗培南注射液抗感染合理。美罗培南可覆盖复杂性尿路感染常见致病菌，且在尿中能达到有效浓度。但患者目前处于急性肾衰竭状态，予CRRT。根据《热病：桑福德抗微生物治疗指南（第 46 版）》，美罗培南在 CRRT 时可给予 1 g q12 h.，《肾衰药物手册》推荐行 CVHDF 的危重症患者的合适剂量为每 12 h 静脉给予 1 g 美罗培南。患者使用美罗培南注射液 0.5 g iv.gtt q.d., 剂量偏低。建议调整为美罗培南注射液 1 g iv.gtt q12 h.。

(三)药学监护要点

(1)密切监测患者生命体征、尿量及肾功能变化。

(2)积极全身支持治疗,保持血流动力学及心电稳定,维持生命体征及内环境平衡。

(3)动态监测感染指标,关注中段尿培养回报结果,密切关注病情变化,及时调整抗感染方案。

(4)患者使用美罗培南,注意药物相关不良反应。

第三节 主要治疗药物

一、常用治疗方案

（1）利尿剂：首选袢利尿剂，如呋塞米。

（2）碳酸氢盐：纠正代谢性酸中毒。

（3）钙剂：纠正低钙血症，如氯化钙、葡萄糖酸钙；纠正高磷血症，如醋酸钙。

（4）抗凝药物：血液透析需抗凝处理，如肝素钠。

二、常用治疗药物

急性肾衰竭常用治疗药物见表6-1。

表6-1 急性肾衰竭主要治疗药物

名称	适应证	用法用量	禁忌证	注意事项
呋塞米	用于治疗水肿性疾病、高血压、预防急性肾衰竭、高钾血症和稀释性低钠血症、抗利尿激素分泌过多症、急性药物中毒	（1）静脉给药 1）成人：①治疗水肿性疾病。紧急情况或不能口服者，可静脉注射，开始20～40 mg，必要时每2 h 加倍剂量，直至出现满意疗效。维持用药阶段可每日分次给药。治疗急性左心衰竭时，起始40 mg 静脉注射，必要时每小时追加80 mg，直至出现满意疗效。治疗急性肾衰竭，可用200～400 mL 内静脉滴注，滴注速度每分钟不超过4 mg。本品加于氯化钠注射液100 mL 内静脉滴注，有效者可按原剂量重复应用或酌情调整剂量，每日总剂量不超过1 g。利尿效果差时不宜再增加剂量，以免出现肾功能衰竭不利。治疗慢性肾功能不全时，一般每日剂量40～120 mg。②治疗高血压危象时，起始40～80 mg 静脉注射，伴急性左心衰竭或高血压脑病者，可酌情增加剂量。	（1）对本品及磺胺类、噻嗪类利尿药过敏者禁用；妊娠3个月以内的孕妇禁用。 （2）下列情况慎用：无尿或严重肾功能损害者，后者因需加大剂量，故用药间隔时间应延长，以免出现耳毒性等副作用；糖尿病、高尿酸血症或有痛风病史者；严重肝功能损害者，因水电解质紊乱可诱发肝昏迷；急性心肌梗死，过度利尿可促发休克；胰腺炎或有此病史者；有低钾血症倾向者，尤其是应用洋地黄类药物或有室性心律失常者；红斑狼疮，本药可加重病情或诱发活动；运动员	（1）交叉过敏：对磺胺药和噻嗪类利尿药过敏者，对本药可能亦过敏 （2）对诊断的干扰：可致血糖升高，尿糖阳性，尤其是糖尿病病人或过度脱水可使血尿酸和尿素氮水平暂时性升高

名称	适应证	用法用量	禁忌证	注意事项
呋塞米		③治疗高钙血症时，可静脉注射，一次20~80 mg。 2）小儿：治疗水肿性疾病，起始按1 mg/kg 静脉注射，必要时每隔2 h追加1 mg/kg。最大剂量可达每日 6 mg/kg。新生儿应延长用药间隔。 （2）口服 1）成人：①治疗水肿性疾病。起始剂量为口服20~40 mg（1~2片），每日1次，必要时6~8 h后追加20~40 mg（1~2片），直至出现满意利尿效果。最大剂量虽可达每日 600 mg（30片），但一般应控制在100 mg（5片）以内，分2~3次服用。以防过度利尿和发生不良反应。部分患者剂量可减少至20~40 mg（1~2片），隔日1次，或每周连续服药2~4 d，每日 20~40 mg（1~2片）。②治疗高血压，起始每日40~80 mg（2~4片），分2次服用。		

（续表）

名称	适应证	用法用量	禁忌证	注意事项
呋塞米		并酌情调整剂量。③治疗高钙血症。每日口服 80~120 mg（4~6 片），分 1~3 次服用。2）小儿治疗水肿性疾病，起始按体重 2 mg/kg，口服，必要时每 4~6 h 追加 1~2 mg/kg。新生儿应延长用药间隔		
布美他尼	用于治疗水肿性疾病、高血压、预防急性肾衰竭、高钾血症和高钙血症、稀释性低钠血症、抗利尿激素分泌过多症、急性药物中毒、对某些呋塞米无效的病例仍可能有效	（1）口服 1）成人：治疗水肿性疾病或高血压，口服起始每日 0.5~2 mg，必要时每隔 4~5 h 重复，最大剂量每日可达 10~20 mg；也可同隔日用药，即隔 1~2 d 用药 1 d 2）小儿：口服 1 次按体重 0.01~0.02 mg/kg，必要时每 4~6 h 给药 1 次（2）静脉给药：用适量生理盐水稀释后静脉或肌内注射（静脉注射：布美他尼注射液 0.1 mg/mL；肌内注射：布美他尼注射液 0.25~0.5 mg/mL）	（1）对本品及磺胺药、噻嗪类利尿药过敏者禁用；妊娠 3 个月以内的孕妇禁用（2）下列情况慎用：无尿或严重肾功能损害者，后者因肾脏加大剂量，故用药时间应延长，以免出现耳毒性等副作用；糖尿病史者；严重肝功能损害者，因水电解质紊乱可诱发肝昏迷；急性心肌梗死	（1）交叉过敏：对磺胺药和噻嗪类利尿药过敏者，对本药可能亦过敏（2）对诊断的干扰：可致血糖升高，尿糖阳性，尤其是糖尿病或糖尿病前期患者、过度胶水可使血尿酸和尿素氮水平暂时性升高。血 Na^+、血 K^+、血 Ca^{2+} 和血 Mg^{2+} 浓度下降

（续表）

名称	适应证	用法用量	禁忌证	注意事项
布美他尼	水肿性疾病、高血压、中枢性或肾性尿崩症、肾石症	1）成人：治疗水肿性疾病或高血压，静脉或肌内注射起始0.5～1 mg，必要时每隔2～3 h重复，最大剂量为每日10 mg。治疗急性肺水肿，静脉注射起始1～2 mg，必要时隔20 min重复，也可2～5 mg稀释后缓慢滴注（不短于30～60 min） 2）小儿：肌内或静脉注射1次按体重0.01～0.02 mg/kg，必要时每4～6 h 1次	者。过度利尿可促发休克；胰腺炎或有此病史者；有低钾血症倾向者，尤其是应用洋地黄类药物或有室性心律失常者；前列腺肥大者；运动员	（3）随访检查：血电解质，尤其是合用洋地黄类药物或皮质激素类药物、肝肾功能损害者；血压，大剂量应用或用于降压，尤其是用于老年人；肾功能；肝功能；血糖；血尿酸；酸碱平衡情况；听力 （4）动物实验提示本药能延缓胎儿生长和骨化，对新生儿和乳母的情况尚不清楚。能增加尿磷的排泄量，可干扰尿磷的测定
氢氯噻嗪	水肿性疾病、高血压、中枢性或肾性尿崩症、肾石症	口服（1）成人：治疗水肿性疾病，每次25～50 mg（1～2片），每日1～2次，或隔日治疗，或每周连服3～5 d。治	下列情况慎用：无尿或严重肾功能减退者，因本药效果差，大剂量应用者可致药物蓄积，使毒性增加；	（1）交叉过敏：与磺胺类药物、呋塞米、布美他尼、碳酸酐酶抑制剂有交叉反应；

193

（续表）

名称	适应证	用法用量	禁忌证	注意事项
氢氯噻嗪		疗高血压，每日 25～100 mg（1～4片），分 1～2 次服用，并按降压效果调整剂量 （2）小儿：每日按体重 1～2 mg/kg 或按体表面积 30～60 mg/m²，分 1～2 次服用，并按疗效调整剂量。小于 6 个月的婴儿剂量可达每日 3 mg/kg	糖尿病、高尿酸血症或有痛风病史者；严重肝功能受损者、水电解质紊乱者，可诱发肝昏迷；高钙血症者；低钠血症者；红斑狼疮者，可加重或诱发痉挛；胰腺炎患者；交感神经切除者（降压作用加强）；有黄疸的婴儿；运动员	（2）对诊断的干扰：可致葡萄糖耐量降低，血糖、尿糖、血尿酸、血胆固醇、三酰甘油、低密度脂蛋白浓度升高，血 Mg^{2+}、血 K^+、血 Na^+ 降低及尿量减少 （3）随访检查：血电解质、血糖、血尿酸、血肌酐、尿素氮、血压。应从最小有效剂量开始用药，以减少副作用的发生、减少反射性肾素和醛固酮分泌。有低钾血症倾向的患者，应酌情补钾或与保钾利尿药合用

（续表）

名称	适应证	用法用量	禁忌证	注意事项
碳酸氢钠	治疗代谢性酸中毒，可碱化尿液，也可作为制酸药，治疗胃酸过多引起的症状。静脉滴注对某些药物中毒有非特异性的治疗作用	(1) 静脉：代谢性酸中毒，静脉滴注，补碱量按下式计算：补碱量(mmol)=(-2.3-实测得的BE值)×0.25×体重(kg)，或补碱量(mmol)=正常的CO_2CP-实际测得的CO_2CP(mmol)×0.25×体重(kg)。除非体内丢失碳酸氢盐，一般先给计算剂量的1/3~1/2，4~8h滴注完毕。心肺复苏抢救时，首次1mmol/kg，以后根据血气分析结果调整用量(每1g碳酸氢钠相当于12mmol碳酸根)。碱化尿液，成人则静脉滴注，2~5mmol/kg，4~8h滴注完毕 (2) 口服：一次0.25~2g (0.5~4片)，3次/d	下列情况忌用：少尿或无尿者，因其能增加钠负荷，患者钠潴留并有水肿时，如肝硬化、充血性心力衰竭、肾功能不全、妊娠高血压综合征、原发性高血压患者，因钠负荷增加可能增加钠情	(1) 对诊断的干扰：对胃酸分泌试验或血尿pH测定结果有明显影响 (2) 下列情况：代谢性或呼吸性碱中毒；因呕吐或持续胃肠负压吸引导致大量氯丢失，而致有可能发生代谢性碱中毒；低钙血症时，因本品引起碱中毒可加重低钙血症表现
氯化钙	用于治疗钙缺乏，急性血钙过低、碱中毒及甲状旁腺功能低下所致的手足搐搦症	(1) 用于低钙或电解质补充，一次0.5~1g (136~273mg钙)，缓慢静脉注射(每分钟不超过0.5mL，即含钙13.6mg)，根据患者情况	(1) 氯化钙有强烈的刺激性，不宜皮下或肌内注射，静脉注射时如漏出血管外，可引起组织坏死；一般情况	对诊断的干扰：可使血清钙酶增高，血清羟基质留醇浓度短暂升高。长期或大量应用

（续表）

名称	适应证	用法用量	禁忌证	注意事项
氯化钙	维生素 D 缺乏症等；还可用于过敏性疾病及镁中毒、氟中毒的解救；心脏复苏时也可应用	浓度，1~3 d 重复给药 （2）甲状旁腺功能亢进术后的骨低钙综合征患者的低钙，可用本品稀释于生理盐水或右旋糖酐内，每分钟滴注 0.5~1 mg（最高每分钟滴 2 mg） （3）用作强心剂时，用量 0.5~1 g，稀释后静脉滴注，每分钟不超过 1 mL；心室内注射，0.2~0.8 g（54.4~217.6 mg 钙），单剂使用 （4）治疗高血钾时，根据心电图决定剂量 （5）抗高血镁治疗，首次 0.5 g（含钙量为 136 mg），缓慢静脉注射（每分钟不超过 5 mL）。根据患者反应决定是否重复使用 （6）小儿用量：低钙时治疗量为 25 mg/kg（含钙 6.8 mg），缓慢静脉滴注	下，本品不用于小儿 （2）应用强心苷时期间禁止静脉注射本品 （3）不宜用于肾功能不全低钙患者及呼吸性酸中毒患者	本品，血清磷酸盐浓度降低

名称	适应证	用法用量	禁忌证	注意事项
葡萄糖酸钙	用于治疗钙缺乏、急性血钙过低、碱中毒及甲状旁腺功能低下所致的手足搐搦症、过敏性疾病；还可用于镁中毒、氟中毒时的解救；心脏复苏时也可应用	（1）静脉：用10%葡萄糖溶液稀释后缓慢注射，每分钟不超过5mL。1）成人：用于低钙血症时每次1g，需要时可重复；用于高钙血症时每次1～2g；解救氟中毒时静脉注射本品1g，1h后重复，如有需要；静脉注射本品3g；如有皮肤组织坏化物损伤，每平方厘米受损面积应用10%葡萄糖酸钙50mg。2）小儿：用于低钙血症，按体重25mg/kg（6.8mg钙）缓慢静脉注射。但因刺激性较大，本品一般情况下不用于小儿。（2）口服：每次1～4片，每日3次	对本药过敏者禁用；本品也不宜用于肾功能不全患者与呼吸性酸中毒患者；应用强心苷期间禁止静脉注射本品	静脉注射时如漏出血管外，可致注射部位应皮肤发红、皮疹和疼痛，并可随后出现脱皮和组织坏死。若发现药液漏出血管外，应立即停止注射，并用氯化钠注射液局部冲洗注射部位，局部给予氢化可的松、1%利多卡因和透明质酸，并给局部热敷体及热敷
醋酸钙	本品主要用于纠正高磷血症，也可用于钙的补充	口服：用于纠正高磷血症，应根据血钙、血磷检验数据，由医生决定用量。钙的补充每日最高限300mg（以钙元素计，扣除饮食中的钙），服药时间不宜超过1个月	高钙血症者禁用，肝肾功能不全时应在医嘱下使用	（1）本品宜在空腹（饭前1h）时服用 （2）应尽量通过正常膳食保证钙的摄入 （3）本品不宜大量长期

（续表）

名称	适应证	用法用量	禁忌证	注意事项
醋酸钙				期服用，故不宜用于钙缺乏症的治疗 （4）使用时间超过2周时，应进行血钙、血磷的监测
肝素钠	用于防治血栓形成或栓塞性疾病（如心肌梗死、血栓性静脉炎、肺栓塞等）；各种原因引起的DIC；也用于血液透析、体外循环、导管术、微血管手术等操作中及某些血液标本或器械的抗凝处理	（1）深部皮下注射：首次5 000～10 000 U，以后每8 h 8 000～10 000 U或每12 h 15 000～20 000 U；每24 h总量为30 000～40 000 U，一般均能达到满意的效果 （2）静脉注射：首次5 000～10 000 U，或首次5 000～10 000 U后按体重每4 h 100 U/kg，用氯化钠注射液稀释后应用 （3）静脉滴注：每日20 000～40 000 U加至氯化钠注射液1 000 mL中持续滴注。滴注前可先静脉注射5 000 U作为初始剂量	对肝素过敏、有自发出血倾向、血液凝固迟缓（如血友病、紫癜、血小板减少）、溃疡病、创伤、严重肝功能不全后出血及严重肝功能不全的患者禁用	用药期间应定时测定凝血时间

（续表）

名称	适应证	用法用量	禁忌证	注意事项
肝素钠		（4）预防性治疗：高危血栓形成患者，大多用于腹部手术之后，以防止深部静脉血栓。在外科手术前2 h先给5 000 U肝素钠皮下注射，但麻醉方式应避免硬膜外麻醉，然后每隔8～12 h 5 000 U，共约7 d		（1）本品严禁肌内注射
低分子量肝素钠	用于预防血栓栓塞性疾病，特别是骨科手术或普外科手术中高危患者；治疗血栓栓塞性疾病；在血液透析中预防血凝块形成	（1）皮下注射：通常的注射部位是腹壁的前外侧，左右交替。针头应垂直刺入捏起皮肤所形成的皱襞，注射完毕，松开手指。（2）普外科手术：术前2 h皮下注射0.3 mL，术后每24 h注射1次，需持续到患者开始中自由活动，一般在术后7 d（3）骨科手术：术前12 h和术后12 h皮下注射0.4 mL（4 250 aXaU），视患者形成血栓的危险程度确定剂量。术后治疗每日1次，需持续到患者开始自由活动，一般至少持续10 d	（1）以下情况禁用：有与使用低分子量肝素钠有关的血小板减少病史的患者（见"注意事项"）；发生或有倾向发生与止血障碍有关的出血，与肝素无关的消耗性凝血病除外；有出血危险的器官损伤（消化性溃疡、视网膜病变、出血综合征、出血性脑血管意外等）；急性细菌性心内膜炎（与人工假肢有关的除外）；对本品过敏者；患有严重	（2）生物学监测：应在治疗前进行血小板计数检查，治疗过程中应每周检查2次。如需长期进行长期治疗，上述监测的频率应至少保持到治疗开始后的第一个月，此后再酌情治疗。如果有其他肝素治疗引起的血小板减少史，应加强临

199

（续表）

名称	适应证	用法用量	禁忌证	注意事项
低分子量肝素		（4）治疗血栓栓塞性疾病：每日2次，皮下给药，0.4~0.6 mL，（4 250~6 400 aXaU），通常疗程为10 d （5）血透中预防血凝块形成：根据患者的综合情况和血透条件确定剂量，透析开始时从透析管道动脉端一次性注入。对没有出血危险的患者，根据体重使用下列起始剂量。体重小于50 kg的患者，起始剂量为0.3 mL；体重为50~69 kg的患者，起始剂量为0.4 mL；体重大于等于50 kg的患者，起始剂量为0.6 mL；有出血危险的患者，起始剂量给予一半剂量。若血透时间超过4 h，可再给予一个小剂量低分子量肝素，可根据剂量初次剂量观察剂量的效果进行调整	的肾病和胰腺病变，严重高血压，严重脑内损伤的患者和术后期患者；正在使用维生素K拮抗剂进行治疗的患者禁用 （2）相对禁忌证：禁止与噻氯匹啶、水杨酸酯或非甾体抗炎药、抗血小板药物（双嘧达莫、磺吡酮等）联合使用 （3）以下情况慎用：肝功能不全、肾功能不全、高血压、胃十二指肠溃疡或其他任何可能出血的器质性损害病史、脉络膜和视网膜的血管疾病的患者。大脑或脊髓手术的术后期也应慎用	床监测并每日进行血小板计数检查。使用分级肝素治疗引起血小板减少症时，用低分子量肝素替代也是可能的解决办法。此时，应每日监测血小板计数。如果血小板减少症持续，应尽快停止治疗。血小板量即有即便使用低分子量肝素进行替代，血小板减少症仍维持起始水平的报告 （3）治疗、低分子量肝素的分子质量和比活可能因生产方法的不同而不同，因此治疗过程中不建议更换产品品牌

第四节 案 例 评 述

一、临床药学监护要点

在急性肾衰竭治疗方案确定过程中，药学监护的任务同时产生了，主要的工作包括治疗相关急性肾损伤（AKI）的讨论、预处理支持治疗、并发症的对因及对症治疗。通过医生与药师的沟通协调，制订合理的个体化的肾衰竭治疗方案。AKI 是 ICU 患者很常见的并发症之一，AKI 是预测患者死亡的独立危险因素。

（一）治疗相关 AKI 的讨论

ICU 患者 AKI 的死亡率高达 50%，最常见的原因有脓毒症、肾毒素、肿瘤溶解综合征和容量耗竭。肿瘤导致肾损伤：肾脏肿瘤浸润、腹膜后淋巴结病相关阻塞性肾病、溶菌酶尿直接肾小管损伤、噬血细胞性淋巴组织细胞增生症致急性间质性疾病、DIC和高白细胞血症致血管闭塞、高钙血症致血流动力学 AKI 和急性肾炎、肾小球疾病（微小病变肾病、局灶节段性肾小球硬化、膜性增生性肾小球肾炎、膜性肾病、淀粉样变性、免疫球蛋白性肾小球肾炎、纤维性肾小球性肾炎、新月体性肾小球性肾炎）。治疗导致肾损伤：肾毒性疾病（血栓性微血管病变、急性肾小管损伤、肾小管间质性肾炎和肾小球疾病），肿瘤溶解综合征致急性尿酸肾病，药物如甲氨蝶呤导致肾小管阻塞、容量耗竭、脓毒症和脓毒症休克，放射药物肾毒性，常见药物肾毒性。常见药物有

201

非甾体抗炎药，血管紧张素转化酶抑制剂（angiotensin converting enzyme inhibitors，ACEI），血管紧张素受体拮抗剂（angiotensin receptor blockers，ARB）和抗生素。

肾脏替代治疗初始应用于存在各种类型疾病导致的肾功能不全的患者，用于调节因肾功能不全导致的水电解质紊乱、氮质血症及酸中毒情况。临床上，AKI、慢性肾衰竭仍是肾脏替代治疗的主要适应证。但目前对肾脏替代治疗的指征，不仅仅局限于肾脏"替代"，更逐渐倾向于多器官"支持"。CRRT 可以从以下几方面发挥器官功能支持的作用：液体平衡调节、酸碱平衡调节、体温控制、心脏支持、保护性肺功能支持、脑保护、保护骨髓功能、肝脏支持与解读。

（二）预处理与支持治疗

降低 AKI 的发生风险，应根据患者的 GFR 而不是 Scr 水平调整化疗药物剂量，最好与药师核实。化疗期间，尽可能避免同时应用可疑肾毒性药物（非甾体抗炎药、对比剂、有肾毒性的抗生素等）。应一直保持等容状态，若发现血容量减少，应尽快补充等渗液体。

（三）并发症的对因及对症治疗

患者肾功能差，使用经肾脏排泄的药物需要及时根据肌酐清除率调整治疗方案。考虑可能存在感染的患者应尽早留取相关培养，首先根据经验性治疗选择抗生素，随后根据药敏结果指导抗生素使用。

二、常见用药错误归纳与要点

（1）抗生素选择的时机及剂量不合理。未根据药物的肾排泄特点和肾功能调整用药剂量。

（2）未重视患者的少尿。

第五节　规范化药学监护路径

　　急性肾衰竭的病理基础虽然明确，但可通过多种机制产生脏器功能的障碍，且患者由于生理、疾病状态等的不同从而对药物的疗效和毒副反应存在个体差异，因此，为了使治疗达到最佳效果，并确保患者用药安全，临床药师要按照个体化治疗的要求，依据规范化药学监护路径，开展具体的药学监护工作。

　　现参照 AKI 临床路径中的临床治疗模式与程序，建立 AKI 治疗的药学监护路径（表 6-2）。意义在于规范临床药师对急性肾衰竭患者开展有序的、适当的临床药学服务工作，并以其导向为急性肾衰竭患者提供个体化的药学服务。

表6-2　急性肾衰竭药学监护路径

　　适用对象：第一诊断为急性肾功能不全（AKI）（ICD-10：N17）、急性肾衰竭（AKI，衰竭期）（ICD-10：N17）的患者

　　患者姓名：＿＿＿＿＿　　性别：＿＿＿＿＿　　年龄：＿＿＿＿＿

　　门诊号：＿＿＿＿＿　　　住院号：＿＿＿＿＿

　　住院日期：＿＿＿＿年＿＿＿＿月＿＿＿＿日

　　出院日期：＿＿＿＿年＿＿＿＿月＿＿＿＿日

　　标准住院日：7～21 d

时间	住院第1天	住院第2天	住院第3天	住院第4~20天	住院第21天（出院日）
主要诊疗工作	□药学问诊（附录1） □用药重整	□药学评估（附录2） □药历书写（附录3）	□诊疗方案分析 □完善药学评估 □制订监护计划	□医嘱审核 □疗效评价 □不良反应监测 □用药注意事项 □24 h出入量	□药学查房 □完成药历书写 □出院用药教育
重点监护内容	一般患者信息 □药物相互作用审查 □其他药物治疗相关问题	□诊疗方案评估 □既往病史评估 □用药依从性评估 □肝肾功能 □出、凝血风险 □心功能 □外周神经功能 □过敏体质 □胃肠功能 □其他	诊疗方案 □利尿剂使用 □水电解质及酸碱平衡调节 □血液透析	病情观察 □参加医生查房，注意病情变化 □药学独立查房，观察患者药物反应，检查药物治疗相关问题 □查看检查、检验报告指标变化 □检查患者服药情况 监测指标 □症状 □注意观察体温、血压、体重等	治疗评估 □液体量入量和尿量 □血尿素氮 □水电解质及酸碱平衡 □肾小球滤过率 □肾功能 □并发症 □既往疾病 出院教育 □正确用药 □患者自我管理 □定期门诊随访 □监测血常规、肝肾功能、电解质

时间	住院第 1 天	住院第 2 天	住院第 3 天	住院第 4~20 天	住院第 21 天（出院日）
重点监护内容				□血常规 □肝肾功能 □液体出入量	
病情变异记录	□无 □有，原因： 1. 2.	□无 □有，原因： 1. 2.	□无 □有，原因： 1. 2.	□无 □有，原因： 1. 2.	□无 □有，原因： 1. 2.
药师签名					

第六章 急性肾衰竭

李莉霞 张在丽 钟 晗

第七章

心 力 衰 竭

第一节 疾病基础知识

心力衰竭（heart failure，HF）是各种心脏结构或功能性疾病导致心室充盈和（或）射血功能受损，心排血量不能满足机体组织代谢需要，以肺循环和（或）体循环淤血，器官、组织血液灌注不足为临床表现的一组综合征，主要表现为呼吸困难、体力活动受限和体液潴留。心功能不全或心功能障碍理论上是一个更广泛的概念，伴有临床症状的心功能不全称为心力衰竭（简称心衰）。

【病因和发病机制】

1. 病因

（1）基本病因：主要由原发性心肌损害和心脏长期容量和（或）压力负荷过重导致心肌功能由代偿最终发展为失代偿。

1）原发性心肌损害：①缺血性心肌损害，冠心病、心肌缺血、心肌梗死是引起心力衰竭最常见的原因。②心肌炎和心肌病，各种类型的心肌炎及心肌病均可导致心力衰竭，以病毒性心肌炎及原发性扩张型心肌病最为常见。③心肌代谢障碍性疾病，以糖尿病、心肌病最为常见，其他如继发于甲状腺功能亢进或甲状腺功能降低的心肌病、心肌淀粉样变性等。

2）心脏负荷过重：①压力负荷（后负荷）过重，见于高血压、主动脉瓣狭窄、肺动脉高压、肺动脉瓣狭窄等左、右心室收缩期射血阻力增加的疾病。心肌代偿性肥厚以克服增高的阻力，保证射血量，久之终致心肌结构、功能发生改变而失代偿。②容量负荷（前负荷）过重，见于心脏瓣膜关闭不全，血液反流及左心、右心或动、静脉分流性先天性心血管病。此外，伴有全身循环血量增多的疾病如慢性贫血、甲状腺功能亢进症、围生期心肌病等均可致心脏的容量负荷增加。早期心室腔代偿性扩大，心肌收缩功能尚能代偿，但心脏结构和功能发生改变超过一定限度后即出现失代偿表现。

（2）诱因：有基础心脏病的患者，其心力衰竭症状往往由一些增加心脏负荷的因素诱发。①感染：呼吸道感染是最常见、最重要的诱因，感染性心内膜炎也不少见，常因其发病隐匿而漏诊。②心律失常：心房颤动是器质性心脏病最常见的心律失常之一，也是诱发心力衰竭最重要的因素。其他各种类型的快速性心律失常及严重缓慢性心律失常均可诱发心力衰竭。③血容量增加：如钠盐摄入过多，静脉液体输入过多、过快等。④过度体力消耗或情绪激动：如妊娠后期及分娩过程、暴怒等。⑤治疗不当：如不恰当停用利尿药物或降压药等。⑥原有心脏病变加重或并发其他疾病：如冠心病发生心肌梗死，风湿性心瓣膜病出现风湿活动，合并甲状腺功能亢进或贫血等。

2. 发病机制　心力衰竭的主要发病机制之一为心肌病理性重构。导致心力衰竭进展的两个关键过程：一是心肌死亡（坏死、凋亡、自噬等）的发生，如急性心肌梗死、重症心肌炎等；二是神经内分泌系统过度激活所致的系统反应，其中肾素-血管紧张素-醛固酮系统（RAAS）和交感神经系统过度兴奋起主要作用。切断这两个关键过程是心力衰竭有效预防和治疗的基础。

按起病及病情发展速度区分，心力衰竭可分为慢性心力衰竭和急性心力衰竭。临床上以急性左心衰竭常见，表现为急性肺水肿或心源性休克。按心力衰竭的部位区分，心力衰竭的类型为左心衰竭、右心衰竭和全心衰竭。按心力衰竭时心脏收缩和舒张功能区分，心力衰竭可分为收缩性心力衰竭和舒张性心力衰竭。

本节主要介绍慢性心力衰竭和急性心力衰竭。

【诊断要点】

（一）慢性心力衰竭

1. 临床表现　临床上以左心衰竭较为常见，尤其是左心衰竭后继发右心衰竭而致的全心衰竭，由于严重广泛的心肌疾病同时波及左、右心而发生全心衰竭者在住院患者中更为多见。

（1）左心衰竭：以肺循环淤血及心排血量降低为主要表现，其主要症状为以下几种情况。

1）不同程度的呼吸困难：①劳力性呼吸困难，是左心衰竭最早出现的症状。因运动使回心血量增加，左心房压力升高，加重肺淤血。引起呼吸困难的运动量随心力衰竭程度加重而减少。②端坐呼吸，肺淤血达到一定程度时，患者不能平卧，因平卧时回心血量增多且横膈上抬，呼吸更为困难。高枕卧位、半卧位甚至端坐时方可好转。③夜间阵发性呼吸困难，患者入睡后突然因憋气而惊醒，被迫取坐位，重者可有哮鸣音，称为心源性哮喘。呼吸困难多于端坐休息后缓解。其发生机制除睡眠平卧血液重新分配使肺血量增加外，夜间迷走神经张力增加、小支气管收缩、横膈抬高、肺活量减少等也是促发因素。④急性肺水肿，是心源性哮喘的进一步发展，是左心衰竭呼吸困难最严重的形式。

2）咳嗽、咳痰、咯血：咳嗽、咳痰是肺泡和支气管黏膜淤血所致，开始常于夜间发生，坐位或立位时咳嗽可减轻，白色浆液性泡沫状痰为其特点，偶可见痰中带血丝。急性左心衰竭发作时可出现粉红色泡沫痰。长期慢性肺淤血肺静脉压力升高，导致肺循环和支气管血液循环之间在支气管黏膜下形成侧支，此种血管一旦破裂可引起大咯血。

3）乏力、疲倦、运动耐量降低、头晕、心慌等：器官、组织灌注不足及代偿性心率加快所致的症状。

4）少尿及肾功能损害症状：严重的左心衰竭血液进行再分配

时，肾血流量首先减少，可出现少尿。长期慢性的肾血流量减少可出现血尿素氮、Scr升高并可有肾功能不全的相应症状。

（2）右心衰竭：以体循环淤血为主要表现，症状有以下几项。

1）消化道症状：胃肠道及肝淤血引起腹胀、食欲缺乏、恶心、呕吐等是右心衰竭最常见的症状。

2）劳力性呼吸困难：继发于左心衰竭的右心衰竭呼吸困难也已存在。单纯性右心衰竭由分流性先天性心脏病或肺部疾患所致，也均有明显的呼吸困难。

（3）全心衰竭：右心衰竭继发于左心衰竭从而形成全心衰竭。右心衰竭时右心排血量减少，因此阵发性呼吸困难等肺淤血症状反而有所减轻。扩张型心肌病等表现为左、右心衰竭者，肺淤血症状往往不严重，左心衰竭的表现主要为心排血量减少的相关症状和体征。

2. 实验室检查及其他辅助检查

（1）实验室检查包括利钠肽、肌酐蛋白、血常规、尿常规、肝肾功能、血糖、血脂、电解质、甲状腺功能检查指标等。

（2）其他辅助检查包括心电图、X线检查、超生心动图、放射性核素检查、心脏磁共振、冠状动脉造影、有创性血流动力学检查、心-肺运动试验等。

（二）急性心力衰竭

急性心力衰竭是指心力衰竭急性发作和（或）加重的一种临床综合征，可表现为急性新发或慢性心力衰竭急性失代偿。

1. 临床表现　突发严重呼吸困难，呼吸频率常达每分钟30～40次，强迫坐位、面色灰白、发绀、大汗、烦躁，同时频繁咳嗽，咳粉红色泡沫痰。极重者可因脑缺氧而致神志模糊。发病伊始可有一过性血压升高，病情如未缓解，血压可持续下降直至休克。听诊时两肺满布湿啰音和哮鸣音，心尖部第一心音减弱，心率快，同时有舒张早期第三心音奔马律，肺动脉瓣第二心音亢进。胸部

X 线片显示早期间质水肿时，上肺静脉充盈、肺门血管影模糊、小叶间隔增厚；肺水肿时表现为蝶形肺门；严重肺水肿时，为满肺的大片阴影。重症患者采用漂浮导管行床边血流动力学监测，肺毛细血管楔压随病情加重而增高，心脏指数则相反。

2. 实验室检查及其他辅助检查

（1）实验室检查包括血常规、血凝分析、CRP 检测、肝肾功能、血糖、血脂、电解质、心肌标志物检测、脑钠肽测定、动脉血气分析等。

（2）其他辅助检查包括心电图、X 线检查、超声心动图、冠状动脉造影、肺动脉导管等。

【治疗原则与方法】

（一）慢性心力衰竭

1. 治疗原则　心力衰竭的治疗目标为防止和延缓心力衰竭的发生发展；缓解临床症状，提高生活质量；改善长期预后，降低病死率与住院率。治疗原则为采取综合治疗措施，包括对各种可致心功能受损的疾病如冠心病、高血压、糖尿病的早期管理，调节心力衰竭的代偿机制，减少其负面效应，如拮抗神经体液因子的过度激活，阻止或延缓心室重塑的进展。

2. 治疗方法

（1）一般治疗：包括生活方式管理、休息与活动、病因治疗等。

（2）药物治疗

1）利尿剂：包括袢利尿剂呋塞米，噻嗪类利尿剂氢氯噻嗪，保钾利尿剂螺内酯、氨苯蝶啶、阿米洛利。

2）RASS 抑制剂：包括 ACEI 如卡托普利、贝那普利、培哚普利、雷米普利、福辛普利、赖诺普利、依那普利、西拉普利；ARB 如氯沙坦、缬沙坦、厄贝沙坦、坎地沙坦酯、奥美沙坦、依普罗沙坦、替米沙坦；醛固酮受体拮抗剂如螺内酯、依普利酮

（eplerenone）；肾素抑制剂阿利吉仑等。

3）β 受体拮抗剂：美托洛尔、比索洛尔、卡维地洛等。

4）正性肌力药：包括洋地黄类药物和非洋地黄类正性肌力药，前者较常用地高辛，后者最常用的为 β 受体兴奋剂多巴胺和多巴酚丁胺；还包括磷酸二酯酶抑制剂米力农、氨力农等。

5）扩血管药物：慢性心力衰竭的治疗并不推荐血管扩张药物的应用，仅在伴有心绞痛或高血压的患者中可考虑联合治疗，存在心脏流出道或瓣膜狭窄的患者应禁用。常用药物为硝酸异山梨酯、肼屈嗪等。

6）其他药物：人重组脑钠肽（rh-BNP）如奈西立肽（nesiritide）、左西孟旦（levosimendan）、伊伐布雷定（ivabradine），AVP 受体拮抗剂［托伐普坦（tolvaptan）］等。

（3）非药物治疗：心脏再同步化治疗（cardiac resynchronization therapy，CRT）、左心室辅助装置（left ventricular assistant device，LVAD）、心脏移植、细胞替代治疗等。

（二）急性心力衰竭

1. 治疗原则　缺氧和严重呼吸困难是急性左心衰竭的致命威胁，必须尽快缓解。治疗目标为改善急性心力衰竭症状，稳定血流动力学状态，维护重要脏器功能，避免急性心力衰竭复发，改善远期预后。

2. 治疗方法

（1）基本处理

1）体位：采取半卧位或端坐位，双腿下垂，以减少静脉回流。

2）吸氧：立即给予高流量鼻管给氧，严重者采用无创呼吸机持续加压（CPAP）或双水平气道正压（BIPAP）给氧，增加肺泡内压，既可加强气体交换，又可对抗组织液向肺泡内渗透。

3）救治准备：静脉通道开放、留置导尿管、心电监护及经皮 SO_2 监测等。

4）镇静：吗啡3～5 mg静脉注射不仅可以使患者镇静，减少躁动所带来的额外的心脏负担，同时也具有舒张小血管从而减轻心脏负荷的功能。必要时每间隔15 min重复1次，共23次。老年患者可减量或改为肌内注射。

5）快速利尿：呋塞米20～40 mg于2 min内静脉注射，4 h后可重复1次。呋塞米除利尿作用外，还有静脉扩张作用，有利于肺水肿缓解。

6）氨茶碱：解除支气管痉挛，并有一定的增强心肌收缩、扩张外周血管作用。

7）洋地黄类药物：毛花苷C（lanatoside C）静脉给药最适用于有快速心室率的心房颤动并心室扩大伴左心室收缩功能不全者，首剂0.4～0.8 mg，2 h后可酌情再给0.2～0.4 mg。

（2）血管活性药物：包括血管扩张剂（如硝普钠、硝酸酯类、α受体拮抗剂）和正性肌力药（如β受体兴奋剂、磷酸二酯酶抑制剂）。

（3）机械辅助治疗：主动脉内球囊反搏（intra-aortic balloon counterpulsation，IABP）可用于冠心病急性左心衰竭患者。对极危重症患者，有条件的医院可采用LVAD和临时心肺辅助系统。

（4）病因治疗：应根据条件适时对诱因及基本病因进行治疗。

第二节 经典案例

案例一

（一）案例回顾

【主诉】

突发胸闷痛 3 h。

【现病史】

患者，男性，78 岁。3 h 前无明显诱因突发左胸前区闷痛，呈持续性，伴心慌及出冷汗，有气促感，无明显头晕、头痛，无恶心、呕吐，无腹痛，无意识丧失，无抽搐，无口吐白沫，无大小便失禁，遂救护车入院急诊就诊。查心肌梗死三项：MYO（急诊）90.18 ng/mL，CK-MB（急诊）24.19 ng/mL，高敏肌钙蛋白（急诊）3.86 ng/mL，BNP 25 345 ng/L。肾功能：BUN 9.74 mmol/L，Scr 93 μmol/L，尿酸 519 μmol/L。电解质：K^+ 3.3 mmol/L，Na^+ 129 mmol/L，Cl^-（干化学）95 mmol/L。心电图提示 V_1～V_6 导联 ST 段抬高，符合急性广泛前壁心肌梗死心电图改变，考虑急性广泛前壁心肌梗死，考虑患者心肌梗死时间<6 h，有急诊经皮冠状动脉介入治疗（PCI）指征，建议患者行急诊 PCI 术，患者家属拒绝，要求药物保守治疗。现为进一步诊疗，门诊拟"冠心病，急性广泛前壁心肌梗死"收住入院。

【既往史】

有高血压病史 40 余年，最高血压 200/110 mmHg，规律服用苯磺酸氨氯地平片5 mg/d，血压控制不详；有帕金森病史10余年，规律服用多巴丝肼片1片/次，3次/d；有腰椎管狭窄症合并腰椎间盘突出症（L3～4，L4～5，L5～S1）病史。否认有糖尿病、脑梗死、慢性支气管炎及慢性胃炎、胃溃疡等慢性疾病病史。

【社会史、家族史、过敏史】

否认肝炎、结核等传染病史。否认青霉素等药物过敏史。

【体格检查】

一般发育正常，营养中等，平车推入病房，言语尚流利，反应可，面容正常，神志清楚，合作，问答合理。

【实验室检查及其他辅助检查】

1. 实验室检查　心肌梗死三项：MYO（急诊）90.18 ng/mL，CK-MB（急诊）24.19 ng/mL，高敏肌钙蛋白（急诊）3.86 ng/mL，Pro BNP 25 345 ng/L。肾功能：BUN 9.74 mmol/L，Scr 93 μmol/L，尿酸519 μmol/L。电解质：K^+ 3.3 mmol/L，Na^+ 129 mmol/L，Cl^-（干化学）95 mmol/L。

2. 其他辅助检查　心电图提示V_1～V_6导联ST段抬高，符合急性广泛前壁心肌梗死心电图改变。

【诊断】

（1）冠心病。

（2）急性广泛前壁心肌梗死，心功能Ⅱ级（Killip）。

（3）高血压病3级（极高危）。

（4）帕金森病。

【用药记录】

1. 抗血小板　阿司匹林肠溶片100 mg p.o. q.d.（d1-2）；替格瑞洛片90 mg p.o. b.i.d.（d1-2）。

2. 抗凝　低分子量肝素钙注射液4 000 U i.h. q12 h.（d1-2）。

3. 稳定斑块　阿托伐他汀钙片20 mg p.o. q.n.（d1-2）。

4. 改善心室重构　福辛普利钠片5 mg p.o. q.d.（d1-2）。

5. 扩张冠状动脉　单硝酸异山梨酯缓释片40 mg p.o. q.d.（d1-2）。

6. 利尿　托拉塞米注射液 5 mg i.v. stat.（d1）；呋塞米片 20 mg p.o. b.i.d.（d1-2）；螺内酯片 20 mg p.o. b.i.d.（d1-2）；呋塞米注射液 20 mg i.v. stat.（d2）。

7. 补钾　氯化钾缓释片 0.5 g p.o. t.i.d.（d1-2）。

8. 抑酸　0.9%氯化钠注射液 50 mL+泮托拉唑注射液 40 mg i.v. q.d.（d1-2）。

9. 抗帕金森病　多巴丝肼片 250 mg p.o. t.i.d.（d1-2）。

【药师记录】

入院第 1 天：患者给予抗血小板、抗凝、稳定斑块对症治疗，阿司匹林肠溶片 100 mg p.o. q.d.（d1-2）；替格瑞洛片 90 mg p.o. b.i.d.（d1-2）；低分子量肝素钙注射液 4 000 U i.h. q12 h.（d1-2）；阿托伐他汀钙片 20 mg p.o. q.n.（d1-2）；福辛普利钠片 5 mg p.o. q.d.（d1-2）；单硝酸异山梨酯缓释片 40 mg p.o. q.d.（d1-2）；呋塞米片 20 mg p.o. b.i.d.（d1-2）；螺内酯片 20 mg p.o. b.i.d.（d1-2）；氯化钾缓释片 0.5 g p.o. t.i.d.（d1-2）；泮托拉唑注射液 40 mg+0.9%氯化钠注射液 50 mL i.v. q.d.（d1-2）；多巴丝肼片 250 mg p.o. t.i.d.（d1-2）；托拉塞米注射液 5 mg i.v. stat.。

入院第 2 天：甲泼尼龙琥珀酸钠注射液 40 mg i.v. stat.（d2）；二羟丙茶碱注射液 0.25 g i.v. stat.（d2）；呋塞米注射液 20 mg i.v. stat.（d2）。

（二）案例分析

【心力衰竭治疗】

12 月 2 日 00：25，患者 HR 118 次/分，R 28 次/分，BP 210/140 mmHg，急性左心衰竭加重，随后发生室速、室颤，主要可能原因有以下三点：

（1）患者急性广泛前壁心肌梗死，因家属拒绝未能及时开通"罪犯"血管，有引发严重心力衰竭致死性心律失常的疾病基础。

（2）患者刚入院时 Na^+ 129 mmol/L（135～145 mmol/L），存在有效循环血量不足。长期医嘱予呋塞米片 20 mg p.o. b.i.d.，12 月

1 日 21：00 予托拉塞米注射液 5 mg i.v. stat.，可能加重容量不足，使血压降低。22：00 BP 70/41 mmHg，23：00 BP 77/44 mmHg，12 月 2 日 0：00 BP 88/53 mmHg。血压过低可减少冠状动脉血供，加重心肌缺血坏死，成为急性左心衰竭和致死性心律失常的诱因。建议在使用利尿剂的同时适当补充容量，而实际上当时有静脉推泵的 50 mL 0.9%氯化钠注射液，可能使低血压得不到及时纠正。

（3）根据《急性心力衰竭诊断和治疗指南》，有明显哮鸣音者应给予茶碱类药物以减轻支气管痉挛，予糖皮质激素抗过敏、抗渗出。实际上 12 月 2 日 00：20，在出现心力衰竭症状时应予二羟丙茶碱注射液 0.25 g i.v. stat.。二羟丙茶碱注射液舒张支气管的作用机制是促进内源性肾上腺素和去甲肾上腺素释放。

临床药师观点：心力衰竭伴低血压患者使用利尿剂的同时适当补充容量，而根据《急性心肌梗死诊断和治疗指南》，急性心肌梗死基础上并发急性左心衰竭时茶碱类药物和糖皮质激素不宜使用。

【其他治疗】

患者因帕金森病长期予多巴丝肼片 250 mg p.o. t.i.d.，入院后继续服用，多巴丝肼片中含有左旋多巴，可增强肾上腺素和去甲肾上腺素等儿茶酚胺类的药理效应，使交感神经兴奋性大大增加，可直接兴奋心肌，加快心率，使左心室负荷加重，从而使患者发生严重心律失常、心力衰竭加重，严重时甚至可使心跳、呼吸骤停。12 月 2 日 00：20 予甲泼尼龙琥珀酸钠注射液 40 mg i.v. stat.。甲泼尼龙琥珀酸钠注射液为糖皮质激素，可降低抗凝作用，形成栓塞性脉管炎、血栓；也可增加儿茶酚胺的血管收缩效应，盐皮质激素样作用引起水钠潴留，使血压升高，左心室负荷加重；还可诱发速发型变态反应从而致冠状动脉痉挛。

临床药师观点：说明书规定，多巴丝肼片不可与肾上腺素、去甲肾上腺素等合用。糖皮质激素可抑制蛋白质的合成，促进蛋白质的分解，引发类固醇疾病，可延缓甚至阻止急性心肌梗死坏死心肌的修复，从而出现心肌梗死后的心肌断裂，引发严重心律失常。

（三）药学监护要点

1. **疗效监护** 患者症状监护，如呼吸、心率、血压等。患者血常规、电解质、肝肾功能有无变化；脑钠肽是否下降。

2. **不良反应监护**

（1）福辛普利钠容易导致低血压、高钾血症、Scr 水平升高，应监测血压、血钾和肾功能。另外，持续性干咳为 ACEI 常见不良反应，多见于服药初期，应予留意，不能耐受者可改用 ARB。

（2）阿司匹林肠溶片、氯吡格雷片对血小板有抑制作用，有增加出血的危险性，特别是胃肠道出血，同时使用低分子量肝素钙注射液，三者联用出血风险增加，密切监护患者血常规和异常出血情况。

（3）阿托伐他汀钙片对肝脏、肾脏存在剂量相关性的损害，如转氨酶升高、蛋白尿等。另外，常见不良反应有肌痛、全身无力、内分泌失调（糖尿病）等。故应密切监测患者肝肾功能，加强对肌酸磷酸激酶等指标的监测，并留心观察患者有无肌肉酸痛等症状。若患者血清转氨酶升高超过 3 倍正常上限或肌酐清除率小于 30 mL/min 应禁用阿托伐他汀钙片。

（4）硝酸酯类药物易引起头痛、面色潮红、心率反射性加快和低血压等不良反应，应监测患者血压，并留心患者有无头痛等症状。

案例二

（一）案例回顾

【主诉】

活动后呼吸困难 7 d。

【现病史】

患者，男性，70 岁。于 7 d 前爬 6 层楼后出现呼吸困难，伴大汗，不伴有明显胸闷、胸痛、恶心、呕吐、黑矇、晕厥等不适主诉。现为进一步诊治拟诊"急性冠脉综合征、Killip I 级、高血压、脑梗死后"收治入院。

【既往史】

脑卒中史，十二指肠球部溃疡穿孔病史 14 年，高血压病史 10 年，长期服用苯磺酸氨氯地平（5 mg p.o. q.d.），血压控制在 135/80 mmHg。

【社会史、家族史、过敏史】

青霉素过敏。

【体格检查】

T 37.2℃；P 55 次/分；R 20 次/分；BP 107/78 mmHg。

神志清醒，呼吸急促，无贫血貌，双肺听诊呼吸音清，肺底未及干啰音。心浊音界大致正常，律齐，P2=A2，各瓣膜区未闻及病理性杂音。

【实验室检查及其他辅助检查】

1. 实验室检查

（1）血常规：WBC 10.63×10^9/L（↑），NEUT% 46.8%（↓），Hb 154 g/L，PLT 199×10^9/L。

（2）心肌酶谱及心肌标志物：CK 59 U/L，CK-MB 11.8 U/L，cTnI 0.03 ng/mL，NT-Pro BNP 465.0 pg/mL。

（3）肝肾功能：TP 57.4 g/L，ALB 32.2 g/L，ALT 15 U/L，AST 14 U/L，TBIL 16.30 μmol/L，DBIL 6.4 μmol/L，Scr 91.1 μmol/L，BUN 9.80 mmol/L（↑），UA 554.00 μmol/L（↑）。

（4）脂质代谢：TG 1.03 mmol/L，TC 3.54 mmol/L，HDL-C 0.96 mmol/L，LDL-C 1.91 mmol/L。

（5）凝血功能：PT 10.5 s，FIB 2.7 g/L，INR 0.88，TT 14.6 s，APTT 30.9 s，D-dimer 2.916 μg/mL（↑）。

（6）电解质：Na$^+$140 mmol/L，K$^+$3.7 mmol/L。

（7）其他指标：CRP 4.54 mg/L（↑）。

2. 其他辅助检查　心电图：II、III、aVF 呈 qrs/qr 型伴 ST 段

上斜型/似弓背型略抬高。

【诊断】

（1）心功能不全（NYHA Ⅲ级）。

（2）急性冠脉综合征。

（3）肺栓塞。

（4）肺高压。

（5）高血压Ⅱ级。

（6）脑梗死后。

【用药记录】

1. 抗血小板聚集　西洛他唑片 50 mg p.o. b.i.d.+硫酸氢氯吡格雷片 75 mg p.o. q.d.（d1-10）。

2. 抗凝　低分子量肝素钙注射液 4 100 U i.h. q12 h.（d2-9）+华法林钠林片 2.5 mg p.o. q.n.（d2-6）+华法林钠片 3.75 mg p.o. q.n.（d6-10）。

3. 调脂、稳定斑块　阿托伐他汀钙片 20 mg p.o. q.n.（d1-10）。

4. 控制血压　培哚普利片 4 mg p.o. q.d.（d1-10）+苯磺酸氨氯地平片 5 mg p.o. q.d.（d5-10）。

5. 减少心肌耗氧　酒石酸美托洛尔片 6.25 mg p.o. b.i.d.（d1-10）。

6. 利尿　呋塞米片 20 mg p.o. q.d.+螺内酯片 20 mg p.o. b.i.d.（d1-10）。

7. 抑酸　0.9%氯化钠注射液 100 mL+泮托拉唑钠注射液 60 mg iv.gtt q.d.（d1-10）。

【药师记录】

入院第 2 天：患者神志清醒，卧床时无呼吸困难，交谈时仍有轻微气促，无贫血貌，双肺听诊呼吸音清，肺底未及干啰音。心浊音界大致正常，律齐，P2=A2，各瓣膜区未闻及病理性杂音。腹壁柔软，无腹部压痛。双下肢无水肿。T 36.2℃，P 64 次/分，R 17 次/分，BP 113/73 mmHg。D-dimer 2.855 µg/mL（↑）。加用低分子量肝素钙注射液 4 100 U i.h. q12 h.+华法林钠片 2.5 mg p.o. q.n.。

入院第 3 天：患者卧床时无呼吸困难，无胸闷、胸痛等不适。

T 36.4℃，P 68 次/分，R 16 次/分，BP 115/70 mmHg。治疗同前。

入院第 5 天：患者无胸闷、胸痛、气促等不适，生命体征平稳。T 36.7℃，P 70 次/分，R 16 次/分，BP 168/90 mmHg。加苯磺酸氨氯地平片 5 mg p.o. q.d.。

入院第 6 天：无胸闷、胸痛、气促等不适，生命体征平稳。T 36.6℃，P 75 次/分，R 16 次/分，BP 158/88 mmHg。患者今日局麻下行心脏冠状动脉造影术、右心导管术及肺血管造影术。冠状动脉造影示左主干正常、前降支中段在间隔支分叉处有 50%狭窄，伴夹层（轻度）形成，左前降支较远端有肌桥，收缩时压迫 50%；左回旋支管壁不规则；右冠状动脉异常粗大并扭曲，近端右冠状动脉有 30%狭窄。冠状动脉血流偏慢。右心导管术示肺动脉压力 51/29（37）mmHg。肺血管造影示右上肺动脉及右下肺动脉干部位均见（1～1.5）cm×1.0 cm 大小的充盈缺损或变细；左下肺动脉干内见长条状充盈缺损，远端肺血管节段性充盈缺损或截断征象。肺动脉总干增粗，但远端肺血管无鼠尾样变化。结论：冠状动脉粥样斑块形成伴肌桥、夹层；肺动脉高压 51/29（37）mmHg；多发肺栓塞形成。PT 15.4 s，INR 1.28。调整华法林给药剂量为 3.75 mg p.o. q.n.。

入院第 8 天：患者今日无胸闷、气促等不适。T 37℃，BP 130/83 mmHg，P 76 次/分，R 20 次/分。PT 24.8 s，INR 2.22。治疗同前。

入院第 9 天：患者一般情况可，无胸闷、胸痛等不适主诉。T 36.5℃，BP 135/84 mmHg，P 78 次/分，R 20 次/分。停用低分子量肝素钙注射液 4 000 U i.h. q12 h。

入院第 10 天：患者右肢肿胀较前有所消退，胸闷、胸痛症状较前有所改善。T 36.8℃，P 75 次/分，R 21 次/分，BP 135/82 mmHg。患者目前病情平稳，准予出院。

出院带药：西洛他唑片 50 mg p.o. b.i.d.；硫酸氢氯吡格雷片 75 mg p.o. q.d.；阿托伐他汀钙片 20 mg p.o. q.n.；培哚普利片 4 mg p.o. q.d.；酒石酸美托洛尔片 6.25 mg p.o. b.i.d.；呋塞米片 20 mg p.o.

q.d.；螺内酯片 20 mg p.o. b.i.d.；华法林钠片 3.5 mg p.o. q.d.；苯磺酸氨氯地平片 5 mg p.o. q.d.。

（二）案例分析

【抗血小板治疗】

冠状动脉内斑块破裂诱发局部血栓形成是发病的主要原因。氯吡格雷通过选择性地不可逆地抑制二磷酸腺苷受体而拮抗二磷酸腺苷受体介导的血小板聚集。西洛他唑可抑制由二磷酸腺苷、肾上腺素导致的血小板聚集，还可解离由诱导因子导致的血小板聚集。

临床药师观点：根据《中国经皮冠状动脉介入治疗指南（2016年）》推荐，急性冠脉综合征患者应给予双联抗血小板药物治疗，该患者因十二指肠球部溃疡穿孔故暂不用阿司匹林，但是为了减少急性冠脉综合征血栓事件的发生，应口服硫酸氯吡格雷片 75 mg q.d.联合西洛他唑片 50 mg b.i.d.。

【抗凝治疗】

凝血因子Ⅱ、Ⅶ、Ⅸ、Ⅹ需经过 γ-羧化后才能具有生物活性，而这一过程需要维生素 K 参与。华法林是一种双香豆素衍生物，通过抑制维生素 K 及其 2, 3-环氧化物（维生素 K 环氧化物）的相互转化而发挥抗凝作用。因此，华法林起效较慢。此外，华法林还因可抑制抗凝蛋白调节素 C 和 S 的羧化作用而具促凝血作用。蛋白 C 和蛋白 S 是体内天然抗凝物质，所以华法林使用初期应使用低分子量肝素桥接。

临床药师观点：患者胸部增强 CT 检查明确为肺动脉栓塞，D-dimer 明显升高。肺栓塞的诊断一旦确立，如果没有绝对禁忌，都应立即给予抗凝治疗。根据 2008 年《ESC 急性肺栓塞诊治指南》（ESC 为欧洲心脏病学会），确诊为急性肺栓塞且没有抗凝禁忌证的患者应给予抗凝治疗，皮下应用低分子量肝素，在监测下静脉或皮下应用依诺肝素，不监测情况下基于体重皮下应用依诺肝素或皮下注射磺达肝癸钠（Ⅰ类，A 级）。中度或高度怀疑急性肺栓塞且没有抗凝禁忌证的患者应在确诊过程中给予抗凝治疗（Ⅰ类，C 级）。

低分子量肝素应用2～3 d 后或普通肝素应用后 APTT 稳定在正常对照的 1.5～2.0 倍后加用华法林，一般华法林的起始剂量为 2.5 mg，主要根据 INR 调整剂量，两者重叠使用至 INR 稳定在 2.0～3.0 时停用肝素。一般肝素应用 7～10 d，其中与华法林重叠 3～7 d，华法林至少应用 3～6 个月，部分患者可能需要终身服用抗凝治疗，抗凝治疗疗程的长短主要取决于患者的危险因素是否可以改变和消除、是首次发作还是复发、有无合并疾病等。

【稳定斑块】

根据《中国经皮冠状动脉介入治疗指南（2016 年）》，如无禁忌证，无论基线 LDL-C 水平如何，所有患者（包括 PCI 术后）均应给予他汀类药物治疗（Ⅰ类，A 级），使 LDL-C 达到<2.60 mmol/L（100 mg/dL），高危患者应将 LDL-C 进一步降至<1.80 mmol/L（70 mg/dL）。该患者目前 TC 为 3.54 mmol/L，TG 为 1.03 mmol/L，LDL-C 为 1.91 mmol/L，合并急性冠脉综合征，需将 LDL-C 进一步降至<1.80 mmol/L（70 mg/dL）。稳定易损斑块，减少斑块破裂，防止血栓形成，是临床上防治冠心病、缓解心肌缺血症状的主要治疗原则。应用他汀类降脂药物治疗是现阶段最有效的稳定易损斑块的措施。患者血脂代谢异常的干预中，LDL-C 也是降脂治疗的主要靶目标。他汀类药物治疗高脂血症研究证实，他汀类药物能够在降低 LDL-C、TG 的同时升高 HDL-C，这种强化的降 LDL-C 治疗能明显降低心血管疾病的危险。上述患者血清 LDL-C 水平至少应降低 30%～40%。

临床药师观点：他汀类药物有调脂、抗炎、改善内皮功能、抑制血小板聚集的多效性。

【降压治疗】

高血压治疗目的主要是最大限度地降低心脑血管疾病的发生率和死亡率，防止脑卒中、冠心病、心肌梗死、心力衰竭和肾脏疾病的发生和发展。同时，必须干预相关的可逆性危险因素，包括吸烟、糖尿病和血脂异常等及治疗并存的临床疾病，降低心血管总危险和死亡率。降血压治疗使血压达到控制目标是降低心血管疾病的发生率和死亡率、改善患者预后的关键策略。高血压治疗应根据治疗目标、达标要求、危险分层及靶器官保护来进行治疗。在选择降压药时应考虑高血压的级别和严重程度，伴随的危险因素及数量，有无靶器官损伤及其程度，合并疾病情况，所用的降压药物是否有减少心血管病发生和死亡的证据及患者的经济情况和药物耐受情况等。

临床药师观点：该患者为高血压 2 级，降压要求为 BP<130/80 mmHg，患者目前长期服用苯磺酸氨氯地平片，血压控制尚可，但入院血压为 107/78 mmHg，因此停止给予长期服用的苯磺酸氨氯地平片，以免产生低血压。因此，给予培哚普利片 4 mg，培哚普利片可以抑制 RAS 系统，既能降压又能抑制心肌重构，改善预后。同时，该患者合并脑梗死后，根据培哚普利预防脑卒中复发研究显示，无论既往有无高血压，其降压治疗均能降低各类脑卒中的复发率。

【减少氧耗】

β受体阻滞剂通过减轻交感神经张力、减慢心率、降低体循环血压和减弱心肌收缩力，以减少心肌耗氧量和改善缺血区氧供应失衡，缩小心肌梗死面积，减少复发性心肌缺血、再梗死、室颤及其他恶性心律失常，从而降低病死率。

临床药师观点：《中国心力衰竭诊断与治疗指南 2014》推荐除有禁忌（心动过缓、哮喘、低血压、二度房室传导阻滞）外所有冠心病患者尤其是心肌梗死后患者均应尽快使用β受体阻滞剂。美托洛尔是该指南推荐的三大β受体阻滞剂之一，对β受体有较高的选择性，通过抑制交感神经的兴奋，减少心血管事件的发生。推荐小剂量开始服用，因此该患者用酒石酸美托洛尔片 6.25 mg p.o. b.i.d.。

【利尿剂治疗】

利尿剂通常是指增加氯化钠、其他小离子和水转运到尿的药物，大多数利尿剂直接作用于肾脏抑制溶液和水重吸收。呋塞米属于强效利尿剂，主要作用于肾小管髓袢升支粗段及远曲小管，通过可逆性抑制 Na^+-K^+-$2Cl^-$共转运体，使尿中 Na^+、Cl^-和水的排泄增加，同时抑制前列腺素分解酶活性。螺内酯为低效利尿剂，与醛固酮竞争远曲小管和集合管的醛固酮受体，产生与醛固酮相反的作用，减少 Na^+的重吸收和 K^+的分泌，产生排 Na^+保 K^+的利尿作用。

临床药师观点：患者心功能Ⅲ级，通过给予口服利尿剂可减轻心脏前负荷，缓解症状。袢利尿剂是中重度心力衰竭时唯一作为单一药物有效的利尿剂。心力衰竭时一系列神经体液调节因子被激活，会发生一系列复杂的神经体液变化，如 RAAS 激活、醛固酮生成增加且与心力衰竭严重程度成比例。醛固酮可致血管内皮功能不全，促进血管和心肌纤维化，促使心肌重构，K^+和 Mg^{2+} 丢失，激活交感神经系统，还可以增加 AngⅡ的不良作用。近期，多项临床试验结果提示，合适剂量的醛固酮受体拮抗剂螺内酯具有良好的耐受性，能防止心力衰竭时心肌重塑，特别是心肌纤维化，最终改善心力衰竭患者的生活质量，降低病残率和死亡率。

（三）药学监护要点

1. 疗效监护

（1）血压控制目标<140/90 mmHg。血脂控制目标为 LDL-C<1.80 mmol/L，TG<1.70 mmol/L。心率控制目标为 60～70 次/分。

（2）定期复查血常规、电解质、肝肾功能、血脂、CK；门诊随诊心电图、心脏彩超、动态心电图（Holter）。

2. 不良反应监护

（1）西洛他唑联合氯吡格雷双联抗栓治疗会引起出血的风险。氯吡格雷主要通过抑制血小板释放生长因子（血管内皮生长因子）减少血管增生，减缓溃疡的愈合，从而造成对消化道黏膜的损害，出血后不易自行止血。如出现少量出血，包括牙龈出血、皮肤瘀斑等，无须担心，但如出现胸痛、肢体麻木、血尿、血便等情况应及时就医。

（2）服用阿托伐他汀需注意有无肌酸、肌痛、肌无力及排褐色尿等现象，应在开始服药后的一段时间内密切监测肝肾功能。若肝酶升高至正常值上限的3倍以上或肌酶升高至正常值上限的10倍以上应减量或停药，并寻找病因。一旦发生或高度怀疑肌炎，应立即停药。胆固醇合成的高峰期是在晚间，因此建议晚上服用阿托伐他汀。大多数人对瑞舒伐他汀的耐受性良好，副作用通常较轻且短暂，包括头痛、失眠、抑郁及消化不良、腹痛等消化道症状。

（3）服用美托洛尔时，注意监测血压、心率，防止低血压和心动过缓。β受体阻滞剂的目标心率为清晨静息心率50～60次/分。

（4）使用呋塞米和螺内酯时，通常从小剂量开始逐渐加量。一旦病情控制（肺部啰音消失，水肿消退，体重稳定）即以最小有效量长期维持。在长期维持期间，仍应根据液体潴留情况随时调整剂量。建议检测患者电解质。同时，螺内酯具有雌激素样作用，服药时应观察患者体表特征的变化。

（5）服用华法林期间，应注意饮食定时衡量，特别是绿叶菜的摄入量，临床使用过程需注意监测INR，保持INR维持在2～3，在开始服用的一周内需监测3～5 d，并据此调整服药剂量。因华法林的主要不良反应为出血，且该患者合并使用西洛他唑和氯吡格雷，更应密切观察患者出血反应。

（6）在临床使用ACEI/ARB类药物过程中可能发生的不良反应主要包括咳嗽和低血压。国外临床试验中，5%～10%的患者发生干咳，国内患者咳嗽的发生率可能更高一些，但常与肺部充血或伴随的疾病如呼吸道疾病难以区别。咳嗽并非剂量依赖性，通常发生在用药1周至数月，程度不一，夜间更为多见。该患者服用培哚普利期间注意有无咳嗽、低血压等不良反应。

案例三

（一）案例回顾

【主诉】

突发胸闷、气促伴呼吸困难2 h余。

【现病史】

患者，女性，82 岁。因"脑梗死"长期在养老院卧床休养，于入院前 2 h 余进食早餐后出现进行性胸闷、气促伴呼吸困难，同时伴大汗淋漓、不能平卧、口唇发绀，当时无明显恶心、呕吐，无高热、抽搐，无腹痛、腹胀，休息后未改善，于急诊心电监护、无创机械通气辅助呼吸，查血常规及心电图，为进一步诊疗，收治入院。患者发病以来，神志淡漠，精神萎靡，未进食，未解二便。

【既往史】

有高血压、冠心病、脑梗死、糖尿病、糖尿病肾病病史，具体时间不详；否认慢性支气管炎病史；有肝炎病史，具体时间不详；否认肺结核等传染病史；因冠心病行冠状动脉搭桥术，具体时间不详；有因胆囊结石、胆囊炎行胆囊切除术史，具体时间不详；否认其他重大手术史、外伤史；否认输血史。

【社会史、家族史、过敏史】

无特殊。

【体格检查】

T 37℃；HR 130 次/分；BP 160/90 mmHg；R 22 次/分。

患者神志淡漠，GCS 12 分。双侧瞳孔等大等圆，直径 2.5 mm，对光反射存在。胸廓对称，以胸式呼吸为主，节律规整，胸部可见纵向手术瘢痕。两肺呼吸音粗，可闻及明显干、湿啰音。心率 130 次/分，律欠齐。肠鸣音 1 次/分。四肢活动欠佳，肌力、肌张力查体不配合。双下肢水肿。生理反射未引出，病理征（−），余无特殊。

【实验室检查及其他辅助检查】

1. 实验室检查

（1）血常规：CRP 27.2 mg/L，WBC 23.69×10⁹/L，NEUT% 93.4%，PLT 162×10⁹/L。

（2）血气分析：pH 7.18，SaO$_2$ 61.3%，PCO$_2$ 47.7 mmHg，PO$_2$ 41.1 mmHg，HCO$_3^-$ 17.3 mmol/L，BE −11.0 mmol/L。

（3）凝血功能：FIB 4.80 g/L，D-dimer 2.38 mg/L。

（4）肝肾功能：AST 85.2 U/L；BUN 8.1 mmol/L；Scr 134.4 μmol/L；Ca^{2+} 1.98 mmol/L；Cys-C 1.59 mg/L，β_2 微球蛋白 4.30 mg/L，TG 1.73 mmol/L，游离脂肪酸 0.70 mmol/L，TRF 1.8 g/L，血清铁 2.5 μmol/L。

（5）心肌酶谱：cTnT 0.532 ng/mL，Mb 975.7 ng/mL，CK-MB 41.86 ng/mL，Pro BNP 2 656.0 pg/mL。

2. 其他辅助检查　心电图提示异位心律，房颤伴室内差异性传导。

【诊断】

（1）急性心力衰竭。

（2）冠状动脉粥样硬化性心脏病（冠状动脉搭桥术后）。

（3）重症肺炎。

（4）急性呼吸衰竭。

（5）糖尿病肾病（慢性肾功能不全）。

（6）糖尿病。

（7）脑梗死。

（8）高血压（3级，极高危组）。

【用药记录】

1. 治疗心力衰竭　单硝酸异山梨酯缓释胶囊 50 mg p.o. q.d.（d1-9）；硝酸甘油注射液 20 mg+0.9%氯化钠注射液 50 mL 微泵 stat.（d1-9）；氨力农注射液 150 mg+0.9%氯化钠注射液 100 mL iv.gtt q12 h.（d1-9）；托拉塞米注射液 10 mg i.v. q.d.（d1-5）；呋塞米注射液 20 mg i.v. q.d.（d1-5）。

2. 抗凝　依诺肝素钠注射液 4 000 U i.h. q.d.（d1-6）。

3. 抗感染　头孢吡肟注射液 2 g+0.9%氯化钠注射液 100 mL iv.gtt q12 h.（d1-9）。

4. 祛痰　氨溴索注射液 30 mg+0.9%氯化钠注射液 20 mL i.v. q8 h.（d1-9）；氨溴索注射液 30 mg+0.9%氯化钠注射液 20 mL 雾

化吸入 q8 h.（d1-9）。

5. 其他治疗　泮托拉唑注射液 80 mg i.v. q12 h.（d1-9）；多潘立酮片 10 mg p.o. t.i.d.（d1-9）；10%葡萄糖溶液 500 mL+氯化钾 1.5 g+重组人胰岛素 16 U+20%硫酸镁注射液 10 mL i.v. q.d.（d1-9）。

【药师记录】

入院第 1 天：0：00 患者突发气喘、胸闷、烦躁不安，不能平卧，全身大汗。心电监护：HR 127 次/分，BP 230/88 mmHg，R 32 次/分，SaO₂ 92%。神志清，两肺满布湿啰音。心律绝对不齐，第一心音强弱不等。考虑患者存在高血压急症及急性心功能不全（Ⅳ级），予以抬高床位，取半卧位。予硝普钠注射液 50 mg 微泵泵入控制血压，硝酸甘油注射液 20 mg 微泵扩张冠状动脉，呋塞米注射液 20 mg 静脉注射利尿，二羟丙茶碱注射液 0.25 g 缓慢推注解痉平喘，甲泼尼龙琥珀酸钠注射液 40 mg 静脉注射抗休克，吗啡注射液 5 mg 皮下注射镇静。

入院第 2 天：患者有咳嗽、咳痰，两肺呼吸音粗，闻及明显干、湿啰音，心律欠齐，未及杂音，双下肢水肿较昨日好转。今日查体：T 37℃，HR 80 次/分，BP 129/77 mmHg，R 15 次/分。血电解质：Na⁺ 133 mmol/L，Ca²⁺ 1.89 mmol/L，Mg²⁺ 1.01 mmol/L；血生化：cTnT 2.36 ng/mL，Mb 320.0 ng/mL，CK-MB 19.94 ng/mL，Pro BNP 9 634.0 pg/mL。停用 25%硫酸镁注射液加用右美托咪定注射液 400 μg 微泵 stat。

入院第 3 天：患者 BP 130/77 mmHg，加用苯磺酸氨氯地平片 5 mg p.o. q.d.。

入院第 4 天：患者有咳嗽、咳痰，两肺呼吸音粗，闻及明显干、湿啰音，律欠齐。血常规：CRP 34.8 mg/L，WBC 9.59×10⁹/L，NEUT% 78.0%，PLT 130×10⁹/L；血凝：FIB 4.30 g/L；肾功能：BUN 17.3 mmol/L，Scr 145.5 μmol/L；血生化：cTnT 1.420 ng/mL，Mb 117.8 ng/mL，Pro BNP 2 914.0 pg/mL；痰培养：肺炎克雷伯菌（++），ESBL（－）药敏结果：对厄他培南、头孢吡肟、庆大霉素、亚胺培南、左氧氟沙星、复方磺胺甲噁唑、头孢他啶、妥布霉素、

哌拉西林钠他唑巴坦钠、哌拉西林、头孢唑林、头孢呋辛、头孢噻肟、头孢哌酮钠舒巴坦钠、美罗培南、头孢美唑敏感。患者血常规较前明显好转，说明抗感染治疗有效，故继续使用头孢吡肟治疗。

入院第 5 天：患者昨日尿量 4 580 mL，入水量 2 382 mL。考虑患者近 2 d 尿量较多且双下肢水肿明显好转，将利尿剂改为口服呋塞米片 20 mg p.o. b.i.d.+螺内酯片 20 mg p.o. b.i.d.。

入院第 6 天，患者双下肢未见明显水肿。血电解质：Ca^{2+} 1.99 mmol/L；血生化：cTnT 1.230 ng/mL，Pro BNP 1 371.0 pg/mL。患者心力衰竭症状明显好转，近几日血凝检查无明显异常，停用依诺肝素钠注射液。

入院第 9 天，生命体征平稳，神志清，GCS 15 分，心肌标志物已较入院时明显好转，血常规已恢复正常。应患者家属要求予以出院。

（二）案例分析

根据《中国心力衰竭诊断和治疗指南 2014》，急性心力衰竭的治疗目标为改善急性心力衰竭症状，稳定血流动力学状态，维护重要脏器功能，避免急性心力衰竭复发，改善远期预后。治疗原则为降低心脏前后负荷，调整心肌收缩功能，增加左心室心搏量，保证气体交换，去除诱因等。

【利尿剂】

袢利尿剂应用可在短时间里迅速降低容量负荷，应首选并及早应用。伴有高血压的患者应用袢利尿剂时首剂可以增加至 40～100 mg。但是，由于心力衰竭进展和恶化时常需加大利尿剂剂量，最终大剂量也无反应，即出现利尿剂抵抗时，可 2 种及 2 种以上利尿剂联合使用，临床研究表明，低剂量联合应用疗效优于单一利尿剂的大剂量应用，且不良反应更少。

临床药师观点：故予该患者呋塞米注射液 20 mg i.v. q.d.，托拉塞米注射液 10 mg i.v. q.d.，联合静脉注射利尿。

【血管扩张药物】

血管扩张药物可用于急性心力衰竭早期，收缩压＞110 mmHg

的患者通常可安全使用。本患者收缩压 160 mmHg，故予单硝酸异山梨酯缓释胶囊 50 mg p.o. q.d.。单硝酸异山梨酯属硝酸酯类血管扩张药，是硝酸异山梨酯的主要活性代谢产物，可通过扩张外周血管，特别是增加静脉血容量，减少回心血量，降低心脏前后负荷，从而减少心肌耗氧量；同时还可以通过促进心肌血流重新分布而改善缺血区血流供应。单硝酸异山梨酯可能通过这两个方面发挥抗心肌缺血作用。患者入院第 1 天夜间病情加重进行抢救后，加用硝酸甘油注射液 20 mg 微泵 stat.，直至出院。

临床药师观点：硝酸酯类药物可在不减少每搏输出量和不增加心肌耗氧量的情况下减轻肺淤血，特别适用于急性冠状动脉综合征伴心力衰竭的患者。

【正性肌力药】

本患者既往有高血压及冠心病病史，不能排除正在应用 β 受体阻滞剂情况，故予氨力农注射液静脉滴注强心。氨力农为磷酸二酯酶抑制剂，具有正性肌力作用和血管扩张作用。正性肌力作用主要是通过抑制磷酸二酯酶，使心肌细胞内环磷酸腺苷浓度增高，细胞内钙增加，心肌收缩力加强，心排血量增加，与肾上腺素 β_1 受体或心肌细胞 Na^+、K^+-ATP 酶无关。其血管扩张作用可能是直接作用于小动脉，或心功能改善后交感神经的兴奋减轻而降低心脏前、后负荷，从而降低左心室充盈压，改善左心室功能，增加心脏指数，但对 MAP 和心率无明显影响。

临床药师观点：《中国心力衰竭诊断和治疗指南 2014》推荐的正性肌力药有多巴胺、多巴酚丁胺、磷酸二酯酶抑制剂等，但正在应用 β 受体阻滞剂的患者不推荐应用多巴胺和多巴酚丁胺。

【抗凝】

按《中国心力衰竭诊断和治疗指南 2014》，患者如无抗凝治疗禁忌证，应充分抗凝（如普通肝素或低分子量肝素），以降低系统动脉栓塞和卒中危险。

临床药师观点：予依诺肝素钠注射液 4 000 U 皮下注射 q.d.，用以抗凝治疗。

【降压】

患者急性心力衰竭合并高血压，入院后第 3 天予苯磺酸氨氯地平片 5 mg p.o. q.d.。氨氯地平是长效二氢吡啶类钙通道阻滞剂，其作用出现较慢、维持时间较长，舒张血管作用强而负性肌力作用弱，且反射性激活神经内分泌系统作用较弱，降低左心室肥厚的作用与 ACEI 相当。此外，氨氯地平尚有抗动脉粥样硬化、抗 TNF-α 及白介素等作用，后者也参与其抗充血性心力衰竭作用。长期应用氨氯地平可用于左心室功能障碍伴有心绞痛、高血压的患者，也可降低非缺血者的病死率。

临床药师观点：①患者在入院第 1 天抢救过程中使用硝酸甘油注射液 20 mg 微泵扩张冠状动脉后，直至出院联合硝酸甘油注射液微泵及单硝酸异山梨酯缓释胶囊口服，易造成硝酸酯类物质耐药，硝酸甘油急性期后是否持续使用有待商榷。②该患者入院后经验性使用头孢吡肟注射液抗感染治疗，在入院第 4 天，感染指标明显好转，并培养出肺炎克雷伯菌（++）、ESBL（−）后，建议可以降阶梯换用敏感的酶抑制剂类治疗。③多潘立酮片可能加重心律紊乱，该患者应慎用。

【其他治疗】

根据《中国成人社区获得性肺炎诊断和治疗指南（2016 年版）》，危及生命的重症肺炎患者建议早期采用广谱强效的抗菌药物治疗，待病情稳定后可根据病原学进行针对性治疗或降阶梯治疗。头孢吡肟是革兰氏阳性和革兰氏阴性菌的广谱杀菌剂，对部分耐第一、二、三代头孢菌素的菌株亦能起到较好的抗菌作用，在获得药敏试验结果前可开始头孢吡肟单药经验治疗，之后应根据细菌培养和药敏试验结果及时调整治疗方案。

保护心肌应给予患者含镁极化液，即 10% 葡萄糖溶液 500 mL+氯化钾 1.5 g+重组人胰岛素 16 U+25% 硫酸镁注射液 10 mL，静脉滴注。镁能激活 Na$^+$，K$^+$-ATP 酶，阻止细胞内 K$^+$外流；并使细胞外 K$^+$进入细胞内，降低了血 K$^+$浓度，从而能使缺血损伤的心肌细胞恢复极化状态，抑制折返，减少心律失常的发生；并能提供能量，加强心肌收缩功能。

本患者予氨溴索注射液 30 mg i.v. q8 h.及氨溴索注射液 30 mg 雾化吸入 q8 h.，保持气道湿化通畅。氨溴索可促进呼吸道内黏稠分泌物的排出及减少黏液的滞留，显著促进排痰，改善呼吸状况，咳嗽及痰量通常显著减少则呼吸道黏膜的表面活性物质因而会发挥其正常的保护功能。

患者为应激性溃疡的高危人群，易引起消化道出血、穿孔，并使原有病变恶化，故给予质子泵抑制剂泮托拉唑注射液抑酸，预防应激性溃疡；同时予多潘立酮片，增加胃肠道的蠕动和张力，促进胃排空，增加胃窦和十二指肠运动，协调幽门的收缩，同时也能增强食管的蠕动和食管下端括约肌的张力，抑制恶心、呕吐。

临床药师观点：患者高龄，长期在养老院卧床休养，心、肺基础差，有多种临床并发症，此次发病后急性心肺功能衰竭，加之脑梗死后进食可能存在呛咳，导致肺部感染，抗菌方案必须阴性菌基础上广覆盖。重症肺炎除有效抗感染治疗外，呼吸道分泌物引流和化痰药物的使用亦十分重要。患者基础疾病较多，且正在应用的抗凝剂等都是诱发溃疡的高危因素。

（三）药学监护要点

（1）评估肺部啰音、水肿程度、血压、血氧、尿量、心率和节律等，关注心电图、血常规、生化检查、心肌酶等，综合评估心力衰竭状况及肺部感染控制情况。

（2）仅适合短期联合应用利尿剂，需严密监测患者容量负荷，避免低钾血症、肾功能不全和低血容量。

（3）氨力农常见不良反应有低血压和心律失常，注意监测患者血压和心电图。

（4）依诺肝素钠可预防静脉血栓栓塞性疾病，最短应用 6 d 直至患者不须卧床为止，最长应用 14 d。应用依诺肝素钠的同时应进行血小板计数监测，血小板计数显著下降（低于原值的 30%～50%），应停用本品。

（5）头孢吡肟与呋塞米合用时应监测肾功能。

第三节 主要治疗药物

一、慢性心力衰竭

（一）常用治疗方案

慢性心力衰竭的治疗药用有利尿剂、ACEI/ARB、β受体阻滞剂、醛固酮受体拮抗剂、洋地黄类药物、伊伐布雷定等。ACEI+β受体阻滞剂、ACEI+醛固酮受体拮抗剂、ACEI+β受体阻滞剂+醛固酮受体拮抗剂是基本治疗方案。

（二）主要治疗药物

1. 利尿剂 是心力衰竭治疗中改善症状的基石，是心力衰竭治疗中唯一能够控制体液潴留的药物，但不能用作单一治疗。原则上利尿剂应在慢性心力衰竭急性发作和明显体液潴留时应用。利尿剂的适量应用至关重要，剂量不足则出现体液潴留，将减低 RASS 抑制剂的疗效并增加 β 受体拮抗剂的负性肌力作用；剂量过大则导致容量不足，将增加 RASS 抑制剂及血管扩张剂的低血压及肾功能不全风险。

（1）袢利尿剂：以呋塞米为代表，作用于髓袢升支粗段，排钠排钾，为强效利尿剂。轻度心力衰竭患者一般小剂量（20 mg 口服）起始，逐渐加量，一般控制体重下降 0.5～1.0 kg/d 直至干重；重度慢性心力衰竭者可增至 100 mg，每日 2 次，静脉注射效果优于口服。但须注意低血钾的副作用，应监测血钾。

（2）噻嗪类利尿剂：以氢氯噻嗪（双氢克尿噻）为代表，作用于肾远曲小管近端和髓袢升支远端，抑制钠的重吸收，并因Na^+-K^+交换同时降低钾的重吸收。GFR＜30 mL/min 时作用明显受限。轻度心力衰竭可首选此药，12.5～25 mg 每日 1 次起始，逐渐加量，可增至每日 75～100 mg，分 2～3 次服用，同时注意电解质平衡，常与保钾利尿剂合用。其因可抑制尿酸排泄引起高尿酸血症，长期大剂量应用可影响糖、脂代谢。

（3）保钾利尿剂：作用于肾远曲小管远端，通过拮抗醛固酮或直接抑制 Na^+-K^+交换而具有保钾作用，利尿作用弱，多与上述两类利尿剂联用以加强利尿效果并预防低血钾。常用的保钾利尿剂有螺内酯、氨苯蝶啶、阿米洛利。

电解质紊乱是利尿剂长期使用最常见的副作用，特别是低血钾或高血钾均可导致严重后果，应注意监测。低钾血症应谨慎区分是缺钠性（容量减少性）还是稀释性（难治性水肿）。前者尿少而比重高，应给予高渗盐水补充钠盐；后者见于心力衰竭进行性恶化患者，尿少而比重低，应严格限制水的摄入，并按利尿剂抵抗处理。

2. RAAS 抑制剂

（1）ACEI：通过抑制 ACE 减少血管紧张素Ⅱ（angiotensinⅡ，ATⅡ）生成而抑制 RAAS；并通过抑制缓激肽降解而增强缓激肽活性及缓激肽介导的前列腺素生成，发挥扩血管作用，改善血流动力学；通过降低心力衰竭患者神经-体液代偿机制的不利影响，改善心室重塑。临床研究证实 ACEI 早期足量应用不仅可缓解症状，还能延缓心力衰竭进展，降低不同病因、不同程度心力衰竭患者及伴或不伴冠心病患者的死亡率。

ACEI 有卡托普利、贝那普利、培哚普利、雷米普利、咪达普利、赖诺普利等，各种 ACEI 对心力衰竭患者的症状、死亡率或疾病进展的作用无明显差异。以小剂量起始，如能耐受则逐渐加量，开始用药后 1～2 周监测肾功能与血钾，后定期复查，长期维持终生用药。

ACEI 的副作用主要包括低血压、肾功能一过性恶化、高血钾、干咳和血管性水肿等，也有威胁生命的不良反应（血管性水肿和无尿性肾衰竭）。妊娠期妇女及 ACEI 过敏者应禁用；低血压、双侧肾动脉狭窄、Scr 明显升高（>265μmo/L）、高血钾（>5.5 mmol/L）患者慎用。非甾体抗炎药会阻断 AECI 的疗效并加重其副作用，应避免使用。

（2）ARB：可阻断经 ACE 和非 ACE 途径产生的 AT II 与 AT_1 受体结合，阻断 RAS 的效应，但无抑制缓激肽降解作用，因此干咳和血管性水肿的副作用较少见。心力衰竭患者治疗首选 ACEI，当 ACEI 引起干咳、血管性水肿时，不能耐受者可改用 ARB，但已使用 ARB 且症状控制良好者不须换为 ACEI。研究证实 ACEI 与 ARB 联用并不能使心力衰竭患者获益更多，反而增加不良反应，特别是低血压和肾功能损害的发生，因此目前不主张心力衰竭患者 ACEI 与 ARB 联合应用。

（3）醛固酮受体拮抗剂：螺内酯等抗醛固酮制剂作为保钾利尿剂，能阻断醛固酮效应，抑制心血管重塑，改善心力衰竭的远期预后。但必须注意血钾的监测，近期有肾功能不全、Scr 升高或高钾血症者不宜使用。依普利酮是一种新型选择性醛固酮受体拮抗剂，可显著降低轻度心力衰竭患者心血管事件的发生风险、减少住院率、降低心血管病死亡率，且尤适用于老龄、糖尿病和肾功能不全患者。

（4）肾素抑制剂：血浆肾素活性是动脉粥样硬化、糖尿病和心力衰竭等患者发生心血管事件和预测死亡率的独立危险因素。雷米吉仑（remikiren）、依那吉仑（enalkiren）等特异性肾素抗体及肽类肾素拮抗剂，因其口服制剂的生物利用度较低、作用维持时间短、合成费用高等缺点，最终未能成功应用于临床。阿利吉仑（aliskiren）是新一代口服非肽类肾素抑制剂，能通过直接抑制肾素降低血浆肾素活性，并阻断噻嗪类利尿剂、ACEI/ARB 应用所致的肾素堆积，可有效降压且对心率无明显影响。但阿利吉仑有待进一步研究以获得更广泛的循证依据，目前不推荐用于ACEI/ARB 的替代治疗。

3. β 受体拮抗剂　可抑制交感神经激活对心力衰竭代偿的不利作用。心力衰竭患者长期应用 β 受体拮抗剂能减轻症状、改善预后、降低死亡率和住院率，且在已接受 ACEI 治疗的患者中仍能观察到 β 受体拮抗剂的上述益处，说明这两种神经内分泌系统阻滞剂的联合应用具有叠加效应。

目前，已经临床验证的 β 受体拮抗剂包括选择 β_1 受体拮抗剂美托洛尔、比索洛尔与非选择性肾上腺素能 α_1、β_1 和 β_2 受体拮抗剂卡维地洛（carvedilol）。β 受体拮抗剂的禁忌证为支气管痉挛性疾病、严重心动过缓、二度及二度以上房室传导阻滞、严重周围血管病（如雷诺病）和重度急性心力衰竭。所有病情稳定并无禁忌证的心功能不全患者一经诊断均应立即以小剂量起始应用 β 受体拮抗剂，逐渐增加达最大耐受剂量并长期维持。其主要目的在于延缓疾病进展，减少猝死。存在体液潴留的患者应与利尿剂同时使用。

突然停用 β 受体拮抗剂可致临床症状恶化，应予避免。多项临床试验表明，在慢性心力衰竭急性失代偿期或急性心力衰竭时，持续服用原剂量 β 受体拮抗剂不仅不增加风险，且较减量或中断治疗者临床转归更好。因此，对于慢性心力衰竭急性失代偿的患者，应根据患者的实际临床情况在血压允许的范围内尽可能地继续给予 β 受体拮抗剂治疗，以获得更佳的治疗效果。

4. 正性肌力药

（1）洋地黄类药物：作为正性肌力药物的代表用于治疗心力衰竭已有两百余年的历史，尽管如此，研究证实地高辛可显著减轻轻中度心力衰竭患者的临床症状，改善生活质量，提高运动耐量，减少住院率，但对生存率无明显改变。

洋地黄类药物通过抑制 Na^+、K^+-ATP 酶发挥药理作用：①正性肌力作用，促进心肌细胞 Ca^{2+}-Na^+ 交换，升高细胞内 Ca^{2+} 浓度而增强心肌收缩力。而细胞内 K^+ 浓度的降低成为洋地黄中毒的重要原因。②电生理作用，一般治疗剂量下，洋地黄可抑制心脏传导系统，对房室交界区的抑制最为明显。当血钾过低时，更易发生各种快速性心律失常。③迷走神经兴奋作用，作用于迷走神经传入纤维增加心脏压力感受器的敏感性，反馈抑制中枢神经系统的兴奋冲动，可对抗心力衰竭时交感神经兴奋的不利影响，但尚不足以取代 β 受体拮抗剂的作用。④作用于肾小管细胞减少 K^+ 的重吸收并抑制肾素分泌。

洋地黄类药物：地高辛是最常用且唯一经过安慰剂对照研究进行疗效评价的洋地黄制剂，常以每日 0.125～0.25 mg 起始并维持，70 岁以上、肾功能损害或体重低的患者应予更小剂量（每日或隔日 0.125 mg）起始。毛花苷 C、毒毛花苷 K（strophanthin K）均为快速起效的静脉注射用制剂，适用于急性心力衰竭或慢性心力衰竭加重时的患者。

洋地黄类药物的临床应用：伴有快速心房颤动/心房扑动的收缩性心力衰竭是应用洋地黄的最佳指征，包括扩张型心肌病、二尖瓣或主动脉瓣病变、陈旧性心肌梗死及高血压心脏病所致慢性心力衰竭。在利尿剂、ACEI/ARB 和 β 受体拮抗剂治疗过程中仍持续有心力衰竭症状的患者可考虑加用地高辛。但对代谢异常引起的高排血量心力衰竭如贫血性心脏病、甲状腺功能亢进及心肌炎、心肌病等所致的心力衰竭，洋地黄治疗效果欠佳。肺源性心脏病常伴低氧血症，与心肌梗死、缺血性心肌病均易发生洋地黄中毒，应慎用；应用其他可能抑制窦房结或房室结功能或可能影响地高辛血药浓度的药物（如胺碘酮或 β 受体拮抗剂）时须慎用或减量；肥厚型心肌病患者增加心肌收缩性可能使原有的血流动力学障碍更为加重，禁用洋地黄；风湿性心脏病单纯二尖瓣狭窄伴窦性心律的肺水肿患者因增加右心室收缩功能可能因加重肺水肿程度而禁用；严重窦性心动过缓或房室传导阻滞患者在未植入起搏器前禁用。液体滞留或低血压等心力衰竭症状急性加重的患者应首选静脉制剂，待病情稳定后再应用地高辛作为长期治疗策略之一。

洋地黄中毒表现、影响因素及其处理：①洋地黄中毒表现，洋地黄中毒最重要的表现为各类心律失常，常见室性期前收缩，多表现为二联律、非阵发性交界区心动过速、房性期前收缩、心房颤动及房室传导阻滞等。快速房性心律失常伴传导阻滞是洋地黄中毒的特征性表现。洋地黄可引起心电图 ST-T 改变（"鱼钩"样改变），但不能据此诊断洋地黄中毒。洋地黄中毒的胃肠道表现如恶心、呕吐以及神经系统症状如视物模糊、黄视、绿视、定向力障碍、意识障碍等则较少见。②洋地黄中毒的影响因素，洋地黄中毒与地高辛血药浓度高于 2.0 ng/mL 相关，但在心肌缺血、缺氧及低血钾、低血镁、甲状腺功能减退的情况下则中毒剂量更小。肾功能不全、低体重及与其他药物的相互作用也是引起洋地黄中毒的因素，心血管病常用药物如胺碘酮、维拉帕米及奎尼丁等均可降低地高辛的经肾排泄率而增加中毒的可能性。③洋地黄中毒的处理，发生洋地黄中毒后应立即停药。单发性室性期前收缩、一度房室传导阻滞等停药后常可自行消失；快速性心律失常者如血钾浓度低则可用静脉补钾，如血钾不低可用利多卡因或苯妥英钠。电复律一般禁用，因其易致心室颤动。有传导阻滞及缓慢性心律失常者可予阿托品静脉注射，此时异丙肾上腺素易诱发室性心律失常，故不宜应用。

（2）非洋地黄类正性肌力药

1）β 受体兴奋剂：多巴胺与多巴酚丁胺是常用的静脉制剂，多巴胺是去甲肾上腺素前体，较小剂量[<2 μg/(kg·min)]可激动多巴胺受体，降低外周阻力，扩张肾血管、冠状动脉和脑血管；中等剂量[2～5 μg/(kg·min)]可激动 β_1 和 β_2 受体，表现为心肌收缩力增强、血管扩张，特别是肾小动脉扩张，心率加快不明显，能显著改善心力衰竭的血流动力学异常；大剂量[5～10 μg/(kg·min)]则可兴奋 α 受体，出现缩血管作用，增加左心室后负荷。多巴酚丁

胺是多巴胺的衍生物，扩血管作用不如多巴胺明显，加快心率的效应也比多巴胺小。两者均只能短期静脉应用，在慢性心力衰竭加重时起到帮助患者渡过难关的作用，连续用药超过 72 h 可能出现耐药，长期使用将增加死亡率。

2）磷酸二酯酶抑制剂：包括米力农、氨力农等，通过抑制磷酸二酯酶活性促进 Ca^{2+} 通道膜蛋白磷酸化，Ca^{2+} 内流增加，从而增强心肌收缩力。磷酸二酯酶抑制剂短期应用可改善心力衰竭症状，但已有大规模前瞻性研究证明，长期应用米力农治疗重症慢性心力衰竭，患者的死亡率增加，其他的相关研究也得出同样的结论。因此，仅心脏术后急性收缩性心力衰竭、难治性心力衰竭及心脏移植前的终末期心力衰竭的患者可给予短期应用。

心力衰竭患者的心肌处于血液或能量供应不足的状态，过度或长期应用正性肌力药物将扩大能量的供需矛盾，加重心肌损害，增加死亡率。为此，在心力衰竭治疗中不应以正性肌力药取代其他治疗用药。

5. 扩血管药物　慢性心力衰竭的治疗并不推荐血管扩张药物的应用，仅在伴有心绞痛或高血压的患者中可考虑联合治疗，存在心脏流出道或瓣膜狭窄的患者应禁用。常用药物为硝酸异山梨酯和肼屈嗪。

（1）硝酸异山梨酯：研究表明硝酸盐可抑制异常的心肌和血管生长，并因此改善心室重构过程和心力衰竭的症状。已采用充分治疗后仍有症状的患者使用硝酸异山梨酯对病情有帮助。长期使用硝酸盐很容易发生耐药，而采用间歇给药法是预防硝酸盐耐药最有效的方法。硝酸盐在应用过程中典型的不良反应是头痛和低血压，故应用过程中应注意血压监测。

（2）肼屈嗪：是一种有效降低后负荷的药物，与硝酸异山梨酯合用能增强其静脉扩张作用。除对血管的直接作用外，肼屈嗪作为还原剂可减轻硝酸盐的耐药性。但肼屈嗪单独用于心力衰竭治疗的资料尚少。尚未使用 ACEI 的患者不应合用肼屈嗪和硝酸异山梨酯，在能耐受 ACEI 的患者中也不应当替代 ACEI。症状较重又不耐受 ACEI 的患者可考虑联合使用硝酸异山梨酯和肼屈嗪，尤其是患者在低血压和肾功能不全时，但尚无此方面的临床研究。

6. 抗心力衰竭药物

（1）人重组脑钠肽：如奈西立肽，具有排钾利尿、抑制交感神经系统、扩张血管等作用，适用于急性失代偿性心力衰竭。

（2）左西孟旦：通过与心肌细胞上的肌钙蛋白 C 结合，增加肌丝对钙的敏感性从而增强心肌收缩，并通过介导三磷酸腺苷（ATP）敏感的钾通道，扩张冠状动脉和外周血管，改善顿抑心肌的功能，减轻缺血并纠正血流动力学紊乱，适用于无显著低血压或低血压倾向的急性左心衰竭患者。

（3）伊伐布雷定：首个选择性特异性窦房结 I_f 电流抑制剂，对心脏内传导、心肌收缩或心室复极化无影响，且无 β 受体拮抗剂的不良反应或反跳现象。

（4）AVP 受体拮抗剂（托伐普坦）：通过结合 V_2 受体减少水的重吸收，因不增加排钠而优于利尿剂，因此可用于治疗伴有低钠血症的心力衰竭。

二、急性心力衰竭

（一）常用治疗方案

给予药物治疗，同时采取恰当体位减少回心血量，给予吸氧辅助治疗，出入量管理并限制钠摄入。

（二）主要治疗药物

1. 基础治疗

（1）镇静：吗啡 3～5 mg 静脉注射不仅可以使患者镇静、减少躁动所带来的额外的心脏负担，同时也具有舒张小血管的功能从而减轻心脏负荷。必要时每间隔 15 min 重复 1 次，共 23 次。老年患者可减量或改为肌内注射。

（2）快速利尿：呋塞米 20～40 mg 于 2 min 内静脉注射，4 h 后可重复 1 次。呋塞米除利尿作用外，还有静脉扩张作用，有利于肺水肿缓解。

（3）氨茶碱：可解除支气管痉挛，并有一定的增强心肌收缩、扩张外周血管作用。

（4）洋地黄类药物：毛花苷 C 静脉给药最适用于有快速心室率的心房颤动合并心室扩大伴左心室收缩功能不全者，首剂 0.4～0.8 mg，2 h 后可酌情再给 0.2～0.4 mg。

2. 利尿剂　袢利尿剂适用于急性心力衰竭伴肺循环和（或）体循环明显淤血及容量负荷过重的患者。袢利尿剂如呋塞米、托拉塞米、布美他尼静脉应用可在短时间里迅速降低容量负荷，应首选并及早应用。临床上利尿剂应用十分普遍，但尚无评估疗效的大样本随机对照试验。

（1）呋塞米：宜先静脉注射 20～40 mg，继以静脉滴注 5～40 mg/h，其总剂量在起初 6 h 不超过 80 mg，起初 24 h 不超过 160 mg。亦可应用托拉塞米 10～20 mg 静脉注射。如果平时使用袢利尿剂治疗，最初静脉剂量应等于或超过长期每日所用剂量。

（2）托伐普坦：推荐用于充血性心力衰竭、常规利尿剂治疗效果不佳、有低钠血症或有肾功能损害倾向患者，可显著改善充血相关症状，且无明显短期和长期不良反应。其能降低心力衰竭伴低钠的患者心血管病所致病死率（Ⅱh 类，B 级）。建议剂量以 7.5～15.0 mg/d 开始，疗效欠佳者逐渐加量至 30 mg/d。

3. 血管活性药物

（1）血管扩张剂：须密切监测血压变化，小剂量慢速给药并合用正性肌力药物。

1）硝普钠：为动、静脉血管扩张剂，静脉注射后 2～5 min 起效，起始剂量为 0.3 μg/(kg·min)，静脉滴注，可酌情逐渐增加剂量至 5 μg/(kg·min)，静脉滴注，通常疗程不要超过 72 h。硝普钠由于具强效降压作用，应用过程中要密切监测血压，根据血压调整合适的维持剂量。停药应逐渐减量，并加用口服血管扩张剂，以避免反跳现象。

2）硝酸酯类：扩张小静脉，降低回心血量，使左心室舒张末压（LVEDP）及肺血管压降低，患者对该药的耐受量个体差异很大，常用药物包括硝酸甘油、硝酸异山梨醇酯。硝酸甘油静脉滴注起始剂量为 5～10 μg/min，每 5～10 min 递增 5～10 μg/min，最大剂量为 200 μg/min；亦可每 10～15 min 喷雾 1 次（400 μg），或舌下含服 0.3～0.6 mg/次。硝酸异山梨酯 1～3 mg/h 时扩张小静脉，减轻心脏前负荷；3～7 mg/h 时扩张动脉，改善冠状动脉血流；7～12 mg/h 时扩张阻力血管，降低心脏后负荷。其耐药性和血压、浓度稳定性优于硝酸甘油。硝酸甘油及其他硝酸酯类药物长期应用均可能发生耐药。

3）α 受体拮抗剂：选择性结合 α 肾上腺受体，扩张血管，降低外周阻力，减轻心脏后负荷，并降低肺毛细血管压，减轻肺水肿，也有利于改善冠状动脉供血。常用药物为乌拉地尔，其扩张静脉的作用大于动脉，并能降低肾血管阻力，还可激活中枢 5-羟色胺 1A 受体，降低延髓心血管调节中枢交感神经冲动发放，且对心率无明显影响。

（2）正性肌力药物

1）β 受体兴奋剂：小到中等剂量多巴胺可通过降低外周阻力，增加肾血流量，增加心肌收缩力和心排血量而均有利于改善急性心力衰竭的病情。但大剂量可增加左心室后负荷和肺动脉压而对患者有害。多巴胺个体差异较大，一般从小剂量起始，逐渐增加剂量，短期应用。可引起低氧血症，应监测 SaO_2，必要时给氧。多巴酚丁胺短期应用可增加心排血量，改善外周灌注，缓解症状，重症心力衰竭患者连续静脉应用会增加死亡风险。多巴酚丁胺的用法：2～20 μg/(kg·min)静脉滴注，根据尿量和血流动力学监测结果调整，使用时监测血压，常见不良反应有心律失常、心动过速，偶尔可因加重心肌缺血而出现胸痛。正在应用 β 受体阻滞剂的患者不推荐应用多巴酚丁胺和多巴胺。

2）磷酸二酯酶抑制剂：米力农兼有正性肌力及降低外周血管阻力的作用。急性心力衰竭时在扩血管利尿的基础上短时间应用米力农可能会取得较好的疗效。首剂 25～75 μg/kg 静脉注射（>10 min），继以 0.375～0.750 μg/(kg·min)静脉滴注。常见不良反应有低血压和心律失常。

3）左西孟旦：一种钙增敏剂，通过结合于心肌细胞上的 TnC 促进心肌收缩，还通过介导 ATP 敏感的钾通道而发挥血管舒张作用和轻度抑制磷酸二酯酶的效应。其正性肌力作用独立于肾上腺素能刺激，可用于正接受 β 受体阻滞剂治疗的患者。该药在缓解临床症状、改善预后等方面不劣于多巴酚丁胺，且使患者的脑钠肽水平明显下降。冠心病患者应用不增加病死率。用法：首剂 12 μg/kg 静脉注射（>10 min），继以 0.1 μg/(kg·min)静脉滴注，可酌情减半或加倍。收缩压<100 mmHg 的患者无须负荷剂量，可直接用维持剂量，防止发生低血压。应用时需监测血压和心电图，避免血压过低和心律失常的发生。

第四节　案 例 评 述

一、临床药学监护要点

心力衰竭为各种心脏疾病的严重和终末阶段，在治疗方案确定过程中，药学监护的任务同时产生了，主要的工作包括治疗方案的选择、剂量和给药途径的确定及药物不良反应的监护。通过医生与药师的沟通协调，制订合理的个体化的治疗方案。

（一）治疗方案的选择

1. 慢性心力衰竭的治疗　神经内分泌抑制剂联合使用。利尿剂，首选袢利尿剂；ACEI 小剂量滴定调整到合适剂量终身服用；β 受体阻滞剂；醛固酮受体拮抗剂；ARB；地高辛等。

2. 急性心力衰竭的治疗　药物基础治疗可选用吗啡、利尿剂、血管扩张药、正性肌力药物及其他非药物治疗。

（二）剂量和给药途径的确定

慢性心力衰竭以口服给药为主，口服药物剂量推荐见表 7-1。

表 7-1　慢性心力衰竭口服药物剂量推荐

药物	起始剂量	每日最大剂量
呋塞米	20～40 mg/d	120～160 mg
布美他尼	0.5～1.0 mg/d	6～8 mg

药物	起始剂量	每日最大剂量
托拉塞米	10 mg/d	100 mg
卡托普利	6.25 mg，3 次/d	50 mg，3 次
福辛普利	5 mg，1 次/d	20~30 mg，1 次
贝那普利	2.5 mg，1 次/d	10~20 mg，1 次

（三）药物不良反应的监护

药物不良反应的监测包括监测电解质、肾功能指标、低血压、咳嗽、心率。

二、常见用药错误归纳与要点

大剂量联合用药会导致患者低血压。

第五节　规范化药学监护路径

　　心力衰竭的病理基础虽然明确，但由于患者的生理、疾病状态不同，药物剂量的选择、药物的疗效和毒副作用也存在个体差异，为使支持治疗达到较好的效果且确保患者用药安全，临床药师按照个体化的用药要求、依据规范化的药学监护途径，开展具体的药学监护工作。

　　参照慢性充血性心力衰竭、急性心力衰竭临床诊治中的临床治疗模式和程序，建立慢性充血性心力衰竭、急性心力衰竭药学监护路径（表 7-2，7-3），意义在于规范临床药师对慢性充血性心力衰竭、急性心力衰竭患者展开有序的、适当的临床药学服务工作，并以其为导向为慢性心力衰竭、急性心力衰竭患者提供个体化的药学服务。

表 7-2　慢性充血性心力衰竭药学监护路径

适用对象：第一诊断为慢性充血性心力衰竭的患者

患者姓名：＿＿＿＿＿＿　性别：＿＿＿＿＿　年龄：＿＿＿＿

门诊号：＿＿＿＿＿＿　　住院号：＿＿＿＿＿＿

住院日期：＿＿＿＿年＿＿＿＿月＿＿＿＿日

出院日期：＿＿＿＿年＿＿＿＿月＿＿＿＿日

标准住院日 7～14 d

发病时间：＿＿＿＿年＿＿月＿＿日＿＿时＿＿分

到达急诊时间：＿＿＿＿年＿＿＿月＿＿＿日＿＿＿时＿＿＿分（不一定从急诊收治）

时间	住院第 1 天	住院第 2 天	住院第 3 天	住院第 5~6 天	住院第 6~13 天	住院第 14 天（出院日）
主要诊疗工作	□参加医生查房 □药学问诊（附录 1） □制订初步药学监护计划 □医嘱审核	□参加医生查房 □医嘱审核 □用药重整（如需要） □患者用药教育 □药历书写（附录 3）	□参加医生查房 □药学查房 □医嘱审核 □用药重整（如需要） □药历书写	□参加医生查房 □医嘱审核 □用药重整（如需要） □药历书写	□参加医生查房 □药学查房 □医嘱审核 □用药重整（如需要） □药历书写	□医生查房 □药学查房 □出院带药医嘱审核 □用药重整（如需要） □完成药历书写
重点监护内容	针对下列药物制订初步药学监护计划 □利尿剂 □扩血管药 □纠正水电解质和酸碱平衡紊乱 □抗心律失常 □抗菌药物 □心肌营养及心肌供能药	□患者病情及生命体征变化 □查看实验室和辅助检查结果及各项指标变化 □患者用药的疗效监测及不良反应监测 □检查患者服药情况 □药师记录	□患者病情及生命体征变化 □查看实验室和辅助检查结果及各项指标变化 □患者用药的疗效监测及不良反应监测 □检查患者服药情况 □药师记录	□患者病情及生命体征变化 □查看实验室和辅助检查结果及各项指标变化 □患者用药的疗效监测及不良反应监测 □检查患者服药情况 □药师记录	□患者病情及生命体征变化 □查看实验室和辅助检查结果及各项指标变化 □患者用药的疗效监测及不良反应监测 □检查患者服药情况 □药师记录	出院患者用药教育

时间	住院第 1 天	住院第 2 天	住院第 3 天	住院第 5~6 天	住院第 6~13 天	住院第 14 天（出院日）
病情变异记录	□无 □有，原因： 1. 2.	□无 □有，原因： 1. 2.	□无 □有，原因： 1. 2.	□无 □有，原因： 1. 2.	□无 □有，原因： 1. 2.	□无 □有，原因： 1. 2.
药师签名						

表 7-3 急性左心衰竭药学监护路径

适用对象：第一诊断为心力衰竭的 18 岁以上患者 ICD10: I50.9

患者姓名：_____ 性别：_____ 年龄：_____

门诊号：_____ 住院号：_____

住院时间：_____年_____月_____日_____时_____分

出院时间：_____年_____月_____日_____时_____分

标准住院日：11 d

实际住院日：_____d

时间	入院时（0~60 min）	入院24 h 内	住院第 2 天	住院第 3 天	住院第 4~10 天	住院第 11 天
主要诊疗工作	—	□参加医生查房（附录1）□药学同诊 □医嘱审核 □制订初步药学监护计划	□参加医生查房 □医嘱审核 □用药重整（如需要）□患者用药教育 □药历书写（附录3）	□参加医生查房 □药学查房 □医嘱审核 □用药重整（如需要）□药历书写	□参加医生查房 □医嘱审核 □用药重整（如需要）□患者用药教育 □药历书写	□参加医生查房 □药学查房 □出院带药医嘱审核 □用药重整（如需要）□完成药历书写
重点药学监护	—	针对下列药物建立初步药学监护计划 □阿片类 □利尿剂 □血管扩张药 □正性肌力药 □血管收缩药	□患者病情及生命体征变化 □查看实验室和辅助检查结果及各项指标变化 □患者用药的疗效监测及不良反应监测 □检查患者服药情况 □药师记录	□患者病情及生命体征变化 □查看实验室和辅助检查结果及各项指标变化 □患者用药的疗效监测及不良反应监测 □检查患者服药情况 □药师记录	□患者病情及生命体征变化 □查看实验室和辅助检查结果及各项指标变化 □患者用药的疗效监测及不良反应监测 □检查患者服药情况 □药师记录	□出院患者用药教育

（续表）

时间	入院时（0~60 min）	入院 24 h 内	住院第 2 天	住院第 3 天	住院第 4~10 天	住院第 11 天
病情变异记录	□无 □有，原因： 1. 2.	□无 □有，原因： 1. 2.	□无 □有，原因： 1. 2.	□无 □有，原因： 1. 2.	□无 □有，原因： 1. 2.	□无 □有，原因： 1. 2.
医生签名					鲍恩莉　张在丽　钟　略　李冬洁	

第八章

多器官功能障碍综合征

第一节 疾病基础知识

多器官功能障碍综合征（multiple organ dysfunction syndrome，MODS）是指严重创伤、感染、大手术、大面积烧伤等疾病发病数小时后，同时或序贯出现2个或2个以上器官功能障碍，即急性损伤患者多个器官功能改变且不能维持内环境稳定的临床综合征，受损器官可包括肺、肾、肝、胃肠、心、脑、凝血及代谢功能等。

【病因和发病机制】

1. 病因　MODS是多因素诱发的临床综合征。严重的创伤、感染及在此过程中出现的低血容量性休克、脓毒症、感染性休克、再灌注损伤等均可诱发MODS。除上述因素直接引起细胞损伤外，更重要的是通过激活内源性炎症介质的过度释放、炎性细胞的激活、组织缺氧和氧自由基的产生、肠道屏障功能破坏和细菌/毒素易位等导致机体炎性反应失控。

2. 发病机制　炎性反应是MODS发病机制的基石，内源性感染特别是肠源性感染与MODS发生密切相关，胃肠道是MODS"靶器官"，同时也可能是MODS的"启动器官"。MODS往往是多元性和序贯性损伤的结果，而不是单一打击的结果。1985年Dietch提出MODS的两次打击学说，将创伤、感染、烧伤、休克等早期直接损伤作为第一次打击。第一次打击所造成的组织器官损伤有时虽然轻微，不足以引起明显的临床症状，但可激活机体的免疫系统。当发生病情进展恶化或继发感染、休克等情况时，形成第二次打击，使已处于预激活状态的机体免疫系统暴发性激活，大量炎症细胞活化、炎性介质释放、炎性反应失控，导致组织器官的致命性损害。在 MODS 发生、发展过程中，各器官病理、生理的表现虽然各有特点，但均应视为是全身性炎症反应在不同器官的表现，各器官有密切的牵连和相互影响，而不是孤立的。

【诊断要点】

1. **临床表现**　目前，国内外公认的 MODS 统一诊断标准仍然缺乏。北京市科委重大项目 "MODS 中西医结合诊治/降低病死率" 课题组经过前瞻性、多中心研究制订 MODS 诊断标准。在患者病情具有引起 MODS 的原发病因的前提下，如果 2 个或者 2 个以上器官或系统功能达到脏器功能障碍的判断标准，则可诊断为 MODS。器官功能障碍与否的判定标准有如下几项：

（1）循环系统：①收缩压＜90 mmHg；②MAP＜70 mmHg；③发生休克、室性心动过速或室颤等严重心律失常、心肌梗死。具备①、②、③之一即可诊断。

（2）呼吸系统：氧合指数＜300 mmHg。

（3）神经系统：①意识出现淡漠或躁动、嗜睡、浅昏迷、深昏迷；②Glasgow 昏迷评分≤14。具备①、②之一即可诊断。

（4）血液系统：①血小板计数＜100×10^9/L；②PT、APTT 延长或缩短；③P 试验阳性。具备①、②之一即可诊断。

（5）肝脏：①TBIL＞1.2 mg/dL；②ALB＜2.8 mg/dL。具备①、②即可诊断。

（6）肾脏系统：①Scr＞1.4 mg/dL；②尿量＜500 mL/24 h。具备①、②之一即可诊断。

（7）胃肠：①肠鸣音减弱或消失；②胃引流液、便潜血阳性或出现黑便、呕血；③腹内压（膀胱内压）≥11 cmH_2O。具备①、②、③之一即可诊断。

2. **实验室检查及其他辅助检查**

（1）实验室检查：呼吸系统（PaO_2/FiO_2），肾（Scr），肝（血

清胆红素），心血管系统［压力调整的心率（PAHR）］，血液系统（血小板计数），神经系统（Glasgow 昏迷评分），血常规，尿常规，大便常规，动脉血气分析，Lac，血电解质测定（包括钙、磷、镁），凝血功能检查等，血糖，血型，感染性疾病筛查（乙肝病毒、丙肝病毒、HIV、梅毒等），PCT，CRP，心电图。

（2）其他辅助检查：腹部超声、胸片、磁共振、CT 等检查。

【治疗原则与方法】

1. 治疗原则　所有 MODS 患者原则上均应进入 ICU 抢救治疗。目前，其主要治疗包括病因治疗、维持组织灌注和氧供、器官功能支持等。

2. 治疗方法

（1）积极消除引起 MODS 的病因和诱因。控制原发病是 MODS 治疗的关键。严重感染患者应用有效抗生素，积极引流感染灶；创伤患者应早期清创、充分引流，预防感染发生；保护胃肠功能，避免肠胀气、肠麻痹的出现；休克患者应尽快改善组织器官灌注，避免进一步加重器官功能损害。

（2）改善氧代谢，纠正组织缺氧。主要手段包括增加氧供、降低氧耗和提高组织细胞利用氧的能力。

（3）呼吸支持治疗，呼吸支持是提高氧输送和降低氧耗的重要手段之一。

（4）代谢支持与调理，MODS 早期应提供适当的营养底物，防止细胞代谢紊乱，减少器官功能障碍的产生。MODS 后期应进一步加速组织修复，促进患者康复。

（5）积极对机体的神经内分泌、免疫、炎症、凝血、代谢等各方面进行适当的调节，促进器官之间的联系网络恢复正常。

第二节 经典案例

案例一

（一）案例回顾

【主诉】

进行性呼吸困难伴神志不清半天。

【现病史】

患者，男性，64岁。既往因脑出血后长期卧床休养，平素进食有呛咳，此次因咳嗽、痰多，伴发热3d于当地医院治疗，予积极化痰、抗感染等治疗，入院前半天经家人喂食白粥后出现进行性呼吸困难，伴面色、口唇青紫，随即出现心跳呼吸骤停，意识丧失，当地医护人员即刻予心外按压、气管插管等积极心肺复苏抢救治疗，同时经气管导管吸除大量黄脓痰，经积极抢救后患者自主心率恢复，但无自主呼吸，予机械通气辅助呼吸，同时伴阵发性抽搐及持续高热，体温最高达41℃。为进一步治疗，收入SICU。发病以来，患者神志不清，一般情况差，留置导尿管，二便失禁。

【既往史】

有高血压、脑出血、肾囊肿病史，遗留有肢体偏瘫，但可对答，并可自主进食，具体不详；否认糖尿病、慢性支气管炎病史；否认肺结核、肝炎等传染病病史；有右踝骨折内固定术史，体内留有金属植入物，具体不详；否认其他重大手术外伤史；否认输血史。

【社会史、家族史、过敏史】

无特殊。

【体格检查】

T 39℃；HR 90 次/分；BP 110/60 mmHg；R 18 次/分。

患者营养可，神志不清，GCS 3 分。双侧瞳孔等大等圆，直径 2.0 mm，对光反射消失。双侧球结膜水肿，球结膜充血明显，听力粗测可。两肺呼吸音粗，可闻及明显干、湿啰音。肠鸣音未及。四肢无自主活动，伴阵发性抽搐。

【实验室检查及其他辅助检查】

1. 实验室检查

（1）尿常规：pH 5.0，U-Pro（+），U-Ket（+++），尿隐血（++++），RBC（镜检）113.0 个/μL，WBC（镜检）16.0 个/μL。

（2）血常规：CRP 9.9 mg/L，WBC 12.16×10⁹/L，NEUT% 79.7%，RBC 3.82×10¹²/L，Hb 126 g/L，HCT 36.4%。

（3）凝血功能：D-dimer 1.78 mg/L。

（4）肝功能：ALT 113.4 U/L，AST 96.3 U/L，LDH 925 U/L，CK 1359.4 U/L。

（5）肾功能：BUN 7.2 mmol/L。

（6）血电解质：K⁺ 2.9 mmol/L，Na⁺ 133 mmol/L，Cl⁻ 97 mmol/L，Ca²⁺ 1.91 mmol/L，P 0.69 mmol/L，Mg²⁺ 0.90 mmol/L。

（7）心功能：AMS 279.6 U/L，cTnT 0.075 ng/mL，Mb 450.8 ng/mL，Pro BNP 709.7 pg/mL。

2. 其他辅助检查　胸部 CT 示右肺上叶及下叶支气管扩张继发感染；两肺叶散在多发炎性改变。

【诊断】

（1）心跳呼吸停止、心肺复苏后。

（2）急性呼吸衰竭。

（3）吸入性肺炎。

（4）高血压。

（5）脑出血后遗症。

【用药记录】

1. 抗感染　哌拉西林钠他唑巴坦钠（8∶1）注射液 4.5 g+0.9%氯化钠注射液 100 mL iv.gtt q6 h.（d1-4）；头孢哌酮钠舒巴坦钠注射液 3 g iv.gtt q6 h.（d9-10）；米诺环素胶囊 100 mg p.o. q12 h.（d9-10）；阿米卡星注射液 0.4 g 雾化吸入 q6 h.（d9-10）。

2. 抗炎　甲泼尼龙琥珀酸钠注射液 40 mg i.v. q6 h.（d1-4）。

3. 改善心脑功能　脑苷肌肽注射液 25 mL+0.9%氯化钠注射液 100 mL iv.gtt q.d.（d1-10）；脑蛋白水解物注射液 180 mg+0.9%氯化钠注射液 250 mL iv.gtt q.d.（d1-10）；纳洛酮注射液 4 mg+5%葡萄糖注射液 250 mL+重组人胰岛素注射液 6 U iv.gtt q.d.（d1-10）。

4. 强心　10%葡萄糖注射液 500 mL+重组人胰岛素注射液 16 U+氯化钾注射液 1.5 g+25%硫酸镁注射液 10 mL iv.gtt q.d.（d1-4）；氨力农注射液 150 mg+0.9%氯化钠注射液 100 mL iv.gtt q12 h.（d1-9）；环磷腺苷葡胺注射液 180 mg+5%葡萄糖注射液 250 mL+重组人胰岛素注射液 4 U iv.gtt q.d.（d1-10）。

5. 抗癫痫　丙戊酸钠注射液 400 mg+0.9%氯化钠注射液 250 mL iv.gtt stat.（d1）+丙戊酸钠片 0.4 g p.o. t.i.d.（d1-4）。

6. 抑酸　泮托拉唑注射液 80 mg i.v. q12 h.（d1-9）。

7. 升压　多巴胺注射液 400 mg+0.9%氯化钠注射液 50 mL 微泵 stat.（d1）。

8. 利尿　托拉塞米注射液 10 mg i.v. q12 h.（d1-9）。呋塞米注射液 20 mg i.v. q12 h.（d1-9）

9. 补钾　氯化钾注射液 2 g+琥珀酰明胶注射液 500 mL iv.gtt stat.（d1）；氯化钾注射液 2 g+乳酸钠林格注射液 500 mL iv.gtt stat.（d1）；氯化钾注射液 2 g+0.9%氯化钠注射液 30 mL 微泵 stat.（d1）。

10. 肠外营养支持　脂肪乳氨基酸（17）葡萄糖（11%）注射液 1 440 mL+丙氨酰谷氨酰胺注射液 20 g+10%氯化钾注射液 3 g+重组人胰岛素注射液 48 U+10%葡萄糖酸钙注射液 20 mL+复方脂溶性维生素注射液（Ⅲ）5 mL+复方水溶性维生素注射液（Ⅱ）注射液 iv.gtt q.d.（d1-4）。

【药师记录】

入院第 2 天：心肺复苏后，检查提示 MODS（脑、肺、心、肝）及电解质紊乱，病情危重，预后不佳。加用 20%甘露醇注射液 100 mL iv.gtt q6 h.进行组织脱水；经检查肝功能：ALT 95.5 U/L，ALP 126.7 g/L，AST 96.2 U/L，LDH 757 U/L，故予多烯磷脂酰胆碱 697.5 mg+5%葡萄糖注射液 100 mL iv.gtt q.d.保肝；灌肠后加用伊托必利片 50 mg p.o. t.i.d.及大黄 6 g+0.9%氯化钠注射液 20 mL p.o. t.i.d.改善胃肠道功能；使用丙戊酸钠片 0.4 g p.o. t.i.d.治疗阵发性抽搐。

入院第 4 天：由于血常规较前好转，停哌拉西林钠他唑巴坦钠注射液，改阿莫西林钠舒巴坦钠注射液（2：1）3 g+0.9%氯化钠注射液 100 mL iv.gtt q6 h.降阶梯治疗；甲泼尼龙琥珀酸钠注射液已用 3 d，今日予减量使用；肾功能：BUN 12.7 mmol/L，Scr 113.2 μmol/L，有恶化趋势，故予甘露醇减量使用。

入院第 5 天：肾功能 BUN 15.2 mmol/L，Scr 118.7 μmol/L 继续恶化故停用甘露醇注射液。

入院第 6 天：肝功能 ALT 263.6 U/L，ALB 33 g/L，AST 226.7 U/L，LDH 2 094 U/L，有恶化趋势，故予注射用还原型谷胱甘肽 1.8 g+5%葡萄糖注射液 250 mL iv.gtt q.d.加强保肝治疗；患者连续 2 d 未再伴发阵发性抽搐，停用丙戊酸钠片。

入院第 9 天：患者痰培养检出鲍曼不动杆菌，根据药敏结果，调整抗生素为头孢哌酮舒巴坦钠、米诺环素及阿米卡星三药联用。

入院第 10 天：患者突发心搏骤停，抢救无效，宣告临床死亡。

（二）案例分析

【抗感染治疗】

患者入院后，检查提示 MODS（脑、肺、心、肝）及电解质紊乱，病情危重，预后不佳。治疗策略为以纠正器官功能障碍已经造成的生理紊乱、防止器官功能进一步损害的支持治疗为主。

患者脑出血后长期卧床，进食有呛咳，此次因进食后出现窒息、面色青紫、两肺可闻及大量啰音、气管插管后可吸出大量黄脓痰，考虑为吸入性肺炎伴急性呼吸衰竭。同时，考虑患者近期应用过抗菌药物，病情危重，机械辅助通气中，留置中心静脉导管及胃管等，不能排除多重耐药菌感染可能，故经验性给予哌拉西林钠他唑巴坦钠注射液抗感染，它能够覆盖大部分革兰氏阳性菌及革兰氏阴性菌，对大肠杆菌［包括 ESBL（＋）］、肺炎克雷伯菌［包括 ESBL（＋）］、铜绿假单胞菌、葡萄球菌、厌氧菌及肠球菌等均有良好的抗菌活性。

入院第 4 天：患者痰培养、尿培养均阴性，血常规较前明显好转，改哌拉西林钠他唑巴坦钠注射液为阿莫西林钠舒巴坦钠注射液降阶梯治疗。

入院第 9 天：患者 CRP 较前明显升高，2 次痰培养出鲍曼不动杆菌（＋＋＋＋），其仅对头孢哌酮钠舒巴坦钠、米诺环素中度敏感，故予头孢哌酮钠舒巴坦钠注射液、米诺环素胶囊与阿米卡星注射液（雾化吸入）联合抗感染治疗，治疗方案符合病原学检查结果。美国食品药品监督管理局（FDA）已批准米诺环素针剂用于敏感鲍曼不动杆菌感染的治疗，而国内目前无该剂型，故予米诺环素胶囊。阿米卡星为氨基糖苷类抗菌药，其通常对包括鲍曼不动杆菌在内的耐药菌敏感，但其治疗窗较窄，易导致肾毒性和神经毒性等，雾化吸入可以将药物通过气道直接输送到肺内并到达病灶，提高肺内的药物浓度，但对血液中的药物浓度影响却很小，可以减少全身用药的剂量，避免肾毒性、神经毒性等毒副作用。

患者入院后，在抗感染治疗的同时，予甲泼尼龙琥珀酸钠注射液抗炎：该药为糖皮质激素，其治疗呼吸衰竭的机制与抑制炎性介质的合成与释放、抗炎、改善肺功能、降低微血管通透性、减轻肺水肿和脑水肿有关。

临床药师观点：控制原发病是 MODS 治疗的关键，应及时有效地处理原发病，减少或阻断有害的介质或毒素释放，防治休克和缺血再灌注损伤。故严重感染的患者，必须清除身体各部位的感染灶、坏死组织，并应用有效的抗生素。故危重患者的抗感染治疗原则为广覆盖的降阶梯治疗，故该患者的初始经验性治疗方案为使用哌拉西林钠他唑巴坦钠注射液控制感染，在情况好转后降阶梯为阿莫西林钠舒巴坦钠注射液，获得药敏证据后及时根据药敏结果调整用药，抗感染治疗方案合理。

【纠正电解质】

予呋塞米和托拉塞米利尿：在危重病治疗中，利尿剂及脱水药是维持患者正常机体内环境稳定及出入量平衡的重要药物。选用高效利尿剂强迫利尿，同时配合输液，可加速以原形自尿排出的药物或毒物的排出，减少其体内蓄积，减轻其对肾脏的毒性；应加强对功能不全器官的支持治疗，尤其是循环系统和呼吸系统功能的支持，纠正器官功能紊乱，防止器官功能进一步损害。

予氯化钾补钾：患者同时应用含镁极化液及高效利尿剂。其中，含镁极化液阻止了细胞内钾外流，并使细胞外钾进入细胞内，降低了血钾浓度；利尿剂加速了血钾的排出，它们极易造成低血钾，且患者血电解质检查结果已提示发生低钾（2.9 mmol/L，中度缺钾），根据补钾原则，可补充钾 300 mmol（相当于氯化钾 24 g），但一般每日补钾以不超过 200 mmol（相当于氯化钾 15 g）为宜。故予患者补钾总量 13～14 g，剂量适宜。

临床药师观点：患者电解质紊乱，故每日监测血电解质，并及时根据血电解质水平纠正电解质紊乱，维持内环境稳定。

【抑制胃酸】

予泮托拉唑抑制胃酸分泌，患者长期卧床，营养欠佳，目前病情危重，且正在应用糖皮质激素及广谱抗菌药物等，易引起胃黏膜屏障的损伤、继发应激性溃疡，故予质子泵抑制剂泮托拉唑预防应激性溃疡。

临床药师观点：质子泵抑制剂为预防应激性溃疡的首选药物，推荐标准剂量的质子泵抑制剂静脉滴注，12 h/次，可选用奥美拉唑、泮托拉唑、埃索美拉唑等。

【营养支持治疗】

予脑苷肌肽、脑蛋白水解物及纳洛酮改善心脑功能：促进受损中枢及周围神经组织的功能恢复、调节和改善神经元的代谢、保护神经细胞免受各种缺血和神经毒素的损害，解除中枢、呼吸和循环的抑制。

予含镁极化液、氨力农及环磷腺苷葡胺强心：含镁极化液能维持线粒体的完整并促进其氧化磷酸化过程、阻止细胞内钾外流并使细胞外钾进入细胞内，从而使缺血损伤的心肌细胞恢复极化状态、抑制折返、减少心律失常的发生，并能提供能量，加强心肌收缩功能。氨力农可加强心肌收缩力、增加心排血量、扩张血管，从而降低心脏前、后负荷，降低左心室充盈压，改善左心室功能，增加心脏指数。环磷腺苷葡胺具有正性肌力作用，能增加心肌收缩力、改善心脏泵血功能、扩张血管，可降低心肌耗氧量、改善心肌细胞代谢，保护缺血、缺氧的心肌，改善窦房结 P 细胞功能。

予肠外营养液进行营养支持：患者心肺复苏后，伴发急性呼吸衰竭。呼吸衰竭使机体超负代谢，易产生营养不良，而营养支持治疗可减轻呼吸负荷、提高机体抵抗力和恢复体力。患者入院即深度昏迷，不能自主进食，故先予患者全肠外营养补充能量底物、氮源、电解质及维生素等。其中，丙氨酰谷氨酰胺可在体内分解为谷氨酰胺和丙氨酸，经由肠外营养输液补充的谷氨酰胺可改善患者肠道黏膜萎缩和渗透率，从而减少细菌移位情况。

【抗癫痫治疗】

予丙戊酸钠抗癫痫，患者心肺复苏后伴发阵发性抽搐，故选用对中枢神经系统副作用较小的丙戊酸钠进行治疗。在静脉给药时，丙戊酸钠的生物利用度接近 100%，为治疗癫痫小发作、大发作和肌阵挛性发作的首选药物之一。

临床药师观点：丙戊酸钠抗癫痫治疗可进行血药浓度监测。

【其他治疗】

入院第 2 天：加用 20%甘露醇注射液脱水利尿，20%甘露醇为高渗溶液，静脉注射后，不易从毛细血管渗入组织，能迅速提高血浆渗透压，使组织间液水分向血浆转移而产生组织脱水作用。患者肝功能异常，予静脉滴注多烯磷脂酰胆碱保肝：该药可直接影响膜结构，使受损的肝功能和酶活力恢复正常，调节肝脏的能量平衡、促进肝组织再生，将中性脂肪和胆固醇转化成容易代谢的形式及稳定胆汁，从而达到保肝的作用。患者大小便失禁，为改善胃肠道功能，予灌肠后加用伊托必利片及大黄：伊托必利通过刺激内源性乙酰胆碱释放并抑制其水解而增强胃与十二指肠运动，促进胃排空；大黄可攻下积滞，不仅有比较强的泻下通便作用，还有良好的清热作用，能够排出体内有害的积滞。

入院第 4 天：患者肾功能有恶化趋势，考虑 20%甘露醇为渗透性利尿剂，可造成药物对肾脏的不良反应，予减量使用。

入院第 5 天：患者出现高血钠，肾功能继续恶化，停用 20%甘露醇。血糖有升高趋势，重组人胰岛素注射液改为 12 U i.h. t.i.d.。

入院第 6 天：患者连续 2 d 未再伴发阵发性抽搐，停用丙戊酸钠片；末梢血糖仍较高，胰岛素改为 16 U i.h. t.i.d.。患者肝酶较前继续升高，予加用还原型谷胱甘肽加强保肝治疗。在肝细胞坏死过程中，还原型谷胱甘肽可为谷胱甘肽过氧化酶提供还原剂，从而抑制或减少自由基的产生，保护肝细胞膜免受氧自由基的损害，使肝细胞膜稳定性增加，保护肝细胞膜。

临床药师观点：在治疗 MODS 时，应注意不能简单地将各个器官的治疗原则相加，而要注意各个功能障碍的器官间互相影响。该患者入院时肾功能即已损伤，在治疗过程中，各种药物的使用不可避免地加重肾损伤情况，如 20%甘露醇和米诺环素均会造成肾脏损害，故在治疗过程中应注意监测肾功能，并及时对症处理。MODS 的治疗策略应以纠正器官功能障碍已经造成的生理紊乱、防止器官功能进一步损害的支持治疗为主。该患者的诊疗过程中，各功能不全器官均得到了合适的对症支持治疗，积极监测生命体征和纠正生理紊乱的措施合理。但患者病情过重，并发 MODS，于入院第 10 天死亡。

（三）药学监护要点

1. 疗效监护　注意监测血气分析、血常规、肝肾功能、血糖。密切观察是否有发热、血尿和黑便等症状的发生。

2. 不良反应监护

（1）静脉滴注哌拉西林钠他唑巴坦钠注射液时应注意缓慢给药，给药时间为 20~30 min；用药过程中密切关注患者发生不良反应情况，及时对症处理；用药期间，定期监测凝血功能。

（2）静脉推注 40 mg 甲泼尼龙琥珀酸钠注射液，应至少用 5 min 静脉注射，后逐渐减量停药；用药过程中应注意观察患者相关体征的改变，监测血电解质、血糖、血压等。

（3）脑苷肌肽注射液应在 60~120 min 滴完，可连续使用 10~14 d。本患者用药剂量偏大，如注射过快可能会引起发热、注射部位疼痛红肿，故应尽可能缓慢滴注，并特别关注有无上述不良反应以及时对症处理；用药期间，如患者出现尿量过多，综合考虑与本药合用的药物对尿量的影响，尿量过多较大可能由本药引起，2~3 d 不能自行缓解者应停用本药。

（4）氨力农注射液常见不良反应有低血压和心律失常，注意监测患者血压和心电图。

（5）环磷腺苷葡胺注射液滴注速度不应太快，滴注时间应大于 90 min；如遇心悸、心慌，应停止用药，停药后症状自行消失。

（6）纳洛酮作用持续时间短，待药效消失后，患者可再度陷入昏睡和呼吸抑制，故用药时需注意维持药效。

（7）快速滴注甘露醇可致静脉炎，故应尽量减少在同一静脉连续穿刺的次数，使血管壁在使用后得以修复，以提高血管的使用率，并应尽量使药液保持在合适的温度，当出现静脉炎时，及时局部热敷，还可局部超短波理疗或药物治疗，以缓解症状；用药期间注意水电解质平衡，注意观察患者尿量、尿色、尿常规变化，如出现少尿、无尿或血尿，应考虑停药。监测出入量、血电解质及肝肾功能。

（8）米诺环素可致肝肾损害，患者正在使用强利尿剂，二者合用可加重肾损害，故应密切监测肝肾功能。

案例二

（一）案例回顾

【主诉】

腹痛伴恶心、呕吐 12 h。

【现病史】

患者，男性，57 岁。于 2016 年 9 月 24 日因"腹痛伴恶心、呕吐 12 h"于外院就诊，表现为中上腹、左上腹压痛，CT 提示急性重症胰腺炎，血尿淀粉酶升高，入院后患者病情持续进展，陆续出现严重呼吸、循环恶化，全身炎症反应，心肝肾凝血等多器官功能障碍，10 月 10 日转入 SICU，转入 SICU 时患者存在严重低氧血症、通气功能差，存在呼吸窘迫。

【既往史】

平素健康状况一般，有高血脂病史，否认高血压、糖尿病等病史。

【社会史、家族史、过敏史】

无特殊。

【体格检查】

T 38.4℃；P 92 次/分；R 23 次/分；BP 101/38 mmHg，SpO_2 100%。

患者神志昏迷（丙泊酚镇静中），双瞳孔 0.3 cm、对光（++），经口插管呼吸机辅助通气。今晨 CVP 12 cmH_2O，尿量 15 mL/h。呼吸机辅助通气，BIPAP 模式，VT 400 mL，f 20 次/分，FiO_2 50%，PEEP 10 cmH_2O，PS 18 cmH_2O，双肺呼吸音粗双下肺可闻及湿啰音。

【实验室检查及其他辅助检查】

1. 实验室检查

（1）血气分析：pH 7.25，PCO$_2$ 52 mmHg，PO$_2$ 106 mmHg，Na$^+$ 147 mmol/L，K$^+$ 4.1 mmol/L，HCO$_3^-$ 22.8 mmol/L。

（2）血常规：WBC 11.64×10^9/L，NEUT% 83.6%，Hb 67 g/L，PLT 151×10^9/L。

（3）肝功能：ALT 41.5 U/L，AST 86.9 U/L，TBIL 19.6 μmol/L，ALB 22.2 g/L。

（4）肾功能：Scr 68.3 μmol/L，BUN 19.5 mmol/L，Ccr 77 mL/min。

（5）脂质代谢：TG 6.15 mmol/L，TC 2.75 mmol/L。

（6）凝血功能：APTT 24.2 s，PT 14.3 s，INR 1.28，D-dimer 2.09 μg/mL。

（7）炎症指标：PCT 4.51 ng/mL；CRP 153.6 mg/L；血淀粉酶 54 U/L，尿淀粉酶 125 U/L；真菌（1,3）-β-D 葡聚糖 123.1 pg/mL；痰涂片未找到革兰氏阴性杆菌、真菌及葡萄球菌。

2. 其他辅助检查

（1）胸部 CT：气管插管，胃管留置；两肺弥漫渗出实变，考虑肺部炎症。

（2）腹部 CT：胰腺炎，胰腺周围及后腹膜广泛积液，盆腔积液。

（3）头颅 CT：平扫颅内未见明显异常。

【诊断】

（1）急性重症胰腺炎。

（2）肺部感染。

（3）MODS。

（4）急性呼吸窘迫综合征。

（5）意识障碍待查。

【用药记录】

1. 抗感染　0.9%氯化钠注射液 100 mL+亚胺培南西司他丁钠注射液 0.5 g iv.gtt q8 h.（d1-2）；0.9%氯化钠注射液 100 mL+万古

霉素注射液 1.0 g iv.gtt q8 h. (d1-2)。

2. *抑酸* 0.9%氯化钠注射液 100 mL+奥美拉唑钠注射液 40 mg i.v. b.i.d. (d1-2)。

3. *抑酶* 0.9%氯化钠注射液 50 mL+生长抑素注射液 3 mg 微泵 q12 h. (d1-2)。

4. *祛痰* 0.9%氯化钠注射液 2 mL+盐酸氨溴索注射液 90 mg i.v. q12 h. (d1-2)。

5. *抗凝* 那屈肝素钙注射液 4 100 U i.h. q.d. (d1-2)。

6. *其他治疗* 5%葡萄糖注射液 100 mL+醒脑静注射液 30 mL iv.gtt q.d. (d1-2); 5%葡萄糖注射液 100 mL+重组人胰岛素 2 U+乌司他丁注射液 30 万 U iv.gtt q.d. (d1-2); 5%葡萄糖注射液 100 mL+重组人胰岛素 2 U+注射用还原型谷胱甘肽 1.8 g iv.gtt q.d. (d1-2); 人血白蛋白注射液 10 g iv.gtt q.d. (d1-2)。

【药师记录】

入 ICU 第 1 天:患者神志昏迷,口插管呼吸机辅助通气,BIPAP 模式,VT 400 mL,f 20 次/分,FiO_2 50%,PEEP 10 cmH_2O,PS 18 cmH_2O。予改善氧代谢、呼吸支持、抗感染及其他对症支持治疗。

入 ICU 第 2 天:患者 T 38.4℃,P 90 次/分,R 18 次/分,BP 122/85 mmHg,SpO_2 100% (FiO_2 50%)。患者仍神志昏迷 (镇静中),双侧瞳孔 0.3 cm,全腹膨隆、无肠鸣音,双肺呼吸音粗,双下肺可闻及湿啰音。

(二) 案例分析

【病因治疗】

控制原发病是 MODS 治疗的关键。严重感染患者应应用有效抗生素,积极引流感染灶;创伤患者应早期清创、充分引流,预防感染发生;保护胃肠功能,避免肠胀气、肠麻痹的出现;休克患者应尽快改善组织器官灌注,避免进一步加重器官功能损害。

根据《美国胃肠病学会急性胰腺炎临床处理指南 (2013 版)》,初始抗菌药的选择应选用针对革兰氏阴性菌和厌氧菌、脂溶性强、有效通过血胰屏障的药物。推荐方案为碳青霉烯类；青霉素+β-内酰胺酶抑制剂；三代头孢菌素+β-内酰胺酶抑制剂+抗厌氧菌药；喹诺酮类+抗厌氧菌药。该患者为重度急性胰腺炎，入院时出现持续发热（T 38.4℃）、血白细胞计数升高（WBC 11.64×10⁹/L），伴有无资料鉴定的疑似脓毒症，有抗菌药使用指征。患者肾功能正常，针对该患者急性重症胰腺炎的抗菌药物，经验性选择亚胺培南西司他丁钠注射液 0.5 g iv.gtt q8 h.合理。

另外，患者 2 周前于外院诊断为"急性胰腺炎"，入院后病情持续进展，出现严重呼吸循环恶化，转入 SICU 时仍有发热，炎症指标高，CT 示两肺弥漫渗出实变，考虑肺部炎症。综合考虑患者为医院获得性肺炎，给予经验性抗感染治疗。根据《美国感染病学会和美国胸科学会 2016 年成人医院获得性肺炎和呼吸机相关性肺炎的处理临床实践指南》（以下简称"指南"），经验治疗医院获得性肺炎，建议使用对铜绿假单胞菌和其他革兰氏阴性杆菌有抗菌活性的抗菌药（强推荐，非常低质量证据）。有耐甲氧西林金黄色葡萄球菌感染危险因素时：

（1）有以下任何一种风险因素时应选用针对耐甲氧西林金黄色葡萄球菌的抗菌药物进行经验性治疗：①90 d 内有静脉注射抗生素治疗；②社区或医院特定地点（或所在科室）金黄色葡萄球菌中耐甲氧西林金黄色葡萄球菌的分离率未知或耐甲氧西林金黄色葡萄球菌的分离率＞20%；③患者疾病具有致死性风险。

（2）无高死亡风险但具有耐甲氧西林金黄色葡萄球菌感染的风险的患者推荐选用以下一种抗菌药物：哌拉西林钠他唑巴坦钠注射液 4.5 g i.v. q6 h.，头孢吡肟注射液或头孢他啶注射液 2 g i.v. q8 h.，左氧氟沙星注射液 750 mg i.v. q.d.或环丙沙星注射液 400 mg i.v. q8 h.，亚胺培南西司他丁钠注射液 500 mg i.v. q6 h.或美罗培南 1 g i.v. q8 h.，氨曲南 2 g i.v. q8 h.，联合万古霉素注射液 15 mg/kg i.v. q8～12 h，维持谷浓度为 15～20 mg/L。

（3）存在高死亡风险或者 90 d 内接受静脉注射抗菌药物治疗

的患者推荐选用以下两种抗菌药物（避免选用两种 β-内酰胺类药物）：哌拉西林钠他唑巴坦钠 4.5 g i.v. q6 h.，头孢吡肟或头孢他啶 2 g i.v. q8 h.，左氧氟沙星 750 mg i.v. q.d.或环丙沙星 400 mg i.v. q8 h.，亚胺培南 500 mg i.v. q6 h.或美罗培南 1 g i.v. q8 h.，阿米卡星 15～20 mg/kg i.v. q.d.，庆大霉素 5～7 mg/kg i.v. q.d.，妥布霉素 5～7 mg/kg i.v. q.d.，氨曲南 2 g i.v. q8 h.，联合万古霉素 15 mg/kg i.v. q8～12 h.，维持谷浓度 15～20 mg/L。《万古霉素临床应用剂量中国专家共识（2011）》：屎肠球菌较粪肠球菌易于耐药，目前我国肠球菌临床分离株对万古霉素耐药率较低，不超过 3%。氨苄西林耐药菌株或青霉素过敏患者，治疗选用万古霉素。目前，万古霉素成人常用量为 1.0 g q12 h.，该给药方案在治疗肾功能正常患者 MIC<1 mg/L 金黄色葡萄球菌感染时可达 AUC0-24 h/MIC>400 靶值和有效谷浓度。根据《万古霉素临床应用剂量中国专家共识（2011 版）》，肌酐清除率为 55～75 mL/min，建议的万古霉素剂量及给药间隔为 0.75～1.0 g i.v.gtt q12 h.。

临床药师观点：①患者入院时全身炎症反应（WBC 11.64×10^9/L，T>38℃），心率 90 次/分；②2 周前于外院就诊，病情持续进展，陆续出现严重呼吸循环恶化，肝肾凝血等多器官功能障碍>48 h，属于重度急性胰腺炎。根据《临床实践指南（2016）：急性胰腺炎的处理》，只有患者通过引流液明确为感染坏死，或在 CT 扫描发现胰腺积聚物中见到气体，才应用抗菌药。除非患者病情不稳定，伴有无资料鉴定的疑似脓毒症，其余情况就经验性应用广谱抗菌药，抗菌药的经验性治疗是针对胰腺坏死组织中最常见的病原体感染（如拟杆菌、肠杆菌、克雷伯杆菌、粪球菌、其他革兰氏阳性菌、表皮葡萄球菌和金黄色葡萄球菌）。患者肌酐清除率为 60.7 mL/min，选择亚胺培南西司他丁钠注射液 0.5 g iv.gtt q8 h.联合万古霉素注射液 1.0 g iv.gtt q12 h.，该方案既可以覆盖胰腺炎症坏死组织中常见的病原菌，又可以覆盖到医院获得性肺炎常见致病菌，药物选择及给药剂量合理。

【改善代谢、呼吸支持治疗】

纠正组织缺氧及呼吸支持治疗的主要手段包括增加氧供、降低氧耗和提高组织细胞利用氧的能力。呼吸支持是提高氧输送和降低氧耗的重要手段之一。

患者入 ICU 后立即予经口插管呼吸机辅助通气，BIPAP 模式，VT 400 mL，f 20 次/分，FiO_2 50%，PEEP 10 cmH_2O，PS 18 cmH_2O。予改善氧代谢、呼吸支持、抗感染及其他对症支持治疗后，患者 T 38.4℃，P 90 次/分，R 18 次/分，BP 122/85 mmHg，SpO_2 100%（FiO_2 50%），给予盐酸氨溴索注射液祛痰治疗。盐酸氨溴索注射液为黏液溶解药，常规使用剂量为 15～30 mg/次，每日 2～3 次。目前有文献报道，盐酸氨溴索注射液超说明书使用的病例很多，如进行雾化吸入，超大剂量使用，如盐酸氨溴索注射液静脉注射用量为 60 mg b.i.d.、90 mg t.i.d.；静脉滴注用量为 150 mg t.i.d.等甚至用到 1 000 mg/d。

临床药师观点：患者氧合指数低，通气功能差，存在呼吸窘迫，使用较大剂量盐酸氨溴索注射液（90 mg b.i.d.）可能有肺部保护作用，但属超说明书用药。虽然文献报道大剂量使用的安全性较好，但仍需对患者做好知情同意，并密切监测相关不良反应。

【抑制胰酶分泌】

积极对机体的神经、内分泌、免疫、炎症、凝血、代谢等各方面进行适当调节，促进器官之间的联系网络恢复正常。抑制胰酶分泌及活性，抑制胰酶分泌即胰腺泡内胰蛋白酶的活化是胰腺炎的始动环节，生长抑素及其类似物（奥曲肽）可以通过直接抑制胰腺外分泌而发挥作用；抑制胰酶活性即胰蛋白酶活化后将激活各种蛋白水解酶，造成胰腺实质和周围脏器的损伤。蛋白酶抑制剂（乌司他丁、加贝酯）能够广泛抑制与胰腺炎进展有关胰蛋白酶、弹性蛋白酶、磷脂酶 A 等的释放和活性，还可稳定溶酶体膜，改善胰腺微循环，减少胰腺炎并发症，主张早期足量应用。

生长抑素可减少胰腺的内分泌和外分泌，从而可有效预防和治疗胰腺手术后并发症。该药连续滴注给药时，须用 3 mg 的本品配制足够使用 12 h 的药液，溶剂既可以是生理盐水，也可以是 5% 葡萄糖溶液，输液量应调节为 250 μg/h，并建议使用输液注射器。患者治疗方案为 3 mg i.v.持续给药 q12 h.用法用量基本合理。乌司他丁用于急性胰腺炎，初期每次 10 万 U 溶于 500 mL 5%葡萄糖注射液或氯化钠注射液中静脉滴注，每次静脉滴注 1～2 h，每日 1～3 次，以后随症状消退而减量。患者目前胰腺炎症状较前缓解，考虑到乌司他丁半衰期较短（约 40 min），认为患者使用 30 万 U iv.gtt q.d.，用法用量欠妥。

临床药师观点：抑制胰酶分泌可选用生长抑素注射液 250 μg/h 或奥曲肽注射液 25～50 μg/h 静脉滴注。质子泵抑制剂或 H_2 受体拮抗剂可通过抑制胃酸分泌而间接抑制胰腺分泌，还可以预防应激性溃疡的发生，可选用埃索美拉唑注射液 40 mg、泮托拉唑注射液 40 mg 或兰索拉唑注射液 30 mg 间隔 12 h 静脉滴注。于 MAP 治疗时可静脉滴注乌司他丁注射液 30 万 U/d 或加贝酯 300 mg/d。

【抑制胃酸分泌】

预防应激性溃疡：《应激性溃疡防治专家建议（2015 版）》推荐具有以下一项高危情况者应使用预防药物：①机械通气超过 48 h；②凝血机制障碍；③有消化道溃疡或出血病史；④严重颅脑、颈脊髓外伤；⑤严重烧伤（烧伤面积>30%）；⑥严重创伤、多发伤；⑦各种困难、复杂的手术；⑧急性肾衰竭或急性肝衰竭；⑨急性呼吸窘迫综合征；⑩休克或持续低血压；⑪脓毒症；⑫心脑血管意外；⑬严重心理应激，如精神创伤、过度紧张等。

临床药师观点：患者急性重症胰腺炎合并肺部感染，存在全身炎症反应综合征、心肝肾凝血等多器官功能障碍，机械通气超过 48 h，存在急性呼吸窘迫综合征，应使用药物预防应激性溃疡。质子泵抑制剂为预防应激性溃疡的首选药物，推荐在原发病发生以后以标准剂量质子泵抑制剂静脉滴注，12 h/次，至少连续 3 d，当患者临床症状开始好转后可改为口服用药或逐渐停药。此外，有资料显示,使用质子泵抑制剂能显著减少胃酸分泌,从而减少胰液分泌,质子泵抑制剂是治疗急性胰腺炎较为理想的药物。综合以上分析,该患者使用奥美拉唑钠注射液 40 mg i.v. b.i.d. 合理。

【预防血栓】

预防血栓形成:根据《重症监护病房患者深静脉血栓形成预防指南》,ICU 患者是深静脉血栓形成(DVT)的高发人群,如发生深静脉血栓形成,则会增加患者并发症的发生率,严重者危及生命。研究显示,常规预防措施可减少 ICU 患者深静脉血栓形成的发生,改善不良预后。

临床药师观点:患者高龄,入住 ICU,为急性重症胰腺炎合并肺部感染,中心静脉留置导管,长期卧床使静脉血流速度明显减慢,存在凝血功能障碍,机体处于高凝状态,应积极预防下肢深静脉血栓形成。那屈肝素钙是临床常用的预防深静脉血栓形成发生的药物,每日注射 2 850 U(0.3 mL)可以起到有效预防作用。该患者给予那屈肝素钙注射液 4 100 U i.h. q.d.,给药剂量偏大,因此在使用期间,应密切监测患者出血症状、血小板水平、出凝血时间等,避免或减少出血不良事件的发生。

(三)药学监护要点

1. 疗效监护

(1)患者为老年女性,诊断为急性胰腺炎及肺部感染,入院时存在肝酶偏高,治疗过程中需对患者的症状、血流动力学、体温、血常规、CRP、PCT、肝功能等实验室指标进行监护,以判断病情变化情况。

(2)使用广谱抗菌药治疗,需注意二重感染的可能。

2. 不良反应监护

(1)亚胺培南西司他丁钠常见不良反应为中枢神经兴奋和腹泻等胃肠道反应,患者用药期间药师应监护患者有无烦躁、兴奋及恶心、呕吐、腹泻等胃肠道症状。亚胺培南可引起过敏反应,患者用药期间药师应监护患者有无皮疹、瘙痒等过敏症状。

（2）亚胺培南 500 mg 时，滴注时间应不少于 20～30 min。如患者在滴注时出现恶心症状，可减慢滴注速度。万古霉素输注过快易引起红人综合征，其输注速率应维持在 10～15 mg/min（1 g 输注时间应＞1 h），必要时可延长输注时间至 2 h。

（3）万古霉素具有耳、肾毒性，患者高龄，用药期间需特别注意监测听力及肾功能；还应监测万古霉素血药浓度保证抗菌药物治疗效果，降低不良反应发生风险。

第三节　主要治疗药物

一、常用治疗方案

MODS 常用治疗方案见表 8-1。

表 8-1　MODS 常用治疗方案

治疗方案	治疗原则	常用药物	剂量与用法
抗感染治疗	1 h 内尽快静脉给予抗生素治疗。尽早明确致病菌，选择针对性强且对肝、肾毒性低的抗生素。应警惕长期大量应用广谱抗生素的患者发生菌群紊乱	碳青霉烯类	亚胺培南 500 mg q6 h. 美罗培南 1 g q8 h. 厄他培南 1 g q.d.
		β-内酰胺类/β-内酰胺酶抑制剂	哌拉西林钠他唑巴坦钠 4.5 g q6 h. 头孢哌酮钠舒巴坦钠 3 g q6~8 h. 氨苄西林钠舒巴坦钠 3 g q6 h.

（续表）

治疗方案	治疗原则	常用药物	剂量与用法
抗感染治疗		替加环素	首剂 100 mg，维持 50 mg q12 h.
		喹诺酮类	环丙沙星 0.4 g q12 h.
		氨基糖苷类	阿米卡星 7.5 mg/kg q12 h.
		万古霉素	1 g q12 h.
		替考拉宁	0.4 g b.i.d.，第 3 天 0.4 g q.d.
		利奈唑胺	0.6 g q12 h.
		达托霉素	4～6 mg/kg q.d.
		甲硝唑	7.5 mg/kg q6 h.
		三唑类	氟康唑首剂 800 mg，维持 400 mg q.d. 伏立康唑 6 mg/kg q12 h.×2，4 mg/kg q12 h.
		棘白菌素类	卡泊芬净首剂 70 mg，维持 50 mg q.d. 米卡芬净 100 mg q.d.
		多烯类	两性霉素 B（MODS 较少使用）
肺功能的支持治疗	PaO_2 不能维持在 60 mmHg，或低氧血症进行性加重而不能靠单纯提高吸入氧浓度加以纠正为应用机械通气的指征		

（续表）

治疗方案	治疗原则	常用药物	剂量与用法
肾功能的支持治疗	反对低剂量多巴胺用于肾脏保护。首选透析治疗：CRRT 包括 CAVH 和 CVVH 等一系列方法，适用于 MODS 患者		
循环功能的支持治疗	早期目标导向液体复苏，分为复苏、优化、稳定、撤退 4 个阶段	生理盐水、平衡盐溶液、人血白蛋白	起始 3 h 内输注至少 30 mL/kg 的晶体液。在早期复苏及随后的血容量扩充阶段，当需要大量的晶体液时，建议可以加用白蛋白
	血管活性药物，首选肾上腺素。可以加用血管加压素以达到目标 MAP 或减少去甲肾上腺素的剂量。只有针对高选择性患者群体才将多巴胺作为去甲肾上腺素的剂量	去甲肾上腺素、血管加压素、多巴胺	目标维持 MAP≥65 mmHg 血管加压素最大剂量 0.03 U/min
	强心	正性肌力药	毒毛花苷 K：首次剂量 0.125～0.25 mg，5%葡萄糖溶液 20 mL 稀释后，缓慢静脉注射（≥5 min）地高辛 0.125～0.25 mg/d
	扩血管	硝酸甘油：适用于急性收缩性心力衰竭，某些舒张功能障碍和（或）同时存在冠状动脉疾病的患者	硝酸甘油：5～10 μg/min，同时做血流动力学监测，3～5 min 对其作用和副作用进行评定

治疗方案	治疗原则	常用药物	剂量与用法
循环功能的支持治疗	利尿	利尿剂	氢氯噻嗪 500~1 000 mg 口服或静脉给药,1~2 次/d 呋塞米 20~200 mg/2 h,1 000 mg/d
	减轻心脏负荷	β受体阻滞剂	美托洛尔 25~50 mg p.o. b.i.d.
	抑制心室重构	ACEI 适用于中重度心力衰竭、原发性和顽固性高血压	卡托普利起始剂量 6.25 mg,每日不超过 50 mg。依那普利起始剂量 2.5 mg,最大日剂量不超过 40 mg
肝功能的支持治疗	维持肝组织良好的血流灌注,控制感染,加强静脉内高营养支持,对防治肝衰竭有一定的疗效。适当补充高渗葡萄糖、必需氨基酸、白蛋白、脂肪乳,维生素 K 等对肝衰竭患者也有益处	保肝药物	还原型谷胱甘肽 1.2 g q.d. 多烯磷脂酰胆碱 465 mg q.d. 复方甘草酸苷 5~20 mL q.d. 硫普罗宁 0.2 g q.d. 双环醇片 25 mg p.o. t.i.d.;严重者 50 mg t.i.d.
营养支持治疗	早期供给 20~25 kcal/(kg·d)[84~105 kJ/(kg·d)]的能量,蛋白质 1.2~1.5 g/(kg·d)[氨基酸 0.2~0.25 g/(kg·d)],稳定后的热量补充需逐渐增加,达 30~35 kcal/(kg·d)[125~146 kJ/(kg·d)]	肠内营养 肠外营养	肠内营养混悬液(短肽、中长肽、长肽) 条件必需氨基酸 谷氨酰胺制剂可改善肠黏膜上皮细胞的营养,刺激黏膜细胞的再生和制细胞凋亡,改善胃肠道黏膜屏障 精氨酸能促进体内氮的代谢

（续表）

治疗方案	治疗原则	常用药物	剂量与用法
营养支持治疗		肠外营养	
镇静治疗	降低氧耗可通过镇静等手段实现	右美托咪定	配成 4 μg/mL 浓度以 1 μg/kg 剂量缓慢静脉注射，输注时间超过 10 min
		丙泊酚	每小时 0.3~4.0 mg/kg
		咪达唑仑	静脉注射 2~3 mg，继之以 0.05 mg/(kg·h)静脉滴注维持
防治毛细血管微血栓形成治疗	体内炎症反应的失调可导致血管内皮细胞由抗凝血表型向促凝血表型转变，引起微血管内纤维蛋白形成和微血栓沉积，最终诱发 DIC	低分子量肝素钠 低分子量肝素钙	60~100 U/kg i.h. q12 h. 5 000 U i.h. q12 h.

二、主要治疗药物

MODS 主要治疗药物见表 8-2。

表 8-2 MODS 主要治疗药物

药物名称	适应证	用法用量	禁忌证	注意事项
右美托咪定	用于行全身麻醉的手术患者气管插管和机械通气时的镇静	配成 4 μg/mL 浓度以 1 μg/kg 剂量缓慢静脉注射，输注时间超过 10 min。本品在给药前必须用 0.9% 氯化钠溶液稀释达浓度 4 μg/mL，可取出 2 mL 本品加入 48 mL 0.9% 氯化钠注射液中形成总的 50 mL 溶液，轻轻摇动使均匀混合	对本品及其成分过敏者禁用	由于本品的已知药理作用，患者输注本品时应该进行连续监测
丙泊酚	用于加强监护患者接受机械通气时的镇静	当作为对正在强化监护而接受人工通气的患者的镇静药物使用时，建议持续输注。输注速率应根据所需要镇静深度进行调节，通常按体重每小时 0.3~0.4 mg/kg 的输注速率，能获得令人满意的镇静效果	对丙泊酚或其中的乳化剂成分过敏者禁用	(1) 癫痫患者使用本品可能有惊厥的危险 (2) 对于心脏、呼吸道或循环血流量减少及虚弱的患者，使用本品时与其他麻醉药一样应该谨慎 (3) 与其他可能会引起心动过缓的药物合用时应该考虑静脉给予抗胆碱能药物 (4) 脂肪代谢紊乱的患者使用本品时应谨慎 (5) 本品使用前应摇匀。输注过程不得使用串联有终端过滤器的输液装置

（续表）

药物名称	适应证	用法用量	禁忌证	注意事项
咪达唑仑	ICU患者镇静	ICU患者镇静，先静脉注射2~3 mg，继之以0.05 mg/(kg·h)静脉滴注维持	对苯二氮䓬过敏的患者，重症肌无力患者，精神分裂症患者、严重抑郁状态患者禁用	（1）本品不能用6%葡萄糖注射液或碱性注射液稀释或混合 （2）长期静脉注射咪达唑仑，突然撤药可引起戒断综合征，推荐逐渐减少剂量 （3）肌内或静脉注射咪达唑仑后至少3 h不能离床或开车或操作机器等。之后应有人伴随才能离开。至少12 h内不得开车或操作机器等 （4）慎用于体质衰弱者或慢性病、肺阻塞性疾病、慢性肾衰竭、肝功能损害或充血性心力衰竭患者。若使用咪达唑仑应减小剂量并进行生命体征的监测 （5）本品只能一次性用于一个患者，用后剩余本品必须弃去

第四节 案例评述

一、临床药学监护要点

多器官功能障碍综合征成因复杂，在药物治疗方案确定过程中，药学监护的任务同时产生了，主要的工作包括治疗方案的选择、剂量和给药途径的确定及药物不良反应的监护。通过医生与药师的沟通协调，制订合理的个体化的抗感染及支持治疗方案。

（一）治疗方案的选择

控制感染灶或原发病，脏器支持，营养支持，保护细胞。

（二）剂量和给药途径的确定

有条件时，在血药浓度监测下调整药物剂量，开放中心静脉补液通道，营养视患者情况可给予肠内或肠外支持。

（三）药物不良反应的监护

应注意肝肾功能损害、骨髓抑制等药物不良反应。

二、常见用药错误归纳与要点

（1）长期使用抗菌药物可引起肝肾功能障碍，如万古霉素血药浓度过高损害肾功能。

（2）肝肾功能障碍、血液透析未合理调整抗菌药物剂量，万古霉素、亚胺培南用于肾功能障碍患者时需减少用量，并且根据血液透析时间来调整给药频次或单次给药剂量。

第五节　规范化药学监护路径

MODS 不仅治疗复杂困难，耗费巨大，且死亡率很高，有统计显示，2 个器官衰竭患者的死亡率为 50%～60%；3 个器官衰竭患者的死亡率约为 85%；4 个以上器官衰竭患者的死亡率几乎达100%。因此，为了使对因和对症治疗达到最佳效果，并确保患者用药安全，临床药师要按照个体化治疗的要求，依据规范化药学监护路径，开展具体的药学监护工作。

现建立 MODS 治疗的药学监护路径（表 8-3）。其意义在于规范临床药师对多 MODS 患者开展有序的、适当的临床药学服务工作，并以其为导向为患者提供个体化的药学服务。

表 8-3　MODS 药学监护路径

适用对象：第一诊断为 MODS 的患者

患者姓名：＿＿＿＿＿＿＿　性别：＿＿＿＿＿＿＿　年龄：＿＿＿＿＿＿＿

门诊号：＿＿＿＿＿＿＿　　　住院号：＿＿＿＿＿＿＿

住院日期：＿＿＿＿年＿＿＿＿月＿＿＿＿日

出院日期：＿＿＿＿年＿＿＿＿月＿＿＿＿日

标准住院日：＿＿＿d 内

时间	入ICU第1天	入ICU第2天	住院第3天	MODS治疗期间	出ICU当日
主要诊疗工作	□药学问诊（视患者意识情况而定，附录1） □药历书写 □用药重整	□药学评估（附录2） □药历书写（附录3）	□MODS治疗方案分析 □完善药学评估 □制订监护计划 □用药宣教	□医嘱审核 □疗效评价 □不良反应监测 □用药注意事项	□药学查房 □药历书写 □出ICU用药教育
重点监护内容	□一般患者信息 □药物相互作用审查 □其他药物治疗相关问题	□脏器功能状况评估 □既往病史评估 □用药依从性评估 □意识状态 □肝肾功能 □过敏体质 □胃肠功能 □其他	□抗感染方案 □呼吸支持 □循环支持 □营养支持 □肝功能支持 □肾功能支持 □镇静	病情观察 □参加医生查房，注意病情变化 □药学独立查房，观察患者药物反应，检查药物治疗相关问题 □查看检查、检验报告患者服药情况 监测指标 □药师记录 □生命体征 □注意观察意识，呼吸、循环等 □血常规 □肝肾功能	治疗评估 □感染控制 □生命体征稳定 □支持治疗 □并发症 □既往疾病 出ICU教育 □正确用药

时间	入 ICU 第 1 天	入 ICU 第 2 天	住院第 3 天	MODS 治疗期间	出 ICU 当日
病情 变异 记录	□无 □有，原因： 1. 2.	□无 □有，原因： 1. 2.	□无 □有，原因： 1. 2.	□无 □有，原因： 1. 2.	□无 □有，原因： 1. 2.
药师 签名					

张在丽　钟　略　李冬洁

第九章

重症肺部感染

第一节　疾病基础知识

【病因和发病机制】

1. 病因

（1）按发生场所分为社区获得性肺炎（community acquired pneumonia, CAP）、医院获得性肺炎（hospital acquired pneumonia, HAP）、呼吸机相关性肺炎（ventilation associated pneumonia, VAP）和医疗保健相关性肺炎（healthcare associated pneumonia）。

（2）按致病微生物分为病毒性肺炎、细菌性肺炎、真菌性肺炎，多种病原菌混合感染值得重视。

2. 发病机制　危重症患者重症肺炎的发病机制及其病原学特点主要包括以下四个方面。

（1）社区获得性肺炎：病原体主要有细菌、病毒、不典型病原体（支原体属、衣原体属、军团菌属等），其中常见致病细菌主要有肺炎链球菌、流感嗜血杆菌、金黄色葡萄球菌、肺炎克雷伯菌、卡他莫拉菌、铜绿假单胞菌及肠杆菌属。金黄色葡萄球菌常见于流感后继发肺炎患者；革兰氏阴性杆菌多发生于老年人，特别是有慢性基础疾病、卧床及近期住院的患者；卡他莫拉菌在COPD 患者及免疫缺陷患者的肺炎中较为常见；铜绿假单胞菌多见于支气管扩张或有囊性纤维化基础疾病的患者；有吸入因素病因的患者病原菌多为厌氧菌或厌氧菌与需氧菌的混合感染。

（2）医院获得性肺炎：病原菌与发生肺炎前住院时间有关，主要为肺炎克雷伯菌、大肠杆菌、变形杆菌属、黏质沙雷菌等肠杆科细菌，铜绿假单胞菌、不动杆菌及流感嗜血杆菌等革兰氏阴性杆菌属，金黄色葡萄球菌、军团菌、厌氧菌及真菌等，且多为多重耐药菌感染。免疫缺陷患者中真菌、病毒、原虫、非结核性分枝杆菌等病原微生物感染发生率较高。

（3）呼吸机相关性肺炎：多为多种病原菌混合感染及耐药菌感染，病原菌以不动杆菌属、铜绿假单胞菌多见。其中，不动杆菌属近年来临床分离株呈明显上升趋势。

（4）真菌性肺炎：危重症患者免疫功能低下、长期接受多种抗菌药物和肾上腺皮质激素治疗，深部真菌感染发生率高。可致病的真菌种类多，其中念珠菌占绝对优势，以白念珠菌为主，但其他非白念珠菌的致病率有上升趋势。曲霉菌感染发病率近年来也显著升高，死亡率高，其高危患者主要是血液系统恶性肿瘤患者、骨髓移植受者、实体器官移植受者、HIV 阳性个体。

【诊断要点】

1. 临床诊断 ①新进出现的咳嗽、咳痰或原有呼吸道疾病症状加重，伴或不伴脓痰、胸痛、呼吸困难、咯血；②发热；③肺实变体征和（或）闻及湿啰音；④外周血白细胞 $>10\times10^9$/L 或 $<4\times10^9$/L，伴或不伴细胞核左移；⑤胸部影像学检查显示新出现的斑片状浸润影、叶/段实变影、磨玻璃影或间质性改变，伴或不伴胸腔积液。

排除肺结核、肺部肿瘤、非感染性肺间质性疾病、肺水肿、肺不张、肺栓塞、肺嗜酸性粒细胞浸润症及肺血管炎等。符合⑤及①～④中任一项及社区发病，即可诊断为社区获得性肺炎。

主要标准：①需要气管插管行机械通气治疗；②脓毒症休克经积极液体复苏后仍需要血管活性药物治疗。次要标准：①呼吸频率≥30 次/分；②氧合指数≤250 mmHg；③多肺叶浸润；④意识障碍和（或）定向障碍；⑤血 BUN≥7.14 mmol/L；⑥收缩压<90 mmHg 需要积极的液体复苏。

符合以上 1 项主要标准或≥3 项次要标准可诊断为重症肺炎。

入院时未处于潜伏期而入院≥48 h后发生的肺炎，可诊断为医院获得性肺炎。

经气管插管48～72 h后发生的肺炎，可诊断为呼吸机相关性肺炎。

凡包含最近90 d内曾因急性病入院2 d以上，在护理院或长期护理机构中生活者，最近30 d内接受过静脉抗菌药物治疗、化疗、伤口处理者，在医院或门诊接受血液透析治疗者均可诊断为医疗保健相关性肺炎。

2. 病原学诊断　呼吸道分泌物定量培养可明确肺炎诊断及病原菌。细菌生长的浓度高于诊断阈值，可认为是病原菌，否则认为是定植或污染。气管内吸取、经纤维支气管镜支气管肺泡灌洗或防污染毛刷采集样本培养有其各自的诊断阈值和缺点。疑似呼吸机相关性肺炎患者应采取下呼吸道标本培养，并除外肺外感染。定量培养在诊断和指导抗菌药物治疗方面比半定量培养更可靠。如果纤维支气管暂时不可行，非纤维支气管镜技术取下呼吸道分泌物进行定量培养亦可指导抗菌药物治疗。

【治疗原则与方法】

1. 治疗原则　感染是危重症十分棘手的问题，合理选择和使用抗菌药物，是控制感染的主要手段和途径。危重症患者起病急、病情凶险、多数患者伴有基础疾病、并发症发生率高、临床策略性换药时机有限、初始治疗药物选择正确与病情反复及迁延、并发症的发生率与死亡率等密切相关。

一旦考虑为重症肺炎，应立即采集下呼吸道标本进行培养和显微镜检，然后根据病原菌感染的危险因素、当地及医疗机构细菌耐药性监测资料，开始抗菌药物经验性治疗，根据培养结果、患者治疗后的反应及疗效调整治疗方案。48～72 h病情有所改善的患者，如培养结果阳性，应针对培养结果在可能的情况下改用窄谱抗菌药物，治疗5～7 d后再次评价；如培养阴性可视患者病情停用抗菌药物或降阶梯治疗。48～72 h病情无改善者如培养阳性，应根据培养结果调整抗菌药物并积极寻找原因，如培养阴性，应通过相关检查查找原因。

2. *治疗方法*　①经验性抗感染治疗；②目标性抗感染治疗；③营养支持与胃肠道功能的维持；④物理治疗与呼吸功能锻炼；⑤脏器功能支持。

第二节 经典案例

案例一

（一）案例回顾

【主诉】

咳嗽、咳痰伴发热 14 d。

【现病史】

患者，男性，56 岁。于 14 d 前无明显诱因出现发热，体温最高 39.5℃，伴咳嗽，咳少量白色黏痰，无咯血、盗汗，无胸闷、胸痛、呼吸困难，无腹痛、腹泻，无尿频、尿急、尿痛等。当时查血常规 WBC 18.3×10⁹/L，NEUT% 94%；胸部 CT：两肺下叶基底段炎性病变，左侧胸腔少量积液。予以左氧氟沙星氯化钠注射液、阿奇霉素注射液治疗 7 d，无好转。后调整为盐酸莫西沙星氯化钠注射液、头孢曲松注射液治疗 6 d 后，仍有反复发热，体温最高 40℃，咳黄色黏痰，精神萎靡，为求进一步诊治入院。自起病以来精神、饮食、大小便尚可，体重未见明显变化。

【既往史】

否认慢性肺部疾病史。诊断高血压 5 年，长期口服硝苯地平控释片 30 mg p.o. q.d.、酒石酸美托洛尔片 25 mg p.o. b.i.d.，服药规律，血压控制在 120/80 mmHg。

【社会史、家族史、过敏史】

既往有青霉素过敏史，青年时输注青霉素曾出现一过性胸闷、

297

气急，予以急诊抢救后好转。后未再使用青霉素类药物。

【体格检查】

T 39.5℃；BP 126/88 mmHg；P 76 次/分；R 23 次/分。

神清，精神略萎靡。全身黏膜无黄染、出血点等，浅表淋巴结未及肿大，颈软，气管居中。胸廓正常对称，两肺呼吸音粗，左肺呼吸音稍低，两肺可闻及少许湿啰音。心率 76 次/分，律齐。双下肢无水肿。余未见明显异常。

【实验室检查及其他辅助检查】

1. 实验室检查

（1）血气分析（未吸氧）：pH 7.36，PO_2 59 mmHg，PCO_2 42 mmHg，SpO_2 95%，BE 1.02 mmol/L。

（2）血常规：WBC $19.4×10^9$/L，NEUT% 96%，Hb 117 g/L，PLT $341×10^9$/L。

（3）肝肾功能：PAB 100 g/L，ALB 23 g/L，Scr 78 mmol/L，ALT 227 U/L，AST 206 U/L。

（4）凝血常规：PT 15.6 s，APTT 45 s，FIB 7.1 μg/L，D-dimer 0.58 mg/L。

（5）感染指标：PCT 0.56 μg/L；血培养（入院当日送检）细菌、真菌、厌氧菌未见生长；痰细菌培养（入院当日送检）涂片见革兰氏阴性杆菌、球菌；痰真菌培养（入院当日送检）白念珠菌。

（6）肿瘤标志物等：CA 125 89.1 U/mL，余未见明显异常。胸腔积液常规脱落细胞学：未找到癌细胞。血 LDH 134 U/L，胸腔积液 LDH 106 U/L，胸腔积液 ADA 40 U/L。

2. 其他辅助检查 胸部 X 片示双侧肺炎伴胸膜增厚，左侧大量胸腔积液伴左肺不张，心包增厚。

【诊断】

（1）社区获得性肺炎（双肺，重症）。

（2）高血压 2 级（很高危）。

（3）急性肝功能损害。

【用药记录】

1. **抗感染** 亚胺培南西司他丁钠注射液 1.0 g iv.gtt q8 h.（d1-10）；注射用替考拉宁 0.4 g iv.gtt q.d.（d1-4）；利奈唑胺注射液 0.6 g iv.gtt q12 h.（d5-14）；莫西沙星注射液 0.4 g iv.gtt q.d.（d11-14）。

2. **保肝** 注射用还原型谷胱甘肽 2.4 g iv.gtt q.d.（d1-7）。

【药师记录】

入院第 1 天：患者入院后最高体温 39℃以上。给予亚胺培南西司他丁钠注射液联合注射用替考拉宁抗感染、氨溴索化痰、注射用还原型谷胱甘肽改善肝功能，人血白蛋白营养支持。

入院第 5 天：治疗后，转氨酶降至正常范围，复查血常规、PCT较前升高，胸部 CT 考虑病灶较前进展，右肺见液化空洞，痰涂片示革兰氏阴性杆菌和球菌。改用利奈唑胺注射液联合亚胺培南西司他丁钠注射液抗感染治疗，维持水电解质平衡。

入院第 11 天：治疗后患者体温逐渐下降，并维持治疗 10 d，血常规较前下降，病情明显好转，改为莫西沙星注射液联合利奈唑胺注射液继续抗感染治疗。

（二）案例分析

【院外抗感染治疗方案】

患者咳嗽、咳痰伴发热起病，WBC 18.3×10⁹/L，NEUT% 94%。胸部 CT：两肺下叶基底段炎性病变，左侧胸腔少量积液。以上符合社区获得性肺炎诊断。根据《中国成人社区获得性肺炎诊断和治疗指南》（2016 年版），对于年龄<65 岁、需进入 ICU 的青壮年患者，常见的病原菌为肺炎链球菌、金黄色葡萄球菌、流感嗜血杆菌、腺病毒、军团菌。经验推荐药物：①青霉素类/酶抑制剂复合物、三代头孢菌素、头霉素类、氧头孢烯类、厄他培南联合大环内酯类；②呼吸喹诺酮类药物。因患者青霉素过敏，给予左氧氟沙星联合阿奇霉素抗感染治疗。左氧氟沙星为呼吸喹诺酮类药物，抗菌谱广，可覆盖社区获得性肺炎常见的致病菌，对 β-内酰胺类或大环

内酯类抗生素耐药的细菌，如对青霉素耐药肺炎链球菌有效。因此，其为《中国成人社区获得性肺炎诊断和治疗指南》（2016年版）初始经验性治疗的抗菌药物首选，并建议单独或联合使用呼吸喹诺酮类药物。阿奇霉素为大环内酯类药物，抗菌谱较窄，对支原体、衣原体及军团菌等非典型病原体有良好作用，对需氧革兰氏阳性菌作用强，对革兰氏阴性球菌及厌氧菌有一定作用。但是，我国肺炎链球菌、非典型致病菌对大环内酯类多呈高水平耐药并逐步上升，左氧氟沙星与阿奇霉素两者联合使用，抗菌谱重合。

临床药师观点：院外抗感染治疗中左氧氟沙星联合阿奇霉素方案抗菌谱重合，欠合理，可用左氧氟沙星联合莫西沙星，或者三代头孢联合阿奇霉素。

【抗革兰氏阳性球菌感染】

患者院外治疗13 d（左氧氟沙星+阿奇霉素治疗7 d，莫西沙星+头孢曲松治疗6 d），体温及血常规未见明显下降，肺部病灶加重。病原学检查未获取，前序抗感染治疗方案主要覆盖革兰氏阴性菌和非典型病原体，疗效不佳，需要考虑未覆盖的革兰氏阳性球菌，不排除耐药菌及真菌可能。入院后改用亚胺培南西司他丁钠注射液，在加强对革兰氏阴性菌抗菌疗效同时，对金黄色葡萄球菌有一定抗菌疗效，但对耐甲氧西林金黄色葡萄球菌不及糖肽类和噁唑烷酮类药物。因此，糖肽类抗菌药物联合亚胺培南可较好覆盖常见重症肺炎致病菌。药品的选择上，革兰氏阳性球菌及其耐药菌感染者可选择药物主要为万古霉素、去甲万古霉素、替考拉宁、利奈唑胺等。

常用抗革兰氏阳性耐药菌药物主要有万古霉素（去甲万古霉素）、替考拉宁、利奈唑胺。替考拉宁对链球菌、肠球菌、金黄色葡萄球菌作用较强，对部分凝固酶阴性葡萄球菌、耐甲氧西林金黄色葡萄球菌、耐甲氧西林表皮葡萄球菌（MRSE）和肠球菌属作用不及万古霉素。同时，在肺部组织分布浓度不及万古霉素和利奈唑胺。该患者为56岁中老年男性，肾功能未见明显异常。入院初始联合方案中可首先考虑万古霉素。其除对常见革兰氏阳性球菌及其耐药菌具有较强抗菌活性外，对厌氧菌也具有具良好作用，组织分布浓度较替考拉宁好。

临床药师观点：入院初始治疗中选择替考拉宁，暂无保护肾功能必要，且抗革兰氏阳性球菌疗效不足，可选用肺泡上皮衬液浓度更高的万古霉素或利奈唑胺。同时，替考拉宁首次剂量未加倍，也不利于组织治疗浓度的迅速达标。

（三）药学监护要点

（1）疗效指标：注意监测血气分析、血常规（WBC、NEUT%）、肝功能（转氨酶）、PAB、白蛋白、PCT。密切观察发热、咳嗽、咳痰等症状的改善，有无黄染等症状的发生。

（2）安全性指标：注意监测血常规（Hb、PLT），肾功能（Scr、尿常规），凝血功能。密切观察有无用药后兴奋状态或痫性发作。

（3）患者治疗早期存在肝功能异常，后期抗感染降阶梯治疗中选用莫西沙星，需警惕肝功能异常的再次发生。

案例二

（一）案例回顾

【主诉】

阵发性咳嗽 4 d，气急 1 d。

【现病史】

患者，男性，65 岁。4 d 前无明显诱因下出现咳嗽，为干咳，自觉有痰咳不出，无发热，无胸闷、气急，无头晕、头痛，无腹痛、腹胀，未处理。昨日仍有咳嗽，伴气急、呼吸困难，拍背可缓解，数分钟后气急再次发作，如此反复。急诊予气管插管后呼吸机辅助通气，同时予对症处理，为进一步治疗，拟"重症肺炎"收治入院。病程中，患者神志不清，呼之不应，精神差，未进食水，大小便正常，体重无明显增减。

【既往史】

高血压病史，平素服药控制，具体不详，目前血压控制尚可；糖尿病病史，近 4 个月来未规律服药，目前血糖控制一般；1 年前有颅内血肿清除术；否认其他慢性疾病史；否认肝炎、肺结核等传染病史；否认输血史。

【社会史、家族史、过敏史】

无特殊。

【体格检查】

T 36℃；HR 80 次/分；BP 140/90 mmHg；R 20 次/分。

患者营养欠佳，神志不清，GCS 5～6 分，精神差，可及颅骨修补处部分凹陷，两肺呼吸音粗，可闻及湿啰音，左上肢肌力 0 级，左下肢肌力 2 级。

【实验室检查及其他辅助检查】

1. 实验室检查

（1）血常规：WBC 10.25×10^9/L，NEUT% 94.2%，RBC 3.33×10^{12}/L，Hb 97 g/L，HCT 28.2%。

（2）凝血功能：FIB 4.29 g/L，D-dimer 0.99 mg/L。

（3）肝肾功能：TBIL 52 g/L，ALB 20 g/L；BUN 13.2 mmol/L；Ca^{2+} 1.64 mmol/L；血氨 86 μmol/L。

（4）炎症、心功能等指标：CRP＞200 mg/L，cTnT 0.016 ng/mL，Mb 173.5 ng/mL，Pro BNP 1 448.0 pg/mL。

2. 其他辅助检查　胸片显示两肺广泛炎症性改变；主动脉硬化。

【诊断】

（1）重症肺炎。

（2）2 型糖尿病。

（3）高血压Ⅲ期（极高危）。

（4）颅内血肿清除术后。

【用药记录】

1. 抗感染　头孢哌酮钠舒巴坦钠注射液 3 g+0.9%氯化钠注射

液 100 mL iv.gtt q8 h.（d1-2）；头孢哌酮钠舒巴坦钠注射液 3 g+0.9%氯化钠注射液 100 mL iv.gtt q6 h.（d3-14）；两性霉素 B 注射液 6.25 mg+灭菌注射用水 20 mL 雾化吸入 q12 h.（d3-14）；氟康唑氯化钠注射液 0.2 g iv.gtt q.d.（d5-14）。

2. 预防出血　维生素 K_1 注射液 20 mg i.m. q.d.（d1-14）。

3. 祛痰　氨溴索注射液 60 mg+0.9%氯化钠注射液 20 mL i.v. q12 h.（d1-14）；吸入用乙酰半胱氨酸溶液 0.6 g 雾化吸入 q8 h.（d2-14）。

【药师记录】

入院第 2 天：患者今日 CRP 121.0 mg/L，WBC $18.34×10^9$/L，白细胞较昨日明显上升，所以今日调整抗感染治疗剂量，头孢哌酮钠舒巴坦钠注射液 3 g+0.9%氯化钠注射液 100 mL iv.gtt q8 h.→头孢哌酮钠舒巴坦钠注射液 3 g+0.9%氯化钠注射液 100 mL iv.gtt q6 h.。加用吸入用乙酰半胱氨酸溶液 0.6 g 雾化吸入 q8 h.，降低痰液黏度。患者目前处于高代谢状态，但腹胀明显，未解大便，先予甘油灌肠剂清洁灌肠，后予长期口服大黄及乳果糖溶液，润肠通便，改善肠道生理节律。

入院第 3 天：患者今日 CRP 41.4 mg/L，WBC $11.68×10^9$/L。微生物学检查示纤维支气管镜留痰培养白念珠菌（少量）、光滑念珠菌（少量）。予两性霉素注射液 B 6.25 mg 雾化吸入 q12 h.，进行抗感染治疗。

入院第 4 天：患者今日 CRP 62.0 mg/L，WBC $9.79×10^9$/L。纤维支气管镜留痰培养示白念珠菌（少量），ALT 76.1 U/L，ALB 23 g/L，AST 60.1 U/L。肝酶较前有所上升，予多烯磷脂酰胆碱 697.5 mg iv.gtt q.d.。

入院第 5 天：患者今日 CRP 28.4 mg/L，WBC $13.46×10^9$/L，血常规进一步升高，加用氟康唑氯化钠注射液，首剂 0.4 g/d，维持剂量为 0.2 g/d。

入院第 8 天：患者今日 CRP 32.3 mg/L，WBC $8.00×10^9$/L。纤维支气管镜留痰培养示铜绿假单胞菌（++）S：阿米卡星、庆大霉素、妥布霉素、哌拉西林钠他唑巴坦钠、头孢哌酮钠舒巴坦钠；I（I 表示该药对该细菌中度敏感）：环丙沙星、头孢吡肟、左氧氟沙星、头孢他啶、哌拉西林、头孢哌酮。患者体温及血常规较前均明显好转，维持原抗感染治疗方案。

入院第 15 天：患者生命体征平稳，体温正常，择期出院。

（二）案例分析

【抗细菌感染】

根据《中国成人社区获得性肺炎诊断和治疗指南（2016 年版）》，需要根据患者年龄、基础疾病、临床特点、实验室及影像学检查、疾病严重程度、肝肾功能、既往用药和药物敏感性情况分析最有可能的病原并评估耐药风险，选择恰当的抗感染药物和给药方案。患者属于需要入住 ICU 的有基础疾病的患者，其常见病原体为肺炎链球菌、军团菌、肺炎克雷伯菌、金黄色葡萄球菌、厌氧菌、流感病毒、呼吸道合胞病毒。经验性抗感染的治疗方案有以下几种：

（1）青霉素类/酶抑制剂复合物、三代头孢菌素或其酶抑制剂的复合物、厄他培南等碳青霉烯类联合大环内酯类。

（2）青霉素类/酶抑制剂复合物、三代头孢菌素或其酶抑制剂的复合物、厄他培南等碳青霉烯类联合呼吸喹诺酮类。

患者营养欠佳，有糖尿病史，吸烟长达 40 余年，每日吸烟高达 40 支，目前为气管插管后呼吸机辅助通气中，且留置中心静脉导管及胃管等。头孢哌酮钠舒巴坦钠为三代头孢菌素头孢哌酮与 β-内酰胺酶抑制剂舒巴坦的复方制剂，头孢哌酮通过在细菌繁殖期抑制敏感细菌细胞壁的生物合成而达到杀菌作用，舒巴坦对由 β-内酰胺类抗生素耐药菌株产生的多数重要的 β-内酰胺酶具有不可逆的抑制作用，可防止耐药菌对青霉素类和头孢菌素类抗生素的破坏，二者联合具有明显的协同抗菌作用，对肺炎链球菌、需氧革兰氏阴性杆菌、嗜肺军团菌、流感嗜血杆菌、金黄色葡萄球菌及铜绿假单胞菌等均具有较好的抗菌活性，其对厌氧菌亦有抗菌活性。

临床药师观点：根据《中国成人社区获得性肺炎诊断和治疗指南（2016年版）》，有基础疾病的或者是老年人需进ICU治疗的患者，推荐联合用药，所以临床药师建议在使用头孢哌酮钠舒巴坦钠的基础上联合大环内酯类的乳糖阿奇霉素或者呼吸喹诺酮类的盐酸莫西沙星，但临床医生未采纳。

【抗真菌感染】

2007年，《肺真菌病诊断与治疗专家共识》推荐了侵袭性肺真菌病的分级诊断标准，标准根据危险因素、临床特征、微生物学、组织病理学4个方面建立侵袭性肺真菌病的分级诊断，包括确诊、临床诊断、拟诊，其中拟诊同时符合宿主发病危险因素≥1项、侵袭性肺真菌病的1项主要临床特征或2项次要临床特征，临床诊断同时符合宿主发病危险因素≥1项、侵袭性肺真菌病的1项主要临床特征或2项次要临床特征及1项微生物学检查依据。本患者宿主危险因素：①糖尿病病史，血糖控制一般；②机械通气、入住ICU、正在使用广谱抗菌药并留置导管。临床特征：①胸部CT示两肺纹理增多、紊乱、模糊，两肺野可见广泛散在絮状渗出影、实变影，部分融合成片，以右肺野为甚，两肺主动脉结区见弧形钙化影；②患者以干咳为主，自觉有痰咳不出，呼吸困难，纤维支气管镜吸痰见大量黏稠黄脓痰。微生物学检查：纤维支气管镜留痰培养示白念珠菌（少量）、光滑念珠菌（少量），故考虑患者肺部真菌感染，予两性霉素B注射液6.25 mg雾化吸入q12 h。两性霉素B是多烯类抗真菌药，是治疗深部真菌感染的主要药物之一，通过与真菌细胞膜上的甾醇结合，损伤膜的通透性，导致细胞内K^+、核苷酸、氨基酸外漏，破坏正常代谢而起抑菌作用，抗菌谱包括除土曲霉菌及癣菌外的多数致病真菌，可用于曲霉、念珠菌、隐球菌、组织胞浆菌等引起的感染，但其静脉给药不良反应多且重。张敏等《两性霉素B雾化吸入治疗老年糖尿病患者下呼吸道真菌感染的临床观察》的临床研究认为雾化吸入两性霉素B治疗下呼吸道真菌感染有效且不良反应少；国外大量临床试验也证实了吸入两性霉素 B 治疗肺部真菌感染的有效性。后期加用氟康唑氯化钠注射液，首剂 0.4 g/d，维持剂量为 0.2 g/d。

临床药师观点：氟康唑为三唑类抗真菌药，高度选择性干扰真菌的细胞色素 P_{450} 的活性，从而抑制真菌细胞膜上麦角固醇的生物合成。抗菌谱包括念珠菌属和隐球菌属，对曲霉感染无效。尽管近年来氟康唑对光滑念珠菌的活性逐步降低，但其对白念珠菌仍有较好的抗菌活性，仍是肺部念珠菌感染的首选药物。氟康唑联合两性霉素 B 雾化吸入给药，不仅可通过不同的药物作用机制和作用靶位产生协同抗真菌效应，还可减少真菌发生继发耐药的机会。此外，二者联用尚可减少单药剂量，从而降低不良反应发生率。

（三）药学监护要点

不良反应监护

（1）凝血功能障碍：少数患者使用头孢哌酮钠舒巴坦钠治疗后出现了维生素 K 缺乏症状，应监测患者的 PT，需要时应另外补充维生素 K。

（2）肝肾功能监护：两性霉素 B 雾化吸入不良反应较静脉给药明显减少，但仍可引起恶心、呕吐、低钾血症及肝肾功能损害等，治疗期间定期监测血常规、尿常规、肝肾功能、血钾、心电图等，如血尿素氮或 Scr 明显升高时，则需减量或暂停治疗，直至肾功能恢复。氟康唑以不超过 10 mL/min 的速度静脉滴注，常见胃肠道不良反应，长期用药需监测肝功能。

第三节　主要治疗药物

一、常用治疗方案

抗感染治疗是重症肺炎治疗的关键环节，包括经验性治疗和抗病原体治疗，重症肺炎首选广谱抗菌药物。

二、主要治疗药物

主要治疗药物见表 9-1。

表 9-1　主要治疗药物表

治疗方案	治疗原则	使用药物	剂量与用法
抗感染治疗	广谱抗菌药物	碳青霉烯类	亚胺培南 500 mg q8 h. 美罗培南 1 g q8 h. 厄他培南 1 g q.d.
		β-内酰胺/β-内酰胺酶抑制剂	哌拉西林钠他唑巴坦钠 4.5 g q6 h. 头孢哌酮钠舒巴坦钠 3 g q6～8 h.
		替加环素	首剂 100 mg，维持 50 mg q12 h.
	抗阳性菌	万古霉素	1 g q12 h.
		利奈唑胺	0.6 g q12 h.
		达托霉素	4～6 mg/kg q.d.

治疗方案	治疗原则	使用药物	剂量与用法
抗感染治疗	抗厌氧菌	甲硝唑	7.5 mg/kg q8 h.
	抗真菌	三唑类	氟康唑 800 mg/400 mg q.d. 伏立康唑 6 mg/kg q12 h.
		棘白菌素类	卡泊芬净首剂 70 mg，维持 50 mg q.d. 米卡芬净 100 mg q.d.

第四节　案　例　评　述

一、临床药学监护要点

在重症肺部感染治疗方案确定过程中，药学监护的任务同时产生了，主要的工作包括治疗方案的选择、剂量和给药途径的确定及药物不良反应的监护。通过医生与药师的沟通协调，制订合理的个体化的治疗方案。

（一）治疗方案的选择

（1）病因治疗：重症社区获得性肺炎常用 β-内酰胺类联合大环内酯类或氟喹诺酮类药物。重症医院获得性肺炎可用抗假单胞菌的 β-内酰胺类复合制剂、碳青霉烯类任何一种或联合呼吸喹诺酮或氨基糖苷类，如怀疑有阳性菌感染可联合万古霉素、替考拉宁或利奈唑胺。

（2）给予充分排痰及祛痰药。

（二）剂量和给药途径的确定

选择正确的剂量和用药方式，充分的疗程，消除危险因素，重视抗感染外的综合治疗，特别是呼吸道管理。

用于雾化吸入途径的抗菌药物主要用于有结构性肺部病变的感染，如囊性肺纤维化和肺移植术后等。

（三）药物不良反应的监护

肝肾功能受损慎用肝肾毒性药物，使用万古霉素等药物时，建议给予血药浓度监测。用于雾化吸入途径的抗菌药物必须考虑可能导致的过敏反应和支气管痉挛。

二、常见用药错误归纳与要点

（1）超剂量使用祛痰药，特别是氨溴索超说明书使用。

（2）将注射液剂型的祛痰药或者支气管舒张药作为雾化吸入剂使用，可能引起气道刺激，加重症状。

（3）无指征给予雾化吸入氨基糖苷类，特别是阿米卡星或者庆大霉素给予预防性抗感染治疗。

（4）患者吸入剂不正确使用，错误操作导致重复吸入或者吸入剂量不足。

第五节　规范化药学监护路径

重症肺部感染患者可通过多种混合致病菌（危重症患者多可为多重耐药菌）致病，且患者由于生理、疾病状态等的不同从而对药物的疗效和不良反应存在个体差异，因此，为了使抗感染及其相应辅助治疗达到最佳效果，并确保患者用药安全，临床药师应按照个体化治疗的要求，依据规范化药学监护路径，开展具体的药学监护工作。

现建立重症肺部感染药学监护路径（表9-2），意义在于规范临床药师对重症肺炎患者开展有序、适当的临床药学服务工作，并以其为导向为患者提供个体化的药学服务。

表9-2　重症肺部感染药学监护路径

适用对象：第一诊断为重症肺部感染的患者

患者姓名：_____　　性别：_____　　年龄：_____

门诊号：_____　　　住院号：_____

住院日期：_____年_____月_____日

出院日期：_____年_____月_____日

标准住院日：7～10 d

发病时间：_____年___月___日

到达急诊时间：_____年___月___日（不一定从急诊收治）

时间	住院第 1 天	住院第 2 天	住院第 3 天	住院第 5~6 天	住院第 6~9 天	住院第 10 天（出院日）
主要诊疗工作	□参加医生查房 □药学同诊（附录1） □医嘱审核 □制订初步药学监护计划	□参加医生查房 □医嘱审核 □用药重整（如需要） □患者用药教育 □药历书写（附录3）	□参加医生查房 □药学查房 □医嘱审核 □用药重整（如需要） □药历书写	□参加医生查房 □医嘱审核 □用药重整（如需要） □药历书写	□参加医生查房 □药学查房 □医嘱审核 □用药重整（如需要） □药历书写	□医生查房 □药学查房 □出院带药医嘱审核 □用药重整（如需要） □完成药历书写
重点监护内容	针对下列药物制订初步药学监护计划 □抗菌药物 □祛痰药 □抑酸药 □吸入制剂 □其他	□患者病情及生命体征变化 □查看实验室和辅助检查结果及各项指标变化 □患者用药的疗效监测及不良反应监测 □检查患者服药情况 □药师记录	□患者病情及生命体征变化 □查看实验室和辅助检查结果及各项指标变化 □患者用药的疗效监测及不良反应监测 □检查患者服药情况 □药师记录	□患者病情及生命体征变化 □查看实验室和辅助检查结果及各项指标变化 □患者用药的疗效监测及不良反应监测 □检查患者服药情况 □药师记录	□患者病情及生命体征变化 □查看实验室和辅助检查结果及各项指标变化 □患者用药的疗效监测及不良反应监测 □检查患者服药情况 □药师记录	出院患者用药教育（如需要）

（续表）

时间	住院第 1 天	住院第 2 天	住院第 3 天	住院第 5~6 天	住院第 6~9 天	住院第 10 天（出院日）
病情 变异 记录	□无 □有，原因： 1. 2.	□无 □有，原因： 1. 2.	□无 □有，原因： 1. 2.	□无 □有，原因： 1. 2.	□无 □有，原因： 1. 2.	□无 □有，原因： 1. 2.
药师 签名						杨 黎 李冬洁

主要参考文献

蔡国龙, 严静, 邱海波. 中国严重脓毒症/脓毒性休克治疗指南(2014). 中华内科杂志, 2015, 6(54): 484-485.

陈香美. 临床治疗指南: 肾脏病学分册. 北京: 人民卫生出版社, 2011.

广东省药学会. 肠内营养临床药学共识（第二版）. 今日药学杂志, 2017, 6(27): 361-371.

国家卫生计生委合理用药专家委员会, 中国药师协会. 心力衰竭合理用药指南. 中国医学前沿杂志（电子版）, 2016, 8(9): 19-66.

国家卫生计生委合理用药专家委员会, 中国医生协会高血压专业委员会. 高血压合理用药指南（第2版）. 中国医学前沿杂志（电子版）, 2017, 9(7): 28-126.

江利冰, 李瑞杰, 张斌, 等. 2016年脓毒症与脓毒性休克处理国际指南. 中华急诊医学杂志, 2017, 3(26): 263-266.

林果为, 王吉耀, 葛均波. 实用内科学. 15版. 北京: 人民卫生出版社, 2017.

桑德福. 热病: 桑福德抗微生物治疗指南. 46版. 范洪伟, 吕伟, 王焕玲, 等译. 北京: 中国协和医科大学出版社, 2016.

唐晓丹, 李光辉. 2016美国感染病学会曲霉病诊断处理实践指南. 中国感染与化疗杂志, 2017, 17(4): 456-462.

汪复, 张婴元. 实用抗感染治疗学. 2版. 北京: 人民卫生出版社, 2012.

王海燕. 肾脏病学. 3 版. 北京: 人民卫生出版社, 2008.

吴永佩, 蔡映云. 临床药物治疗学丛书. 北京: 人民卫生出版社, 2017.

于凯江, 杜斌. 重症医学. 北京: 人民卫生出版社, 2015.

中国医生协会急诊医生分会. 中国急性感染性休克临床实践指南. 中华急诊医学杂志, 2016, 25(3): 247-287.

中国医生协会急诊医生分会. 中国急诊重症肺炎临床实践专家共识. 中国急救医学, 2016, 36(2): 97-107.

中华医学会肠外肠内营养学分会. 成人补充性肠外营养中国专家共识. 中华胃肠外科杂志, 2017, 20(1): 9-13.

中华医学会肝病学分会药物性肝病学组. 药物性肝损伤诊治指南. 临床肝胆病杂志, 2015, 31(11): 1752-1769.

中华医学会呼吸病学分会感染学组. 中国成人医院获得性肺炎与呼吸机相关肺炎诊断和治疗指南. 中华结核和呼吸杂志, 2018, 41(4): 255-280.

中华医学会心血管病学分会. 中国心力衰竭诊断和治疗指南. 中华心血管病杂志, 2014, 42(2): 98-122.

《抗菌药物临床应用指导原则》修订工作组. 抗菌药物临床应用指导原则(2015 年版). 北京: 人民卫生出版社, 2015.

Kidney Int Supplements. 改善全球肾脏病预后组织(KDIGO)临床实践指南: 急性肾损伤. 郭锦洲译. 肾脏病与透析肾移植杂志, 2012, 22(1): 57-60.

Garnacho M J, Gutiérrez P A, Escoresca O A, et al. De-escalation of empirical therapy is associated with lower mortality in patients with severe sepsis and septic shock. Intensive Care Med, 2014, 40(1): 32-40.

Lescot T, Karvellas C, Beaussier M, et al. Acquired liver injury in the intensive care unit. Anesthesiology, 2012, 117(4): 898-904.

Silva B N, Andriolo R B, Atallah A N, et al. Deescalation of antimicrobial treatment for adults with sepsis, severe sepsis or septic shock. Cochrane Database Syst Rev, 2013, (3): CD007934.

Stine J G, Lewis J H. Current and future directions in the treatment and prevention of drug-induced liver injury: a systematic review. Expert Rev Gastroenterol Hepatol, 2016, 10(4): 517-536.

附　　录

附录1 入院问诊表

日期		问诊药师		患者姓名		住院号	
年龄		职业 （工作内容、环境）			床号		
体重（kg）		体表面积（m²）				知情□ 不知情□	
身高（m）		诊断					
□男	□女　月经：有/否；停经时间＿＿＿＿；生育史：＿＿＿＿						
家族史	父母：健在/ 已故	兄弟姐妹：健在/ 已故		配偶：健在/ 已故		子女：健在/ 已故	
	遗传疾病（有/无）						
本次发病 情况	时间：＿＿＿＿		症状：＿＿＿＿				
	诱因：＿＿＿＿		检查/检验异常：＿＿＿＿				
	其他症状：有/无（恶心/呕吐/便秘/胸闷/气急/头痛/头晕等）						
肿瘤 治疗史 □初治 □经治	化疗/放疗/手术（疗程）		起止时间	不良反应/疗效评估			

319

（续表）

既往病史	（心/肺/脑/肝/肾/胃肠/血压/血脂/血糖/神经）（有/无）高血压、_____年，血压_____		输血史（有/无）_____ 手术史（有/无）_____ 外伤史（有/无）_____	
既往 用药史	药名	用法用量	起止时间	用途/依从性/了解程度
过敏史	食物/药物：_____ 处理：_____		不良反应(有/无)：___	持续时间：_____ 处理：_____
个人史 生活习惯	吸烟（是/否）___年，一日___支/包，现在依旧吸烟？			
	饮酒（是/否）：___年　　　酒量___g/d			
	活动能力：好/中/差	睡眠：好/中/差，___h/d		食欲：好/中/差
疼痛 （有/无）	部位：_____　　性状：_____　　时间：_____			
	评分（0～10）：治疗前_____　　治疗后_____			
	药品名称	用法用量	用药时间	用药效果	不良反应（便秘/呼吸）

附录 2　药学评估及监护表

科室：　　　患者：　　　病案号：　　　入院时间：

×××治疗方案	

×××方案评估

适应证评估	无　　　　有：
禁忌证评估	过敏 其他
用法用量评估	合理 不合理：原因
药物相互作用评估	无　　　　有：

药物治疗方案执行情况评估

药物配制	溶媒选择　　　　　　　浓度
给药速度	
给药方法	
特殊注意事项	

（续表）

		d1	d2	d3	d4	d5
	患者药学监护					
重要体征	体温					
	血压（mmHg）					
	体重（kg）					
	尿量（mL/d）					
	有无恶心、呕吐、失眠等					
血常规	WBC（×10⁹/L）					
	RBC（×10¹²/L）					
	NEUT%					
	PLT（×10⁹/L）					
	Hb（g/L）					
肝功能	ALT（U/L）					
	AST（U/L）					
	TBIL（μmol/L）					
	DBIL（mmol/L）					
	ALB（mmol/L）					
肾功能	Scr（μmol/L）					
	BUN（mmol/L）					
	UA（mmol/L）					
电解质	K⁺（mmol/L）					
	Na⁺（mmol/L）					
	Cl⁻（mmol/L）					
	P（mmol/L）					
	Ca²⁺（mmol/L）					

患者药学监护						
		d1	d2	d3	d4	d5
血糖	GLU（mmol/L）					
其他	CRP（mg/L）					
	PCT（mg/L）					

附

录

附录3 药历首页

建立日期： 年 月 日 建立人：

姓名		性别		出生日期		住院号	

住院时间： 出院时间：

	籍贯		民族		工作单位：	

联系电话： 联系地址： 邮编

身高（cm）		体重（kg）		体重指数	
血型		血压（mmHg）		体表面积（m²）	

不良嗜好（烟、酒、药物依赖）	

主诉和现病史：
　　主诉：
　　现病史：

　　查体：
　　辅助检查：

既往病史：

既往用药史：

家族史：

伴发疾病与用药情况：

过敏史：

药物不良反应及处置史：

入院诊断：

出院诊断：

初始治疗方案分析：
方案

分析

初始药物治疗监护计划：
    （1）疗效观察
    （2）不良反应监测
    （3）用药注意事项

辅助治疗药物：

附

录

（续表）

药物治疗日志

日期：

患者情况：

查体：

辅助检查：

治疗用药：

用药分析：

药物治疗监护计划：

记录人：

以下按治疗日程每日进行撰写

出院带药：

出院用药宣教：

记录人：

药物治疗总结

治疗原则和治疗方案：

药学监护和用药指导

药学监护：

用药指导：

临床药师在本次治疗中的作用：

出院带药和用药指导

出院带药：

用药指导：

注意事项和随访要求：

记录人：

（续表）

临床带教老师评语

药学带教老师评语

附录 4 缩略词对照表

附录 4-1 常见给药途径的英文及其简写

分类	缩写	拉丁文	中文
给药途径	i.h.	injectio hypodermaticus	皮下注射
	i.m.	injectio intramuscularis	肌内注射
	i.p.	injectio intraperitoneal	腹腔注射
	i.v.	injectio venosa	静脉注射
	iv.gtt	injectio venosa gutt	静脉滴注
	c.i.	continui injectio venosa	持续静脉滴注
	p.o.	per os	口服
给药频次	q.d.	quapua die	每日 1 次
	b.i.d.	bis in die	每日 2 次
	t.i.d.	ter in die	每日 3 次
	q.i.d.	quartus in die	每日 4 次
	q.o.d.	quaque omni die	隔日 1 次
	q6 h.	quaque sexta hora	每 6 h 1 次
	q8 h.	quaque octava hora	每 8 h 1 次
	q12 h.	quaque duodecima hora	每 12 h 1 次
	stat.	statim	立即
	q.n.	quaqua nocto	每晚

附录 4-2　常用检查指标的中英文及其简写

	英文	中文
血常规	RBC	红细胞记数
	Hb	血红蛋白
	HCT	血细胞比容
	MCV	平均红细胞体积
	MCH	平均红细胞血红蛋白含量
	MCHC	平均红细胞血红蛋白浓度
	RDW	红细胞体积分布宽度
	WBC	白细胞记数
	NEUT	中性粒细胞
	NEUT%	中性粒细胞百分数
	LYM	淋巴细胞
	PLT	血小板记数
	MPV	平均血小板体积
	PCT	血小板压积
	PDW	血小板分布宽度
	RC	网织红细胞记数
炎性指标	ESR	血沉
	CRP	C 反应蛋白
凝血功能	D-dimer	D-二聚体
	PT	凝血酶原时间
	APTT	活化部分凝血酶时间
	INR	国际标准化比值

附

录

常见疾病临床药学监护案例分析——危重症分册

	英文	中文
凝血功能	TT	凝血酶时间
	FIB	纤维蛋白原
肝功能	ALP	碱性磷酸酶
	LDH	乳酸脱氢酶
	ApoA	载脂蛋白 A
	TBIL	总胆红素
	DBIL	直接胆红素
	IBIL	游离胆红素
	TRF	转铁蛋白
	TP	总蛋白
	ALB	白蛋白
	GLO	球蛋白
	A/G	白/球比值
	PAB	前白蛋白
	ALT	谷丙转氨酶
	AST	谷草转氨酶
	GGT	γ谷氨酰基转移酶
	TBA	胆汁酸
肾功能	BUN	尿素氮
	Scr	血肌酐
	UA	尿酸
	GFR	肾小球滤过率

	英文	中文
血糖	GLU	血糖
	Cys-C	血清胱抑素
	HbA1c	糖化血红蛋白
	GSP	糖化血清蛋白
	D3HB	酮体
心肌生化	HBDH	羟丁酸脱氢酶
	CK	肌酸激酶
	CK-MB	肌酸激酶同工酶
	cTnT	心肌肌钙蛋白 T
	cTnI	心肌肌钙蛋白 I
	MYO	肌红蛋白
血清免疫球蛋白检测	IgM	免疫球蛋白 M
	IgG	免疫球蛋白 G
	IgA	免疫球蛋白 A
血清补体检测	C3	补体 3
	C4	补体 4
肝炎指标	HBsAg	乙肝表面抗原
	HBsAb	乙肝表面抗体
	HBeAg	乙肝 e 抗原
	HBeAb	乙肝 e 抗体
	HBcAb	乙肝核心抗体
尿常规	SG	尿比重

附 录

	英文	中文
尿常规	pH	尿酸碱度
	U-BiL	尿胆红素
	URO	尿胆原
	U-Ket	尿酮体
	U-Glu	尿糖
	U-Pro	尿蛋白
	NIT	尿亚硝酸盐
电解质	K^+	钾
	Na^+	钠
	Cl^-	氯
	Ca^{2+}	钙
	P	磷
	Mg^{2+}	镁
血脂	TG	三酰甘油（甘油三酯）
	TC	总胆固醇
	HDL-C	高密度脂蛋白胆固醇
	LDL-C	低密度脂蛋白胆固醇
	Lp（a）	脂蛋白（a）
肿瘤标志物	CA19-9	糖链抗原 19-9
	CA125	糖链抗原-125
	CEA	癌胚抗原
	AFP	甲胎蛋白

	英文	中文
肿瘤标志物	PSA	前列腺特异蛋白
	CPSA	复合前列腺特异蛋白
其他	ASO	抗链球菌溶血素 O
	RF	类风湿因子
	AMY	淀粉酶
	AMS	血淀粉酶
	CHE	胆碱酯酶
	CO_2Cp	二氧化碳结合力
	PaO_2	氧和指数
	FiO_2	吸氧浓度
	Pro BNP	脑钠肽前体
	AFU	α-L-岩藻糖苷酶
	OB	便潜血
	BE	碱剩余
	Lac	乳酸
	PCT	降钙素原
	MAP	平均动脉压